供本科护理学专业使用

仲景护理学·伤寒卷

ZHONGJING HULIXUE · SHANGHANJUAN

主　编　王爱荣　刘　静　秦凤华

副主编　席玉红　姚玉红　王雅丽　王怡军

编　委　（以姓氏笔画为序）

王红霞　王松慧　王怡军　王爱荣

王雅丽　王翠嫣　左　平　刘　静

张彩红　姚玉红　秦凤华　席玉红

黄志慧　黄家芹

中国中医药出版社

·北　京·

图书在版编目（CIP）数据

仲景护理学. 伤寒卷/王爱荣，刘静，秦凤华主编. —北京：中国中医药
出版社，2017.4

ISBN 978-7-5132-3790-1

Ⅰ.①仲⋯　Ⅱ.①王⋯ ②刘⋯ ③秦⋯　Ⅲ.①中医学-护理学
②伤寒（中医）-护理学　Ⅳ.①R248

中国版本图书馆 CIP 数据核字（2016）第 274609 号

中国中医药出版社出版
北京市朝阳区北三环东路 28 号易亨大厦 16 层
邮政编码　100013
传真　010 64405750
廊坊市晶艺印务有限公司印刷
各地新华书店经销

开本 710×1000　1/16　印张 14.5　字数 284 千字
2017 年 4 月第 1 版　2017 年 4 月第 1 次印刷
书号　ISBN 978-7-5132-3790-1

定价　49.00 元
网址　www.cptcm.com

社长热线　010 64405720
购书热线　010 64065415　010 64065413
微信服务号　zgzyycbs

书店网址　csln.net/qksd/
官方微博　http://e.weibo.com/cptcm

淘宝天猫网址　http://zgzyycbs.tmall.com

内容提要

本书是根据张仲景《伤寒论》中有关中医护理的经典论述，结合多年来护理临床实践的心得体会总结而成。编者以"六经辨伤寒"为纲领，以"辨证施护"为核心，分别从六经病的病情观察、生活起居护理、情志护理、饮食护理、服药护理、针灸与护理等方面进行了详细的阐述。本书科学性、实用性较强，对提高临床辨证施护具有重要的指导作用，是临床护理工作人员开展中医辨证施护的必备工具书，也可作为中医院校本科、大专护理专业学生学习中医经典的教辅材料。

序

　　我出身于中医世家，愿用一生的心血和精力去探讨中医的博大精深，更希望有更多的杏林学子投身于中医事业。

　　中医经典的挖掘、整理是使中医长盛不衰的重要内容。《仲景护理学·伤寒卷》不仅挖掘整理医圣张仲景《伤寒论》中的护理精华，而且填补了这方面的空白，目前尚属首例，开创了中医经典护理的先河。遵照"汲取精华，去其糟粕""师古而不泥古，创新而不离宗"的原则，使之古为今用，这就是本书的精髓所在。本书的问世，既是中医护理学的发展创新，更是中医经典的发扬光大。

　　本书的问世，让我看到了中医护理人对中医学的热爱，为她注入了新的活力，让中医学后继有人，也使中医护理迈上了一个新的台阶，为振兴中医护理事业做出了贡献。

李振华

2015 年 12 月 3 日

前　言

在国家加强对中医扶持力度的时代背景下，中医药界在医、教、研方面掀起了"学经典，促发展"的热潮；而作为医疗措施的实施者，护理是中医发展腾飞不可缺少的一个重要学科。但迄今为止，中医护理教学及临床工作中，护理人员还没有一部中医护理方面的"经典"专业书。因此，本着解决"中医思维弱化，临证护理能力不足"的改革思路，强化实践教学环节，提高中医护理从业人员的中医护理能力，培养自主学习及运用中医思维解决临床问题能力的编写原则，结合中医护理临床及教育特点，由十多位中医护理临床及教学专家、学者精心编写了《仲景护理学·伤寒卷》一书。

本书主要从张仲景《伤寒论》中挖掘有关护理学方面的内容，结合现代护理学的临床应用进行整理，共分9章。通篇以每个条文需要的护理重点实施项目为原则进行划分，遵照"汲取精华，去其糟粕""师古而不泥古，创新而不离宗"的原则进行编写。编写体例统一分原文、词解、原文析义、辨证提要、护治原则、施护措施六个方面，让护士了解与读懂每一条文的含义，结合临床，提出护理措施。其中绪论部分包括仲景护理学说的渊源与发展，以及仲景护理的临床应用。其余章节以"六经辨证论伤寒"对六经病证逐一进行了分述，以辨证施护为本书的核心。每一章的体例统一为：第一节，病情观察；第二节，生活起居护理；第三节，情志护理；第四节，饮食护理；第五节，服药护理；第六节，针灸与护理；第七节，每个经证欲解时；最后是小结。这是与其他中医护理学基础类著作的不同之处，也是本书的精华。

本书不仅可供医学院校本科、专科护理专业使用，也可作为其他相关专业的选修读物，同时也适合于中医临床护理工作人员阅读使用。

全书在编写过程中，得到了河南中医药大学、河南省中医院领导的大力支持，同时也得到了河南中医药大学伤寒教研室王振亮、谢忠礼、田瑞曼等教授的鼎力支持和悉心指导，在此一并表示诚挚的谢意。

虽然，我们以认真负责的态度进行编写，但书中可能还存在一些不足，诚望各院校师生、临床工作者提出宝贵的意见和建议，以便我们进一步修订完善。

编　者

2016 年 8 月

《伤寒杂病论》原著　序

論曰：余每覽越人入虢之診，望齊侯之色，未嘗不慨然歎其才秀也。怪當今居世之士，曾不留神醫藥，精究方術，上以療君親之疾，下以救貧賤之厄，中以保身長全，以養其生，但競逐榮勢，企踵權豪，孜孜汲汲，惟名利是務；崇飾其末，忽棄其本，華其外而悴其內。皮之不存，毛將安附焉？卒然遭邪風之氣，嬰非常之疾，患及禍至，而方震慄，降志屈節，欽望巫祝，告窮歸天，束手受敗。齎百年之壽命，持至貴之重器，委付凡醫，恣其所措，咄嗟嗚呼！厥身已斃，神明消滅，變為異物，幽潛重泉，徒為啼泣。痛夫！舉世昏迷，莫能覺悟，不惜其命，若是輕生，彼何榮勢之云哉！而進不能愛人知人，退不能愛身知己，遇灾值禍，身居厄地，蒙蒙昧昧，蠢若遊魂。哀乎！趨世之士，馳競浮華，不固根本，忘軀徇物，危若冰谷，至於是也。

余宗族素多，向餘二百，建安紀年以來，猶未十稔，其死亡者三分有二，傷寒十居其七。感往昔之淪喪，傷橫夭之莫救，乃勤求古訓，博采眾方，撰用《素問》《九卷》《八十一難》《陰陽大論》《胎臚藥錄》并《平脉辨證》，為《傷寒雜病論》，合十六卷。雖未能盡愈諸病，庶可以見病知源。若能尋余所集，思過半矣。

夫天布五行，以運萬類；人稟五常，以有五藏；經絡府俞，陰陽會通；玄冥幽微，變化難極。自非才高識妙，豈能探其理致哉！上古有神農、黃帝、岐伯、伯高、雷公、少俞、少師、仲文，中世有長桑、扁鵲，漢有公乘陽慶及倉公，下此以往，未之聞也。观今之醫，不念思求經旨，以演其所知，各承家技，終始順舊，省疾問病，務在口給，相對斯須，便處湯藥。按寸不及尺，握手不及足；人迎趺陽，三部不參；動數發息，不滿五十。短期未知決診，九候曾無髣髴；明堂闕庭，盡不見察，所謂窺管而已。夫欲視死別生，實為難矣！

孔子云：生而知之者上，學則亞之。多聞博識，知之次也。余宿尚方術，請事斯語。

目　录

第1章 绪 论

学习目标

    了解

        《伤寒论》护理学说的渊源与发展。

    熟悉

        《伤寒论》的学术成就与学术地位。

    掌握

        1. 《伤寒论》护理的临床应用与贡献。

        2. 《伤寒论》护理的学术思想。

第一节 《伤寒论》的学术地位与成就

一、《伤寒论》的学术地位

《伤寒论》是我国第一部理、法、方、药完备，理论联系实际的临床著作，也是中医药学术发展史上具有辉煌成就及重要价值的一部经典著作，其中的护理思想与方法十分丰富。它继《黄帝内经》《难经》等中医经典理论著作之后，系统地揭示外感热病及某些杂病的诊治规律，创立六经辨证的理论体系，从而奠定了中医临床医学辨证论治及辨证施护的基础。《伤寒论》所创立的融理、法、方、药为一体的理论体系，在护理方面具有很高的实用价值，尤其在服药护理、情志护理、饮食起居等护理方面有着丰富内涵。它既适用于外感热病的护理，也适用于内伤杂病的护理，长期以来不但一直有效地指导着历代医家的临床实践，同时也对中医护理学的理论及学术发展产生了重要影响，历代医家都十分重视对《伤寒论》的学习与研究，称其为"启万世之法程，诚医门之圣书"。因此，《伤寒论》是继承中医学遗产、发展中医学及中医护理学的必读典籍。

二、《伤寒论》的学术成就

《伤寒论》的学术成就可以概括为以下几个方面。

其一，系统总结了东汉以前的医学成就，将医学理论与临床实践有机地结合起来，形成了我国第一部理、法、方、药完备的医学典籍。

其二，在《素问·热论篇》六经分证的基础上，运用《黄帝内经》以来的有关脏腑经络、气血阴阳、病因病机，以及诊断、治疗、护理等方面的基本理论与基础知识，创造性地对外感疾病错综复杂的证候表现及演变规律进行分析归纳，创立六经辨证的理论体系。这一理论体系融理、法、方、药为一体，进一步确立四诊并重的诊断法则与辨证论治的纲领，为中医临床各科提供辨证论治的基本法则，为后世临床医学及传统护理学的发展奠定坚实的基础。

其三，六经辨证理论体系的确立，不仅系统地揭示外感热病的诊治规律，使外感热病的治疗有规律可循，也为后世温病学说的形成与发展创造条件。其中的服药护理、针药并用的护理思想丰富了中医护理的内涵。

其四，制订了诸如治病求本、扶正祛邪、调理阴阳等若干基本治则，并首次全面系统地运用汗、吐、下、和、温、清、补、消八法，为后世医家提供范例，为"护病求本""调理阴阳""扶正祛邪"及"八法"护理提供理论渊源。

其五，创立与保存许多功效卓著的方剂。《伤寒论》所载113方（缺一方），用药精当，配伍严谨，加减灵活，功效卓著，故被后世称为"方书之祖"。这些方剂不仅成为后世医家组方用药的典范与临床用药的基础，而且成为现代化研究的切入点与重要课题。

其六，记载了汤剂、丸剂、散剂、含咽剂、灌肠剂、肛门栓剂等不同的剂型，为中药制剂技术的发展奠定基础。

当然，由于历史条件的限制，书中亦难免有不尽正确、不够完备之处。因此我们要认真学习、继承并发扬其精华，使之古为今用，为中医中药、中医护理事业的发展再做贡献。

第二节　仲景护理学说的渊源与发展

一、渊源与发展

医圣张仲景生于后汉之际，勤求古训，博采众方，结合自己的临床实践，撰用《素问》《九卷》《八十一难》《阴阳大论》《胎胪药录》，并《平脉辨证》，为《伤寒杂病论》合十六卷，科学地总结了汉代以前、周秦以来的医学成就和劳动人民同疾病做斗争的丰富经验，系统地归纳了各种病症发展变化之规律。以"天人合一，气化六元"之整体观，提出三阴三阳为治百病之纲，别开生面，从此奠定中医辨证施治、辨证施护、理法方药、四诊八纲发展之基础。《伤寒杂病论》是病因学、发病学、治疗学、护理学融合为一之论集，至今仍指导临床治疗、护理实践和科学研究，具有强大的生命力和科学性，除对外感温热病的辨证论治阐述详尽外，还有丰富的护理学内涵。《伤寒杂病论》不仅是一部理法方药完善、理论联系实际的医学著作，更是一部指导临床开展辨证施治、辨证施护的专著，对中医学、护理学的发展做出了重要贡献。

仲景护理学术思想，源于《黄帝内经》《难经》，奠定于《伤寒杂病论》，使中医学的基本理论与临床实践密切地结合起来，从而为辨证施护奠定理论基础。在病情观察、饮食护理、生活起居、情志护理、服药护理等方面，《伤寒杂病论》都源于《黄帝内经》《难经》，又有新的发展，使之更具体、完善、内容丰富，对于指导临床具有很大的现实意义。

二、仲景护理学的概念

仲景护理学是一门具有中医特色的护理科学。仲景护理学是以理、法、方、药的辨证理论体系为指导，体现中医辨证施护特点的理论和技术，在中医理论指导下，用望、闻、问、切四诊的方法搜集资料（自觉症状和体征），用中医辨证理论进行全面地辨证分析，归纳、综合判断疾病属性，从而制订出切实可行的、辨证的、灵活的护理措施的过程。具体体现在细致入微观察病情、遵循法度辨证施护、饮食调配掌握宜忌、病后调养防病来复等内容。

三、仲景学说对护理学的贡献

中医学源远流长，其中有关护理方面的内容极为丰富，它对于发展医学、保障人民健康起着重要作用。在中医学发展的长河中，护理学思想往往是围绕着一定的主体内容而开展的，与当时政治、经济、科学文化的发展密切相关，表现出一定的阶段性。在远古时期，原始人类在生活与劳动过程中，偶然受伤便设法涂裹包扎，这就是医护的开始。人们这些保护自身、康复身体的简单措施，是中医护理学的萌芽，为中医护理学的基本形成奠定了基础。

东汉末年，屡起大疫，张仲景感伤而作《伤寒杂病论》。仲景不仅注重辨证论治，而且十分重视辨证施护，他对护理学的贡献有三：

第一，把握病机，观察证候。《伤寒论》按照疾病的病机、证候和发展规律，归纳为太阳、阳明、少阳、太阴、少阴、厥阴六大证候群。六经传变，以此作为辨证的纲领，全面统领。例如：风寒之邪侵入人体是通过三阳之表，渐次传入三阴之里。在病理变化上，表证邪在肌腠，病位浅，病势轻，这时要掌握桂枝汤的服药方法。《伤寒论》桂枝汤下有："……服已须臾，啜热粥一升余，以助药力。温覆令一时许，遍身漐漐微似有汗者益佳，不可令如水流漓，病必不除。"《伤寒论》把方药的煎煮、药后啜热粥助汗、取汗的程度、停药的指征、止汗的措施，论述得非常详细。

第二，辨别药性，讲究煎法。《伤寒论》不仅辨证详细，立法严谨，同时对煎药、服药方法都做了详细论述。书中 113 方（缺一方），汤剂占 90% 以上，可见仲景十分重视药物的煎煮方法，特别注意先煎与后下等用法，如大承气汤方后注明大黄后下等。在医学高度发展的今天，仍有其现实的指导意义。

第三，发明世界上最早的药物灌肠术、胸外心脏按压术，首创舌下给药法，并详细叙述了这些急救护理措施在临床中的具体运用。

第三节　仲景护理学的学术思想与贡献

一、学术思想

（一）保胃气，存津液

保胃气即保正气。胃气直接关系人体正气的强弱，决定着疾病的转归，故仲景于辨证施治的整个过程中，无不以胃气的盛衰来把握病情，作为辨病机、定治则、决预后、推生死的重要依据，同时得出"有胃气则生，无胃气则死"的精辟论断，在今天的临床护理中仍然起着非常重要的指导作用。

（二）未病先防，既病防变

治未病，历代医家都非常重视，《伤寒论》中治未病的护理学术思想尤为突出，主要体现在天人相应和脏腑相关两个方面。它包括两层含义，即未病先防和既病防变。仲景从临床角度发挥《黄帝内经》"审其阴阳，以别刚柔，阳病治阴，阴病治阳，定其气血，各守其乡"的理论，使之更趋具体，治疗、护理更恰如其分，从而建立了中医临床预防学体系。疾病的传变，多一脏受病，波及他脏而致疾病发生传变。如肝脏受病，可通过生克乘侮规律影响到心、脾、肺、肾，又可由心、脾、肺、肾的疾病影响至肝而得病。所以说："见肝之病，则知肝当传之与脾，故先实其脾气。"（《难经·七十七难》）"实其脾气"，就是健脾、调补脾脏之意。所以说："见肝之病，知肝传脾，当先实脾，四季脾旺不受邪，即勿补之。"（《金匮要略》）

（三）养慎

养慎分为内养与外养两个方面。内养是通过导引、吐纳来增强体质，告诫人们：养尊处优，贪图安逸，容易气血瘀滞而生疾病，强调"生命在于运动"；外养，即认识到人的生命过程中，随时都离不开自然界的影响，指出："夫人禀五常，因风气而生长，风气虽能生万物，亦能害万物。"提出应顺应四时，防止六淫致病，即可做到《黄帝内经》所论"虚邪贼风，避之有时，恬惔虚无，真气从之，精神内守，病安从来"。

此外，仲景养慎思想，还表现在重视药物和针灸的防病作用，重视情志护理的重要性，强调饮食调护和食疗法，以及病后调养和防止劳复等方面。综上所述，仲景古老的养慎思想，在今天的临床护理工作中仍然有重要的指导作用。

二、贡献

《伤寒论》中护理学内容虽无专门论述，但纵观仲景学说，其中有着丰富的护理学内涵，从对疾病的观察、情志护理、饮食护理、生活起居、服药护理、中医护理技术操作到应用四诊观察病情，按照六经辨伤寒、脏腑论杂病，进而采取恰当的护理方法，都具有独到之处，而且对临床护理工作具有现实指导意义，为中医护理学的发展奠定坚实的基础，为现代护理学的发展做出重要贡献。其主要体现在如下方面。

（一）把握病机，观察证候

《伤寒论》按照疾病的病位、病机、病性和发展规律归纳为太阳、阳明、少阳、太阴、少阴、厥阴六经证候群。六经证候，以阴阳为纲领，以寒热辨疾病性质，以表里辨疾病部位，以虚实辨正邪盛衰。六淫之邪，是通过三阳之表渐次传入三阴之里的。在病理变化上，表证病位浅，病势轻，这时要掌握服药的方法和出汗的程度。《伤寒论》桂枝汤方下有"……服已须臾，啜热稀粥一升余，以助药力，温覆令一时许，遍身漐漐微似有汗者益佳，不可令如水流漓，病必不除"。药后以热粥助汗，汗出要有一定限度，使周身微微汗出为度，切不可大汗淋漓，以免伤阴亡阳。如果病邪由表入里化热，可转为里热实证，病位深，病势重，这时要掌握阳明里热实证的护理要点。如白虎汤证的大热、大汗、大渴、脉洪大、苔黄燥属里热实证，方用白虎汤清阳明独盛之热。护理上要讲究煎药方法，石膏应打碎先煎，协同知母、粳米、甘草以加强清解阳明气分实热之功效。白虎汤方下说："温服一升，日三服。"药后汗出，身凉为佳。此时除观察"四大一黄"症的改善情况外，应特别注意战汗与脱证的区别：战汗后患者虽然肤冷出汗，但神清安卧，脉象和缓；脱证则烦躁不安，脉微欲绝，面色苍白。前者应让患者安静休息，后者应立即配合医师进行抢救，两者切不可混淆。

在《辨阳明病脉证并治篇》中，三承气汤证均属阳明腑证，有其共性，服药后要注意观察有无矢气，腑气是否通畅，大便排出情况及脘腹胀满、坚硬拒按等症状缓解或消失程度如何，这些都可给治疗与护理提供资料。身已虚弱者，排出燥屎易出现虚脱，应嘱患者及时服一些果汁以防伤阴亡阳危证出现。腑气通后，热退汗止，脉静身凉，诸症豁然。饮食上要选用清淡易消化、富于营养之品，以保胃气、存津液为目的。

（二）辨别药性，讲究煎法

《伤寒论》全书113方，汤剂占90%以上。张仲景十分讲究药物的煎煮方法，特别注意先煎与后下。书中先煎的药物颇多，如麻黄汤、桂枝去芍药加蜀漆龙骨牡蛎救逆汤等方后均提出先煎药物麻黄、蜀漆、龙骨、牡蛎等。麻黄先煎是为了防止峻汗；蜀漆先煎是为了减低毒性；龙骨、牡蛎是药物本身质地较硬，先煎使其药汁尽出，更好地发挥疗效。后下的药物有大黄、芒硝等。如大承气汤方后注明大黄后下。现代药理研究证明，大黄泻下的有效成分为蒽醌类物质，经高热煎煮后生成碳素。碳素本身能起到收敛作用。用大承气汤的目的是为了导滞通便，清解燥实之热，若大黄久煎，使有收敛作用的碳素大量煎出，泻下作用自然会减弱，反而能出现收敛止泻作用，因而大黄应当后下。

煎药的方法，如用葛根汤时"用水一斗，先煎麻黄、葛根减二升，去上沫，内诸药，煮取三升，去渣，温服一升……"为什么要先煎麻黄、葛根，去上沫呢？现代药理研究证明：麻黄含有麻黄碱，用量过大可使患者震颤不安，去沫可减少这种毒性；葛根含有淀粉及黄酮，与麻黄同煎后可控制麻黄碱的过度挥发，从而对麻黄碱起拮抗作用。

（三）重视时令，论时施护

因人、因时、因地制宜施护是《伤寒论》辨证施护的特点。《伤寒论》第193条"阳明病欲解时"乃申至戌时（下午3时至晚上9时），为阳明经气旺盛之时。这既是潮热明显之时，又是缓解转机之时。此时应使患者充分休息，避免任何干扰，严格掌握服药时间，观察患者服药后的变化并及时处理，为阳明病欲解创造条件。一般在下午3—4时给药最好，使药力发挥在阳气最旺之时，以促其早日康复。

（四）重视禁忌，以利康复

《伤寒论》对疾病的禁忌和注意事项做了详细论述。如服用麻黄汤、桂枝汤嘱以忌生冷、油腻、五辛、酒酪、臭恶等物。因食生冷易伤中阳，损脾胃而致中气受病；酒助湿热有碍病情；五辛易发散，恐腠理疏泄，营卫不固；臭恶多污秽，易招致胃肠病。

另外，张仲景《伤寒论》的贡献还体现在以下方面。

（1）创六经、脏腑、经络辨证，开辨证施护之先河。

（2）六经欲解时的创立，为辨时施护奠定坚实的基础。

（3）发明了世界上最早的药物灌肠术。

（4）仲景是胸外心脏按压的发明者。

（5）首创舌下给药法。

（6）急救护理。

总之，《伤寒论》揭示保胃气、存津液的辨证施护的精神，确立发热疾病由表及里、由浅入深的辨证施护规律。其在疾病的病情观察、情志护理、饮食护理、生活起居、服药护理、治未病等中医护理技术操作方面仍指导着现代临床护理工作，为护理学的发展做出卓越贡献。对于张仲景在护理方面的学术思想及护理技术，我们应当挖掘并加以整理，使之古为今用。

第四节 仲景护理学的临床应用

一、覆盖护理

覆盖护理是《伤寒论》的一大特色。如桂枝汤方后云："服以须臾，啜热稀粥一升余，以助药力，温覆令一时许，遍身漐漐微似有汗者益佳，不可令如水流漓，病必不除。"温覆以取汗，使邪从汗解，驱邪外达，而又不可过汗亡阳。大青龙汤方后云："取微似汗，汗出多者，温粉粉之。"对外感温热病服药后，采取覆盖的护理方法以取汗。仲景对取汗的方法、汗出的程度、停药的指征及止汗措施等均做了详细的论述。又如理中汤方后提出："服汤后……微自温，勿发揭衣被。"此时用覆盖护理以保暖，药后微自温，说明寒邪渐散，阳气渐复。

现在临床发汗热敷，药后加衣覆盖，进行覆盖护理，助其汗出，同时喝热水，这样使谷气与津液内充，易于酿汗，驱邪汗出。人们常说发热患者，服阿司匹林（A.P.C）、喝开水也是这个道理。另一方面，覆盖护理还用于阴寒内盛患者的药后保暖等，至今临床中仍在运用、发展，进一步证实了它的实用价值。

二、灌肠术的临床运用

药物灌肠是仲景最早发明，迄今仍在沿用的有效给药途径，也是最基本的护理操作技术之一。用土瓜根汁、大猪胆汁灌肠以润肠通便，是世界上最早的药物灌肠术。至今临床之中药保留灌肠法，在此基础上有了更大的发展。其方法可用于手术前的清洁灌肠或药物保留灌肠，操作时将肛管直接插入肛门中，能使药物直达病所，提高疗效，也是中医护理的一大特色。

三、急救护理

急救护理是采取有效措施进行抢救，使病重者重获新生的方法。仲景最先发明舌下给药、胸外心脏按压和人工呼吸等急救疗法。现代医学在此基础上进一步研究和发展，广泛运用于临床急救，以抢救中毒、电击、溺水、中暑、休克及各种原因所致的心搏骤停。随着医学科学的发展，不仅有人工呼吸和胸外心脏按压法，也有人工呼吸器、电动呼吸机、心脏起搏器等现代化仪器。

四、针药并用

《伤寒论》曰："脉不至者，灸少阴七壮。"灸可使经脉之气流通，阴阳相交，即可使患者苏醒。

重视针药并用，是仲景护理学的精髓所在，目前在临床中进一步得到应用和发展，提高了疗效，取得显著效果。仲景在《伤寒论》中云："太阳病，初服桂枝汤，反烦不解者，先刺风池、风府，却与桂枝汤则愈。"提出药后无汗反烦者可进行针刺处理。现在临床每见一些邪气较重、经气郁滞患者，药后不见汗出，反增烦躁，甚者周身不适，莫可名状者，可采用汤药加刺法同治，往往可收到事半功倍的效果。针灸疗法的临床应用，扩大了护理范围，丰富了护理学内容。

总之，仲景发明的灌肠术、舌下给药法、胸外按压和覆盖护理、针药并用等护理方法和技术操作，是对中医护理学的一大贡献。现代的中药保留灌肠术、舌下给药法、胸外心脏按压，就是在此基础上发展起来的。

思考题

结合《伤寒论》的学术思想，试述其在现代临床护理方面的应用。

第 2 章　太阳病的辨证与护理

学习目标

了解

1. 太阳病变证的病因病机、施护措施。
2. 太阳病疑似证的服药护理。

熟悉

1. 太阳病各类型的病因病机、辨证要点。
2. 大青龙汤证、小青龙汤证的服药护理措施。
3. 桂枝汤和麻黄汤的辨证要点及病因病机。

掌握

1. 太阳病的具体分型。
2. 太阳病的病情观察、生活起居护理、情志护理、饮食护理。
3. 桂枝汤、麻黄汤的服药护理措施。

太阳病是病邪侵袭人体，正邪交争于肌表，营卫功能失调而发生的疾病。本章的主要内容是讨论太阳病的病情观察，以及在整体观念、辨证论治思想指导下所采取的生活起居、饮食、情志、服药等施护措施。

太阳经，包括足太阳膀胱经和手太阳小肠经，同时由于经络的相互络属，使太阳与少阴构成相互表里的紧密联系。太阳经的生理功能特点可概括如下：①阳气较多，正气旺盛。太阳又称"巨阳""老阳"，阳气旺盛，抵抗力强。②职司卫外，统摄营卫。太阳的经络散布于人体之表，且与督脉并行身后，故为阳经之长，为诸阳主气，其阳气充盛而能卫护体表。太阳统摄体表营卫二气，具有防止外邪入侵的重要作用。由于肺合皮毛，太阳病与手太阴肺经的病变也有密切关系。③六经藩篱，受邪首当。由于太阳经居六经之首，主一身之表，故外邪侵袭，太阳首当其冲，发病最早。④参与气化，主司排水。因小肠主分清别浊，膀胱为州都之官，通过气化贮、排尿液，二腑通和，气化如常，则尿液得以顺利排出，反之则致小便异常。⑤内应少阴，表里互通。太阳与少阴互为表里，经气互通，功能互依，太阳主表有赖于少阴里实，而少阴主里，有赖于太阳表固。反之，太阳失固，就会导致邪传少阴，而少阴里虚，又可导致太阳虚馁，易受外邪。

正是由于太阳经的如上功能特点，当病邪侵袭人体之时，正气奋起抗邪，首先表现出来的是太阳病，又称表证。临床病情观察以"脉浮，头项强痛而恶寒"为基本特点，由于感邪性质和体质差异，又有中风、伤寒、温病之分。腠理疏松之人，感受风寒邪气，以致卫不外固，营不内守，临床观察见发热、汗出、恶风、脉浮缓等，称为中风证；若腠理固密之人，感受风寒较重，以致卫阳被遏，营阴郁滞，而见恶寒发热、无汗、头身疼痛、脉浮紧等，称为伤寒证；若外感温热之邪，或素体阳盛，感受风寒之邪化热，可致营卫失和，津液受损，而见发热重、恶寒轻、口渴等，称为温病证。此外，太阳表证日久，不得汗解，邪气渐轻，正气渐复，以至临床病情观察表现为发热恶寒，热多寒少，呈阵发性发作，称为表郁轻证。太阳病除上述本证外，还有兼证、变证。

太阳病的治疗和护理，应据《黄帝内经》"其在皮者，汗而发之"之旨，以解表祛邪为原则，使汗出病解。"汗法"以遍身微似有汗为佳，切不可大汗淋漓，以免伤阳损阴，药后一服，汗出病解，停后服，不必尽剂，以免过剂伤正，"遍身微汗，汗出病解，不必尽剂"是汗法护理的精髓。太阳病虽多轻浅，但若失于治护，则变化迅速，病情观察注意病情发展所处的阶段，有无传变及出现兼证、变证；在生活起居上分清寒热真假，辨明表里虚实，做好"急护标，缓护本"；情志护理侧重太阳病出现变证及兼证下的情志疏导；饮食护理上侧重"顾护胃气，糜粥自养"，借谷气补津液、充汗源，使汗出表和，祛邪而不伤正；服药护理上注意有先煎、后下、火候、水质、煎煮时间、煎煮方法的要求及服药温度、剂量、时间、缓急的特殊要求，尤其要重视服药后病情的观察和护理，如桂枝汤药后啜粥、温覆微汗、药后禁忌等。

太阳病的转归大致有三种：第一，治护得法，汗出表解而愈；第二，太阳表邪不解，传入他经，既可传入阳明、少阳，又可直入三阴，其中以少阴为多见；第三，因误治、失治或体质等因素，导致病情变化，成为变证。因此，太阳病的护理中应密切观察病情变化，根据四诊所搜集的临床资料进行准确辨证，采取恰当的治疗和护理措施，使患者尽早康复，避免出现传经及变证。

第一节　病情观察

一、太阳中风的病情观察

[原文]　太陽病，發熱，汗出，惡風①，脉緩②者，名為中風③。（2）

[词解]

①惡（wù，音悟）風：为恶寒之轻者，即遇风则恶之，无风则坦然。

②脉緩：指脉象柔缓而不紧急，非怠慢迟缓之意。

③中（zhòng，音仲）风（fēng，音风）：中医证名，指外感风邪所引起的一种表证，与内伤杂病中的中风病不同。

[原文析义]

（2）条为太阳中风的脉证提纲。太阳中风是风邪侵袭肌表的病证，风为阳邪，风邪伤卫阳，两阳相争，卫阳因抗邪而浮盛于外，并进而出现病理性的亢奋，故见发热。汗出的病机应当从两个方面来说：一个是风邪伤卫阳，卫外失司；另一个是风主疏泄，使营阴外泄而为汗。恶风，一方面是因为卫阳被伤，温煦失司，另一方面是因为汗出肌腠疏松，不胜风袭。脉缓应当是脉浮缓。脉浮主邪在表，主正邪相争于体表，气血浮盛于外。缓，不是指脉搏的节律快和慢，而是指脉搏的形态松弛柔软。这是和太阳伤寒表实证寒主收引，血管紧张度高所出现的紧脉相对而言的。

[护治原则]　解肌祛风，调和营卫。

[施护措施]

①运用四诊及其他方法，观察有无发热、汗出、恶风、头痛等情况，对观察结果要及时进行细致、准确的记录。

②太阳中风属桂枝汤证，服药后重点观察有汗、无汗、出汗时间、部位等汗出情况及体温变化，并及时记录。

③汗出以遍身微汗最佳，忌大汗，热退即停药。

④若汗出不彻，则病邪不解，需继续用药；若汗出过度，会耗伤津液，损伤正气，可口服糖盐水或输液；若大汗不止，易导致伤阴亡阳，应立即报告医师，及时采取措施。

⑤若服药后汗出、热退，体温下降至正常，脉缓、恶风症状得到改善，汗后用干毛巾擦身，更换衣被，可让患者安静休息，并注意避风寒，以防复感。

二、太阳伤寒的病情观察

[原文]　太陽之為病，脉浮，頭項強痛①而惡寒②。（1）

太陽病，或已發熱，或未發熱，必惡寒，體痛，嘔逆，脉陰陽俱緊③者，名為傷寒④。（3）

[词解]

①頭項（tóu xiàng，音头项）強（jiāng，音僵）痛：强，不柔和，有拘紧感。头项强痛即颈项疼痛拘急，转动不柔顺貌。

②惡（wù，音悟）寒：即怕冷。

③脉陰（yīn，音阴）陽（yáng，音阳）俱緊（jǐn，音紧）：阴阳指部位，即寸、关、尺三部。紧与缓相对，乃脉来束紧、紧张之象。阴阳俱紧，指三部脉都见紧象。

④傷（shāng，音伤）寒：证名，属狭义伤寒。

[原文析义]

（1）条为太阳病的脉证提纲。外邪袭表，正气抗邪于表，气血浮盛于外，因为脉象是反映人体气血运行状态的，当血气浮盛于外时，脉必然应之而浮；头项强痛就是"头痛项强"的意思，"头痛"主要是后头部疼痛，"项强"主要是后项部拘紧不柔和，后头和后项部是太阳经脉所过，这是太阳经脉受邪，经气不利的一种表现，因此，本症才是诊断太阳病的一个定位性症状。最后一个症状是"而恶寒"。太阳表证是风寒邪气伤人体阳气的证候，体表阳气被风寒邪气所伤，阳气不足，温煦肌肤的功能失司，就感到怕冷。这个"而"是一个连词，表层进的，翻译成现在汉语即太阳之为病，脉浮，头痛项强，而且一定会恶寒。

（3）条为太阳伤寒的脉证提纲。太阳伤寒是寒邪伤表阳的证候。寒是阴邪，最容易伤阳气，所以寒伤阳气伤得最重，肌表阳气即太阳的阳气被伤，温煦失司，所以恶寒这个症状必然最先出现，而且也最重，所以原文说"或已发热，或未发热，必恶寒"，强调恶寒这个症状先出现。"或已发热，或未发热"就是有的患者已经发热，是风寒袭表，卫阳能及时达表抗邪，故发热较早出现；有的患者还没有出现发热，是感受风寒较重，卫阳郁遏，或体质素弱，卫阳不能及时达表抗邪，故发热较迟出现。寒主收引，寒性凝滞，寒主痛。寒伤肌表，不仅外闭卫阳，而且内郁营阴，使营卫气血凝滞，筋脉拘挛，而见周身疼痛。呕逆是正气抗邪于表，不能顾护于里的一种表现。在临床上可以有这么四种情况（食欲不振、呕逆、下利、不大便）；"脉阴阳俱紧"，即寸、关、尺三部脉都浮紧，浮主邪在表，紧主寒邪盛，这是由于寒主收引，使筋脉拘挛所致。

[护治原则]　发汗解表。

[施护措施]

①嘱患者卧床休息，保持室内温、湿度适宜，室温保持在18℃~22℃，湿度保持在50%~60%。

②观察生命体征，定时测量体温，一般每日测量4次，待体温恢复正常3日后，改为每日1次。及时观察呼吸、脉搏、血压的变化并准确记录。

③饮食给予清淡易消化之品，佐以生姜、葱白、香菜等，以解表散寒。

④中药宜温服，服药后主要观察恶寒发热有无好转，以及有汗、无汗、头项强痛情况。若无汗，应适当加盖衣被或用热水袋保温，以助微汗出。

⑤病位在表，药后仍无汗者，可针刺大椎、曲池穴，以透邪发汗；不可给予冷饮和冷敷，避免"闭门留寇"，使邪无出路，热反更甚。

⑥要因人、因时而发汗。如暑天炎热，汗之宜轻；冬令寒冷，汗之宜重；体

虚者，汗之宜缓；体实者，汗之宜峻等。

三、太阳温病的病情观察

［原文］　　太阳病，發熱而渴，不惡寒者為溫病①。若發汗已，身灼熱②者，名風溫③。風溫為病，脉陰陽俱浮④，自汗出，身重，多眠睡，鼻息必鼾，語言難出。若被下者，小便不利，直視失溲⑤。若被火⑥者，微發黄色，劇則如驚癎，時瘈瘲⑦，若火熏之⑧，一逆尚引日，再逆促命期。(6)

［词解］

①温病：外感病中的一种病证，属广义伤寒的范畴。

②身灼热（rè，音热）：扪之灼手，形容发热很高。

③風温（fēng wēn，音风温）：指温病误用辛温发汗后的一种变证，与后世温病学中的"风温"不同。

④脉陰（yīn，音阴）陽（yáng，音阳）俱浮：浮代表阳脉，此处有洪大之意。

⑤失溲：溲，一般指小便。本条之失溲，指二便失禁。

⑥被火：火，指灸、熏、熨、温针等治法。被火，指误用火法治疗。

⑦时瘈（chì，音赤）瘲（zòng，音纵）：瘈，指收缩。瘲，松弛之意。指阵发性手足抽搐。

⑧若火熏之：像烟火熏过一样，用来描述患者肤色晦暗。

［原文析义］

(6) 条论述太阳温病的主要脉证及误治后的变证。温热邪气是阳邪，阳邪伤表，引发卫阳出现病理性的亢奋，所以发热最先出现；恶寒这个症状是寒邪伤人阳气，阳气被伤，温煦失司的表现，对温热邪气伤人肌表的阴液来说，一般不存在阳气被伤的问题，所以不恶寒；高热、汗出而热不退的证候，叫做风温；风温为病，寸、关、尺三部脉都浮数；"自汗出"就是里热逼迫津液外越；"身重"是热邪壅滞气机，患者翻身都翻不动；"多眠睡，鼻息必鼾，语言难出"，这是热扰心神，热盛神昏的主要表现；"若被下者"即如果用泻下的方法，结果出现"小便不利"；"直视"指的是两个眼睛呆滞、凝滞无神，这是下焦肝肾阴伤的表现；"失溲"指的是二便失禁，是热盛神昏，膀胱失约的缘故；"若被火者"，"被火"指的是误用火疗，火疗包括火灸、火针、火熨、火熏，这是《伤寒论》中涉及的火疗法；"微发黄色"，轻的就会出现发黄，这个发黄的病机是热伤营血，营气不布；"剧则如惊痫，时瘈疭"，"疭"是肢体的伸展，"瘈"是肢体的收引，瘈疭就是肢体一收一伸，即抽搐，这是热盛动风的表现；"若火熏之，一逆尚引日，再逆促命期"，如果再用火熏的方法，"一逆"，逆者，错也，误也，如果一次错误，两次错误，患者还可以多活几天，"再逆"，一而再、再而三地进行错误的治疗，"促命期"，只能缩短患者的生命。也就是一而再、再而三地进行错误的治疗，那就只能促进患者的死亡。这一条，在风温病的一系列错误治疗的基础上，出现温邪上受，首先犯肺，逆传心包的问题，出现温热邪气容易下伤肝肾之阴的问题，出现温热病容易发黄、容易动风的问题。

［护治原则］　辛凉解表。

［施护措施］

①嘱患者卧床休息，保持室内温、湿度适宜，室温保持在 18℃～22℃，湿度保持在 50%～60%。

②观察生命体征，定时测量体温，一般每日测量 4 次，待体温恢复正常三日后，改为每日 1 次。及时观察呼吸、脉搏、血压的变化，并准确记录。

③保持口腔清洁，必要时给予口腔护理或淡盐水漱口。饮食给予清淡易消化寒凉之品，如赤小豆、薏苡仁、莲子、小米、糯米等，以辛凉解表、养阴生津。

④中药宜凉服。服药后重点观察发热、头痛、脉象及口渴热甚伤津的程度，出现异常及时通知医师配合处理。

⑤温为阳邪，若误用辛温发汗则津伤热盛，可见身灼热，其脉三部皆浮，自汗出，鼻息必鼾。因此除观察以上症状有否加重外，及时观察脉象，如见三部脉皆浮，患者自汗出，应详细记录汗出情况，报告医师，及时处理。并随时更换汗湿衣物，注意保暖。

⑥若津伤热炽，神昏加重，可见两目直视，要及时观察患者的神色，有无瞳神呆滞、反应迟钝、动作失灵等。做好安全防护工作：防跌倒、防坠床。同时密切观察神志及生命体征变化。

⑦温病误下，重伤津液，化源枯竭，则小便不利，二关失控则大小便失禁。危及生命，应及时报告医师进一步处理。护理上应指导其注意腹部保暖，消除其焦虑不安情绪；大小便失禁时，做好肛周皮肤护理；密切观察病情，记录大小便的性质、次数等，必要时留样送检。

四、辨病发阴阳的病情观察

［原文］　病①有發熱惡寒者，發於陽也；無熱惡寒者，發於陰也。發於陽，七日愈。發於陰，六日愈。以陽數七、陰數六故也。（7）

［词解］

病：此处是指患者及其所患病证。

［原文析义］

（7）条论述外感病初期辨阴阳的要点。发热和恶寒，是外感病病程中最常见的两种证候，所以以发热为主要特征的是阳证，以恶寒为主要特征的是阴证；"发热恶寒者，发于阳也"，就见到发热、恶风寒，这是风阳之邪伤卫阳，就叫做太阳中风证；"无热恶寒者，发于阴也"，阴是指太阳伤寒，无热恶寒，所以说发热恶寒是太阳中风的初起阶段，无热恶寒是太阳伤寒的初起阶段；"发于阳者，七日愈"，太阳中风证七天可以痊愈，它的自然病程一般来说是七天；"发于阴者，六日愈"，对于太阳伤寒来说，别看寒邪闭表，无汗高热，其病程要比自汗出的那个病的病程要短，它的自然病程一般来说是六天。"阳数七，阴数六"，七是火的成数，而火是代表阳的，六是水的成数，而水是代表阴的，水和火最能代表阴阳的特性。因此，《伤寒论》就以水的成数六来代表阴数，火的成数七来代表阳数。

[护治原则]　辨阴阳，护寒热。

[施护措施]

①保持病室安静，空气流通，室内温、湿度适宜。室温保持在 18℃~22℃，湿度保持在 50%~60%。

②"发热恶寒"与"无热恶寒"对举，关键是发热的有无，发热表示正气不衰，能起而与邪气抗争属阳。对于发热恶寒患者，观察生命体征，应及时测量体温，并准确记录，适当加盖衣被。

③观察患者的动静姿态及肢体的异常动作，及时观察舌苔、脉象的变化。

④无热恶寒，表示正气不足，抗邪无力，多属阴经病表现，因此要及时观察患者面部颜色与光泽，可以了解脏腑气血的盛衰，以及邪气的情况。如发现异常，及时报告医师处理。

五、太阳病传变的病情观察

[原文]　傷寒一日^①，太陽受之，脈若静^②者，為不傳；頗欲吐，若躁煩，脈數急^③者，為傳也。（4）

傷寒二三日，陽明、少陽證不見者，為不傳也。（5）

[词解]

①傷（shāng，音伤）寒一日：外感病早期。一日，约略之辞，指患病初期。

②脉若静：静，静止，未变之意。脉若静，指脉象证候尚未发生变化。

③脉数（shuò，音烁）急：相对脉静而言的，指脉象已经发生改变。

[原文析义]

（4）条论述据脉证辨太阳病是否传变之法。"伤寒一日"是指外感病的初期，太阳感受邪气，如果脉静，即指脉没有什么特殊的变化。中风见浮缓脉，伤寒见浮紧脉，脉没有什么特殊的变化，表示脉证相符，脉证相应。脉没有变化，那就提示邪气不会传其他经；"颇欲吐"，就是很想吐；"若躁烦"即烦躁；"脉数急"是和前面的"脉静"相对而言的，指的是脉象变快，又数又急，这提示着脉象已经发生变化，因此"颇欲吐"。"若躁烦""脉数急"提示临床症状和脉证发生变化，这就意味着邪气就要传经。

（5）条承上条再论太阳病不传之辨。"伤寒二三日，阳明少阳证不见者，为不传也。"尽管一个外感病已经过了二三天，没有出现少阳病，没有出现阳明病，那是因为邪气不传经。辨传经不传经的依据不在于病程天数的多少，而在于临床脉证是不是有所变化，第一天有传的，第二、三天也有不传的，不在于病程天数的多少，而在于临床脉证是不是发生变化。

[护治原则]　凭脉象，辨传变。

[施护措施]

①太阳病虽轻浅，但变化多端，应密切注意是否发生传变。

②应着重观察患者脉象变化，若脉象和缓，既无阳病经的身热、汗自出、不恶寒、反恶热、口渴等，又无少阳经的口苦、咽干、目眩等症，说明病仍在太阳，无传里，做好护理工作，使患者安静休息。饮食宜清淡易消化，可给予梨汁、藕汁、鲜芦汁等生津止渴。

③若患者出现脉象急促、胸闷、心悸、烦躁欲吐、不恶寒、反恶热、口渴等，说明病情发生变化，为传经，应及时报告医师，详细记录脉象及生命体征变化，必要时给予低流量氧气吸入或监护监测生命体征等各项护理措施。

六、太阳结胸证的病情观察

[原文]　问曰：病有结胸、有藏结①，其状何如？答曰：按之痛，寸脉浮，關脉沉，名曰结胸也。（128）

病發於陽，而反下之，熱入因作结胸；病發于陰，而反下之，因作痞②也。所以成结胸者，以下之太早故也。（131）

[词解]

①藏结（jié，音结）：证候名。藏亦作脏，指由脏气虚衰，阴寒凝结，气血阻滞而形成的病症。

②痞：证候名，指痞证，以心下痞塞不舒，按之柔软不痛为主要症状的一类病证。

[原文析义]

（128）条结胸与脏结在病位及症状上有相似之处，需要鉴别。结胸是由于寒邪或热邪与有形的痰水结于胸膈脘腹所致的病证，属实证，以胸膈脘腹的疼痛拒按为临床特点；脉象上寸浮、关沉相结合则是言明结胸证是由外来的邪气和体内的痰水相结而形成的病证，并不是结胸证的实际脉象。

（131）条结胸与痞证皆由误下所致。结胸从"病发于阳"误下而来，痞证从"病发于阴"误下而来；"所以成结胸者，以下之太早故也。"强调结胸发生之前，虽然可能有实邪在里，但决不可下之太早，下之太早，邪气乘机内陷，反而促进结胸的形成。

[护治原则]　辨结藏，论成因。

[施护措施]

①太阳病失治、误治，患者出现胸胁、脘腹部疼痛拒按，密切观察其病情变化，即疼痛的部位，疼痛的性质、程度，如患者疼痛难忍、脉浮者为正不胜邪，脉证不符，预后不良，应及时报告医师处理。

②服药后疼痛减轻，其脉有力，预后良好，保持病室安静、整洁，光线适宜，使患者得到充分休息。

七、太阳病脏结的病情观察

[原文]　何謂藏結？答曰：如結胸狀，飲食如故，時時下利，寸脈浮，關脈小細沉緊，名曰藏結。舌上白苔滑者，難治。（129）

藏結，無陽證，不往來寒熱（一云，寒而不熱），其人反靜，舌上苔滑者，不可攻也。（130）

病脅下素有痞，連在臍旁，痛引少腹，入陰筋①者，此名藏結，死。（167）

[词解]

陰（yīn，音阴）筋：指外生殖器。

[原文析义]

（129）条论述脏结的脉证与预后。什么是脏结？答：如结胸状，也见心下硬满疼痛，但饮食如故，时时下利，结胸寸脉浮、关脉沉，舌苔燥黄，脏结寸脉也浮，但浮而无力，关脉小细沉紧，舌苔白滑，为预后不良的难治病证。

（130）条补述脏结证的证候及治禁。脏结无阳证是说脏结不出现发热恶寒等太阳表证，也无渴饮、烦躁、面赤、脉数等在里的阳热盛的表现；不往来寒热，排除了少阳病；其人反静，进一步申明无烦躁等证候；舌上苔滑反映阳虚而寒湿不化，对于这种正虚邪实的病证，用温化寒湿、补益阳气之法或可多延时日，决不可单用攻下之法。

（167）条为辨脏结的危候。两胁素有可以触及的肿块痞积，其大小一直连到肚脐的旁边，胁下痞块疼痛向少腹部放散，并且疼痛拘挛牵引至外生殖器，使外生殖器挛缩。提示肝、脾、肾三脏阳气大衰，阴寒凝结，病势危重，预后不良，故仲景断为"死"证。

[护治原则]　仔细辨证，同中求异。

[施护措施]

①及时准确观察并记录患者的病情变化。

②脏结证的特点为饮食如故，时时下利。脏结证因脏气虚衰，邪气内结，故饮食稍有不慎或稍劳疲倦，则波及胃肠，影响水谷的腐熟而时时下利，因此应嘱

患者饮食有节，起居有常，不妄作劳。如有下利要观察其性质、排便量、形状、气味等，及时留样送检，报告医师。

③及时观察患者有无发热、心烦、口渴、汗出等阳热证候，如无以上症状，说明邪结在阴分，正气内虚，无力与邪相争，阴寒凝结，气血阻滞。应将患者安排在温暖向阳的病室内，室温以 20℃～26℃ 为宜。护理上应指导患者卧床休息，必要时给予中药热敷腹部，以温中散寒。

④胁下素有痞，连在脐旁，痛引少腹入阴筋者。说明脏结证病程较长，涉及肝、脾、肾三脏，病邪深入，脏气衰竭，病势危重，预后不良。脏结证如出现舌苔白滑、脉小细沉紧，本虚标实，故而难治，预后不良，应密切观察病情变化，出现异常应及时配合医师做好抢救工作。

第二节　生活起居护理

一、辨寒热真假的生活起居护理

[原文]　病人身大热，反欲得衣者，热在皮肤①，寒在骨髓②也；身大寒，反不欲近衣者，寒在皮肤，热在骨髓也。（11）

[词解]

①皮肤（fū，音肤）：言其浅表，指在外。

②骨髓：代表深层，指在里。

[原文析义]

（11）条从患者的喜恶，以辨真寒假热、真热假寒。患者身大热而反怕冷，想要穿衣者，这是阴寒之邪凝聚于内，虚阳浮越于外所致，其身大热，为热在皮肤，外有假热，欲近衣者为寒在骨髓，内有真寒，此为真寒假热证。若身大寒而反不怕冷，不欲衣被者，是邪热壅遏于内，阳气不能透达于外所致。其身大寒是寒在皮肤，外有假寒；不欲近衣是热在骨髓，内有真热。此为真热假寒证。

[护治原则]　真寒假热，治寒以热；真热假寒，治热以寒。

[施护措施]

（1）真寒假热证

①嘱患者卧床休息，保持室内温、湿度适宜，室温保持在 20℃～26℃，湿度保持在 50%～60%。

②密切观察生命体征变化，并详细记录。

③饮食应给予清淡温热性食物，以温中、补阳、散寒。如鸡汤、鲫鱼汤、糯米、花生、胡萝卜、红糖等。

④中药宜凉服。真寒假热用热药，应凉服，属"热药凉服""治寒以热药，

凉而行之"之法。

（2）真热假寒证

①嘱患者卧床休息，保持室内温、湿度适宜，通风凉爽，室温保持在 18℃ ~ 22℃，湿度保持在 50% ~ 60%。

②密切观察生命体征变化，并详细记录。

③饮食应给予清补寒凉性食物进行配膳，做到五味调和，如莲子、海带、冰糖及瓜果蔬菜等；高热患者宜加苦瓜、荸荠、芹菜等清凉之品。

④中药宜热服。真热假寒用寒药，应热服，属"寒药热服""治热以寒，温而行之"之法。

二、辨表里先后的生活起居护理

[原文]　本發汗，而復下之，此為逆也；若先發汗，治不為逆。本先下之，而反汗之，為逆；若先下之，治不為逆。（90）

[原文析义]

（90）条辨表里同病治有汗下先后之分。大凡外感病的审治，当先辨别表里。若是表证，当用汗法；若是阳明里实热证，当用清热泻实之法，这是单纯表证或里证的一般治法。若有表里同病者，应根据表里证候的轻重缓急，决定表里治疗的先后顺序。"本发汗而复下之"，是表里同病时，里证不急不重，当循先表后里的原则，即"当先发汗，治不为逆"。若反其道而行之，用先里后表的治法，则为逆治。"本先下之而反汗之"，是说表里同病时，若里证为急、为重，则当先救其里，用先里后表的原则，即所谓"若先下之，治不为逆"。

[护治原则]　辨表里同病，论汗下先后。

[施护措施]

若是表证，当用汗法，使邪从汗解。

①保持病室安静、整洁，空气流通，温、湿度适宜，温度宜保持在 22℃ ~ 24℃，湿度宜保持在 50% ~ 60%。

②观察生命体征及出汗特点，有汗、无汗、出汗时间、部位等，患者发热、头痛、脉象及服药后反应。

③注意四时天气变化，天暑地热之时，切忌坐卧湿地，汗出勿当风。

④中药宜浓煎，一剂分 3 次温服，并饮热水、热饮料等，以助药力。

⑤饮食应清淡易消化，禁忌生冷、辛辣、油腻、烟酒等，如大蒜、韭菜、动物乳类及其制品。

若是阳明里实热证，当用清热泻实之法，使邪从内消。

①药宜空腹温服，以邪去为度，中病即止。服药期间应暂禁食。

②密切观察生命体征及病情变化，注意排泄物的质、量、色、味等；若泻下

太过而致虚脱，立即报告医师，配合抢救。

三、辨虚证实证的生活起居护理

［原文］　發汗後惡寒者，虛故也。不惡寒，但熱者，實也，當和胃氣，與調胃承氣湯。（70）

下之後，復發汗，必振寒①，脉微細。所以然者，以内外俱虛②故也。（60）

［词解］

①振寒：畏寒怕冷而身体颤抖。

②内外俱虚：此指表里阳气俱虚。

［原文析义］

（70）条论述发汗后虚实不同的两种转归。"发汗后恶寒者，虚故也"，多见于素体阳虚之人，发汗太过，阳气损失，不能温养身体，故恶寒；"不恶寒，但热者，实也，当和胃气，与调胃承气汤。"是指发汗后热归阳明之腑，形成实证，因表证已罢，故不恶寒而仅见发热，证属胃实燥结，宜用调胃承气汤，使胃实得下，结热得消。

（60）条论述下后复汗阴阳两虚的脉证。下之后阴伤里虚，而复用发汗之法，则伤其阳而虚其表，至此则阴阳俱虚，脉微细，微主阳气虚衰，细主阴液不足。阳主温煦，阴主濡润，阳气虚，不能温煦肌表，阴液伤，不得濡养筋脉，故振颤而恶寒。

［护治原则］　辨虚实，调阴阳。

［施护措施］

（1）实证

①保持病室安静、整洁，空气流通，温、湿度适宜，光线宜偏暗。温度宜保持在18℃～22℃，湿度宜保持在50%～60%。

②指导患者调摄精神，保持情绪稳定，加强锻炼，增强体质。做到饮食有节、起居有常，不妄作为。

（2）虚证

①保持病室安静、整洁，空气流通，温、湿度适宜，宜居住向阳房间。温度宜保持在22℃～26℃，湿度宜保持在50%～60%。

②指导患者注意休息，起居有常，劳逸结合，注意防寒保暖，适当增减衣被，根据身体情况进行有氧运动。

四、辨标本缓急的生活起居护理

［原文］　傷寒，醫下之，續得下利，清穀①不止，身疼痛者，急當救裏；後身疼痛，清便自調②者，急當救表。救裏宜四逆湯，救表宜桂枝湯。（91）

病發熱頭痛，脉反沉，若不差，身體疼痛，當救其裏。四逆湯方。(92)

[词解]

①清穀（gǔ，音谷）：清，同圊，指厕所，此活用作动词。清谷，即泻下未消化的食物。

②清便自调：指大便已恢复正常。

[原文析义]

(91) 条辨伤寒误下后表里缓急的治法。伤寒表证，误下之后，不仅脾阳衰惫，运化无权，而且累及下焦肾中真阳，即"续得下利，清谷不止"，此时虽有身疼痛的表证，也无暇顾及，须急救其里，用四逆汤回阳救逆。服药后如大便恢复正常，是里阳已复，若身疼痛仍在，为表证未罢，又当急予桂枝汤，调和营卫，以和其表。

(92) 条辨表里同病，治用先里后表法。以头痛发热为病，脉不浮反沉，可知本证是太阳与少阴两感证之表里同病，可斟酌选用温阳发表之方，若服之不效，则是里虚之证重且急，此时虽有身疼痛等表证，也当先救其里，用四逆汤，以温里壮阳，固其根本。

[护治原则]　急则护其标，缓则护其本。

[施护措施]

①伤寒，医下之，续得下利，清谷不止，身疼痛者，急当救里；其意是当先救其里，用四逆汤，以温里壮阳，固其根本。护理上应密切观察神志及生命体征变化。

②若患者服药后出现呕吐拒药，可将药液置凉后服用，或少量多次频服。中病手足温暖即止，不可久服。

③后身疼痛，清便自调者，急当救表。救表宜桂枝汤。护理上：应指导患者药汁"适寒温"而服，服药后立即"啜热稀粥"，既可益胃气鼓邪外解，又可借谷气助药力。服药后"温覆"，即加盖衣被，目的在于协助出汗，增强疗效，且可避免复感风邪，但出汗的程度"以遍身漐漐微似有汗"为度，不能令其汗出"如水流漓"，过汗则伤阴损阳，变证丛生。汗出后腠理疏松，宜用干毛巾擦拭，不宜用水冲洗。饮食应以富于营养、易于消化的流质或半流质为主，适当吃些青菜、水果。如大枣糯米粥、大枣小麦茶等。对表虚汗证患者除采取以上护理措施外，还应注意卧床休息，避免精神紧张，病室通气而无风对流，温度、湿度适宜；勤换衣服、床单，保持皮肤卫生；观察记录出汗的时间、量、气味、黏度、凉热，以及血压、体温、脉搏、面色、皮肤温度的变化。若患者出现面色苍白、肢冷、脉微、汗出如油、烦躁不安等症状，属脱证先兆，应立即给予吸氧保暖，艾灸百会穴、涌泉穴，并马上报告医师。

第三节　情志护理

一、火逆证的情志护理

[原文]　太陽病中風，以火刼發汗，邪風被火熱，血氣流溢，失其常度。兩陽①相熏灼，其身發黃。陽盛則欲衄，陰虛小便難。陰陽俱虛竭，身體則枯燥，但頭汗出，劑頸而還，腹滿微喘，口乾咽爛，或不大便，久則讝語，甚者至噦，手足躁擾，捻衣摸床②。小便利者，其人可治。(111)

太陽病，以火熏之，不得汗，其人必躁，到經不解，必清血③，名為火邪④。(114)

[词解]

①兩（liǎng，音兩）陽（yáng，音阳）：此指风邪与火法均属阳，故称两阳。

②捻衣摸床：患者神识不清时，两手不自主地捻弄衣被或抚摸床边。

③清血：大便出血。

④火邪："因火成邪"义，指太阳病误用火熏疗法而致的血热变证，属"火逆"。

[原文析义]

(111)条论述太阳中风误以火劫发汗的变证及预后。太阳中风，当以桂枝汤解肌发汗，而今误用火法取汗，则不仅风邪不能解，反加火邪为害，必伤其血气，而使变证丛生。风为阳邪，火亦属阳，风火相煽，"即两阳相熏灼"，若火毒内攻，伤及肝胆，疏泄太过，胆汁横溢，溶及血液，则身体发黄。火热上蒸，灼伤阳络则欲衄，火热下劫，阴液匮乏则小便难。火劫发汗，既能伤津，又会耗气，气血阴阳俱虚竭，肌肤失于濡养，而见身体枯燥不荣。阳热蒸迫，津液外泄，本当周身汗出，今火劫津伤，不能全身出汗，故但头汗出，齐颈而还。火热上灼，口干咽烂，燥热内结，腑气不通，肺气不降，则腹满微喘，大便干结不下。久而不愈，热盛扰心，则生谵语。甚者胃津大伤，胃气败绝而为呃逆，更见手足躁扰，捻衣摸床，神志模糊。若小便通利，说明阴津尚未尽亡，生机尚在。

(114)条论述太阳病误以火劫发生便血的变证。太阳病，当发汗解表，若医误以火熏，不仅不得汗解，反而导致阳郁更甚，火热之邪内攻，心神被扰，其人必躁。七日是太阳到经之日，当此之时正气来复，其病当愈，若到经不解，说明阳郁太甚，热不从汗出，必下陷于阴，而迫血妄行，势必发生便血。本证因火为邪，故名"火邪"。

[护治原则]　发汗解表，安神定志。

[施护措施]

①保持病室安静、整洁，空气流通，光线宜偏暗。温度宜保持在 18℃ ~ 22℃，湿度宜保持在 50%~60%。

②对于火逆变证出现时，应关心体贴安慰患者，消除其紧张恐惧心理，做好解释和疏导工作，告诉患者紧张恐惧情绪会使人体气机紊乱，脏腑气血功能失调，易出变证，使其积极配合治疗与护理。

③火热之邪内攻，心神被扰，患者出现手足躁扰、捻衣摸床、神志模糊时，除加强情志护理外，应重点做好安全护理工作，防止出现意外事件。

④密切观察病情变化，记录大小便次数，观察其颜色、性质、排便量、形状、气味等，及时留样送检，报告医师。

二、结胸证的情志护理

[原文]　　結胸證，其脉浮大者，不可下，下之則死。（132）

結胸證悉具，煩躁者亦死。（133）

[原文析义]

（132）条论述结胸证脉浮大禁用攻下。结胸证，邪结于里，脉沉紧是主脉，出现脉浮大，是因为邪实而正虚，正不胜邪，如果使用攻逐之剂，必定导致正气虚脱，而有生命之忧，故曰"下之则死"。

（133）条辨结胸证的预后。结胸证悉具，是指心下痛，按之石硬，或从心下至少腹硬满而痛不可近，脉沉实等结胸证的主症俱备，此时又伴见烦躁者，预后凶险，故曰"死"。

[护治原则]　　扶正祛邪，调畅情志。

[施护措施]

①患者罹病已久，正气耗伤，忧心忡忡，护理人员要掌握患者的思想状态，按"顺情从欲法"进行情志护理，使其消除紧张恐惧心理，心情舒畅，心肝之气得以舒畅条达，病情方可缓解。

②下利不止，胃肠虚衰者，可给流质或半流质饮食，宜少量多餐，切忌暴饮暴食。保持七情调和。

第四节　饮食护理

一、胃阳受伤致吐的饮食护理

[原文]　　太陽病，當惡寒發熱，今自汗出，反不惡寒發熱，關上脉細數者，以醫吐之過①也。一二日吐之者，腹中飢，口不能食；三四日吐之者，不喜

糜粥，欲食冷食，朝食暮吐。以醫吐之所致也，此為小逆②。（120）

病人脉數，數為熱，當消穀引食③，而反吐者，此以發汗，令陽氣微，膈氣④虛，脉乃數也。數為客熱⑤，不能消穀，以胃中虛冷，故吐也。（122）

［詞解］

①過（guò，音过）：过失，错误，即误治的过错。

②小逆：指误治所引起的比较轻的变证。

③消穀（gǔ，音谷）引食：消谷，消化谷物；引食，能食、求食。消谷引食，即易饥而多食的意思。

④膈氣（qì，音气）：指膈间阳气。

⑤客熱（rè，音热）：邪热，此处作假热解。

［原文析义］

（120）条论述太阳病误治致脾胃气虚的变证。恶寒发热是太阳表证的主要临床表现，今患者不恶寒发热，关上脉细数，是表解而里未和，是因为误吐后脾胃受伤。若得病一二日而误用吐法，病情轻浅，正气不虚，虽误吐而脾胃损伤较轻，吐后为胃中空虚，故腹中饥，因胃虚运化失职，则虽饥但不能食。若得病三四日，病情相对深重，误吐后对正气损伤也较为严重，胃气大伤，胃中虚冷，出现不喜糜粥，欲食冷食，朝食暮吐。以上变证，均由太阳病误吐而成，然误吐之后，太阳表邪已解，只是脾胃之气受损，且不甚严重，因此称之为小逆。

（122）条论述汗后致胃寒吐逆而见假热之证。患者脉数，数为热，若胃中有热，本应消谷易饥而多食，今反见呕吐，这是由于发汗不当致胃阳受伤，胸膈阳气亦虚的缘故。胃阳衰微，中焦失于和降，故见呕吐。胃中虚寒，虚阳躁动，则见脉数。

［护治原则］ 辨寒热真假，调脾胃之气。

［施护措施］

①首先给予精神安慰，消除患者紧张心理。

②及时清除呕吐物，保持病室清洁，以免引起再次呕吐。可给予生姜红糖水代茶饮，以温中降逆止呕。

③太阳病误吐后脾胃受伤，胃寒吐逆而见假热之证。饮食应给予清淡温热性食物，宜少量多餐，如鸡汤、鲫鱼汤、糯米、花生、胡萝卜、红糖等，忌葱、烟、酒等刺激之品。中药汤剂应温凉服。

④注意饮食卫生，切忌暴饮暴食，做好生活起居护理。

二、血家、汗家的饮食护理

［原文］ 亡血家①，不可發汗，發汗則寒栗而振②。（87）

汗家③，重發汗，必恍惚心亂④，小便已陰疼⑤，與禹餘糧丸。（88）

[词解]

①亡血家：亡，乃丢失之意。指平素因各种原因引起失血的患者。

②寒栗而振：寒战。

③汗家：平素容易出汗的患者。

④恍惚心亂（luàn，音乱）：神识恍惚，心乱不能自主。

⑤陰（yīn，音阴）疼：尿道中疼痛。

[原文析义]

（87）条论述亡血者气血虚弱，禁用发汗。素有慢性失血证的患者多为气血虚弱者，不可使用辛温发汗，发汗会导致阴阳气血更虚，使筋脉失濡，阳气损伤，肌肤失温，出现寒战不止。

（88）条论述平素多汗，禁用发汗。平素多汗之人，提示阴阳气血不足，若再用发汗的方法，可致阴阳两虚，心失所养，故恍惚而心乱。汗家重发汗，阴津受伤，阴中涩滞，故小便后尿道有疼痛的感觉，治用禹余粮丸。

[护治原则]　滋阴健脾，益气补血。

[施护措施]

①由于亡血，气随血亡而衰乏，必气血两亏，若强发汗，则阴气不足，阳气更微。护理上应指导患者卧床休息，保持病室安静、整洁，空气流通。温度宜保持在20℃~24℃，湿度宜保持在50%~60%。

②平素容易出汗的患者，若再用发汗的方法，阴津受伤，阴中涩滞，应让患者安静休息，多饮水及果汁。

③素体中虚有寒的患者，中阳不足，如反发其汗，则损阳气，胃中虚冷更甚。护理上适时给患者加衣覆被，注意腹部保暖，必要时给予热水袋热敷腹部，或者中药热敷腹部，以温中散寒。

④呕血患者应暂禁食，待出血停止三日后或大便颜色转为褐色或黄色后，给予清淡易消化、补中益气、滋阴健脾类流质饮食，少量多次顿服。如小米粥、桂圆大枣山药粥等。

三、蓄水证的饮食护理

[原文]　本以下之，故心下痞，與瀉心湯。痞不解，其人渴而口燥煩，小便不利者，五苓散主之。一方云，忍之一日乃愈①。（156）

太陽病，小便利者，以飲水多，必心下悸；小便少者，必苦裏急②也。（127）

[词解]

①一方云，忍之一日乃愈：《注解伤寒论》无此语。

②裏（lǐ，音里）急：指小腹部有硬满而急胀不舒的感觉。

［原文析义］

（156）条论述水气内停而致心下痞的证治。本证因误下而致邪气入里，形成心下痞，因证而施以泻心汤。本为正治之法，理当有效，但服药后痞不解，而见小便不利、口渴而躁烦之症，治疗当以五苓散化气行水，使小便通，气化行，则痞自消。

（127）条以小便利与不利，辨水停中焦与水蓄下焦。在外感病过程中，若患者饮水过多，可发生水停之证。如果膀胱气化功能好，小便通利，而脾胃运化水液功能失常，饮水过多会出现心下胃脘部悸动不宁，证属中焦停水；若膀胱气化功能差，小便量少，易致下焦蓄水，出现小腹部硬满、急胀不舒的感觉。

［护治原则］　　通阳化气，渗湿利水。

［施护措施］

①护理上应指导患者卧床休息，保持病室安静、整洁，空气流通。温度宜保持在20℃～24℃，湿度宜保持在50%～60%。保持床铺整洁、干燥，做好皮肤护理。

②适当控制饮水量。按病情选用清淡易消化、低盐饮食，多食蔬菜、水果，如冬瓜、西瓜等利水消肿之品，忌食生冷、油腻、硬固、肥甘、辛辣等助火之品。

③注意精神、饮食、生活的调节，顺应四时气候变化，调节身体内外环境，达到阴阳平衡，协调一致。

四、蓄血证的饮食护理

［原文］　　太陽病不解，熱結膀胱[①]，其人如狂[②]，血自下，下者愈。其外不解者，尚未可攻，當先解其外；外解已，但少腹急結[③]者，乃可攻之，宜桃核承氣湯。（106）

桃核承氣湯方

桃仁五十箇（去皮尖）　大黃四兩　桂枝二兩（去皮）　甘草二兩（炙）　芒消二兩

上五味，以水七升，煮取二升半，去滓，内芒消，更上火，微沸下火，先食[④]溫服五合，日三服，當微利。

［词解］

①熱（rè，音热）結膀胱：膀胱指下焦部位，包括膀胱、小肠、胞宫等。热结膀胱，为邪热与瘀血结于下焦部位。

②如狂：指神志异常而不甚，似狂非狂之状，也可解释为如发狂似的心神不宁。

③少腹急結（jié，音结）：指下腹部拘急硬痛。

④先食：指饭前空腹之时。

[原文析义]

（106）条论述太阳蓄血轻证的证治。发热、恶寒、头痛等太阳表证还没有解除，邪气不能从外解而化热入里，与血结于下焦。因热在血分，扰乱心神，出现躁动不安，如狂非狂的症状。由于血热初结，病证尚浅，所以有瘀血自下，邪热随瘀而去，病证自愈。表证未解者，先行解表，待表证解而蓄血证不除，出现少腹急结者，再予治里，可用桃核承气汤。

[护治原则]　活血化瘀，清热凉血。

[施护措施]

①护理上应指导患者卧床休息，保持病室安静、整洁，空气流通。温度宜保持在 20℃～24℃，湿度宜保持在 50%～60%，避免强光刺激。

②观察患者排尿次数、尿量、尿色等情况。出现腰腹绞痛或血自下较多，引起虚脱危象、神志异常时，及时报告医师，配合处理。

③嘱患者多饮水。食物应选用清淡易消化饮食，多食蔬菜、水果等清热凉血之品，忌食生冷、油腻、肥甘、辛辣等助火食物。

第五节　服药护理

一、太阳病本证

（一）中风表虚证

1. 桂枝汤的服药护理

[原文]　太阳中風，陽浮而陰弱①，陽浮者，熱自發，陰弱者，汗自出。嗇嗇②惡寒，淅淅③惡風，翕翕發熱④，鼻鳴乾嘔者，桂枝湯主之。（12）

桂枝湯方

桂枝三兩（去皮）　芍藥三兩　甘草二兩（炙）　生薑三兩（切）　大棗十二枚（擘）

上五味，㕮咀⑤三味，以水七升，微火煮取三升，去滓，適寒溫，服一升。服已須臾，啜⑥熱稀粥一升餘，以助藥力。溫覆令一時許，遍身漐漐⑦微似有汗者益佳，不可令如水流漓，病必不除。若一服汗出病差，停後服，不必盡劑。若不汗，更服依前法。又不汗，後服小促其間。半日許，令三服盡。若病重者，一日一夜服，周時觀之。服一劑盡，病證猶在者，更作服。若汗不出，乃服至二三劑。禁生冷、黏滑、肉麵、五辛⑧、酒酪⑨、臭惡⑩等物。

太陽病，頭痛，發熱，汗出，惡風，桂枝湯主之。（13）

太陽病，下之後，其氣上衝⑪者，可與桂枝湯，方用前法⑫。若不上衝者，不得與之。（15）

太陽病，外證⑬未解，脉浮弱者，當以汗解，宜桂枝湯。（42）

太陽病，先發汗不解，而復下之，脉浮者不愈。浮為在外^⑭，而反下之，故令不愈。今脉浮，故在外，當須解外則愈，宜桂枝湯。（45）

傷寒發汗已解，半日許復煩，脉浮數者，可更發汗，宜桂枝湯。（57）

太陽病，發熱汗出者，此為榮弱衛强，故使汗出，欲救邪風^⑮者，宜桂枝湯。（95）

[词解]

①陽（yáng，音阳）浮而陰（yīn，音阴）弱：一指营卫：卫气浮盛，故称阳浮；营阴不足，故称阴弱。一指脉象：轻按则浮，故称阳浮；重按见弱，故称营弱。

②嗇嗇（sè，音色）：畏怯貌，形容畏缩怕冷之状。

③淅淅（xī，音息）：冷水洒身，不禁其寒之状，形容怕风。

④翕翕（xí，音稀）发热：和顺之意。翕翕发热，形容发热轻浅、温和。

⑤咬咀（fǔ jǔ，音府举）：古代制剂法，将药用口咬细。在此指将药物碎成小块。

⑥啜：原意为尝、饮、喝。

⑦漐漐（zhé，音折）：小雨不辍也。形容微汗，皮肤潮润。

⑧五辛：据《本草纲目》为大蒜、小蒜、韭、胡荽、芸苔。

⑨酪：动物乳类及其制品。

⑩臭恶（è，音恶）：指有特殊气味或不良气味的食品。

⑪其氣（qì，音气）上衝（chōng，音冲）：这里的气有两种理解：一是指患者的自觉症状，"气上冲"即患者自觉胸中有气上逆；一是指太阳经气，"气上冲"即太阳经气上冲，与邪相争。总为表证仍在之意。

⑫方用前法：指桂枝汤下的煎服法。

⑬外證（zhèng，音证）：即表证，指发热、恶风寒等表证的表现。

⑭浮為（weí，音为）在外：从脉浮判断病证仍然属表。

⑮欲救邪風（fēng，音风）：救，在此为解除、治疗之意。邪风，即风邪。欲救邪风，指治疗风邪引起的太阳病。

[原文析义]

（12）条论述太阳中风证的病机及证治。太阳中风，脉象轻取见浮，沉取见弱。卫阳浮盛，故见发热；风性开泄，卫阳失固，营阴外泄，故见汗出。卫气为风寒所伤，失其"温分肉"之职，加之汗出而肌腠疏松，出现恶风、恶寒。肺合皮毛，其气通于鼻，外邪犯表，肺窍不利，所以出现鼻塞而呼吸不畅，以致鼻鸣；风邪袭表，正气抗邪于表而不能顾护于里，导致里气升降失常，胃气上逆出现干呕。其治法为解肌祛风，调和营卫，可施用桂枝汤。

（13）条进一步论述桂枝汤的证候，直述桂枝汤的四个主症即"头痛、发热、汗出、恶风"，可用桂枝汤治之。

（15）条太阳病本当汗解，但医者失察，误用攻下，患者自觉有气上逆，说明太阳经气仍有向上、向外抗邪之力，故仍当解表，宜桂枝汤轻汗除邪；相反，若误下后，正气受挫较重，无力抗邪，太阳表邪内陷，变证已成，不能再用发汗解表之法，桂枝汤不得用之。

（42）条太阳表证仍在，即有发热、恶风寒等症状，无论其有汗、无汗，均宜用桂枝汤。

（45）条论述太阳病误治后表证不解，当以桂枝汤解之。太阳病汗、下后表证不解，只要表证仍在，仍应从表而解，但用过汗、下之法，正气已经受挫，此时解表，选桂枝汤为宜，既可解表邪，又可护正气。

（57）条指出太阳伤寒发汗后，余邪未尽，仍宜汗解。太阳伤寒用麻黄汤发汗后，若脉静身和，为邪已解，病情向愈，但经过半天左右，患者又"复烦"，为余邪在表未尽，治疗可再用发汗之法，宜桂枝汤解肌祛风，调和营卫。

（95）条重点论述太阳中风的病因、病机及治疗。太阳中风证的主症是发热汗出，基本病机是营弱卫强。由于太阳中风证是因风邪偏胜，营卫失和所致，当用桂枝汤调和营卫。

［辨证提要］

病机：外邪袭表，卫阳不固，营阴外泄。

辨证要点：汗出，发热，恶风，头项强痛，脉浮缓。

［护治原则］　解肌祛风，调和营卫。

［施护措施］

①观察生命体征及汗出特点，有无汗、出汗时间、部位、有无恶风寒表现，以及患者发热、头痛、脉象及服药后反应。

②保持病室安静、整洁，空气流通，患者忌汗出当风。温、湿度适宜，温度宜保持在22℃~24℃，湿度宜保持在50%~60%。

③煎服法：将桂枝、芍药、甘草3味药捣碎，生姜切片，大枣掰开，加水1400毫升，煎取600毫升，分三次温服。

④服药后护理

药后啜粥：服药后片刻，喝热粥，借谷气以补津液充汗源，借热力以鼓舞胃阳，进而振奋卫气，使汗出表和，祛邪而不伤正，此法非常重要，若不喝热粥，则效果欠佳。

温覆微汗：温覆能助胃阳，有利于药效发挥，但不能覆盖太多、太久，以免出汗过多，损伤正气，病反不得外解。其法总以取遍身漐漐微似有汗为佳，切不可如水流漓，以免伤阳损阴，损伤正气，生变故。如水流漓，过汗伤津者，应及时报告医师，配合处理。

获效停药：一剂药分三次服，刚刚服药一次，得微汗而病愈，即应停药，不必尽剂，以免过剂伤正。

未效守方继服：服完一次药后，啜粥、覆被保温两小时不出汗者，可再服，并缩短服药时间，半天左右将一剂药三次服完。若仍不出汗者，可服至二三剂，病重患者要连续给药，24 小时观察，昼夜服药者，加强观察和护理。

药后忌口：服药期间，禁忌生冷、黏滑等不易消化或有刺激性食物，以免损伤胃气。

2. 桂枝汤兼证的服药护理

（1）桂枝汤加葛根汤证的服药护理

[原文]　太阳病，项背强几几①，反汗出恶風②者，桂枝加葛根汤主之。（14）

桂枝加葛根湯方

葛根四兩　麻黃三兩（去節）　芍藥二兩　生薑三兩（切）　甘草二兩（炙）　大棗十二枚（擘）　桂枝二兩（去皮）

上七味，以水一斗，先煮麻黃、葛根，減二升，去上沫，内③諸藥，煮取三升，去滓。溫服一升，覆取微似汗，不須歠粥，餘如桂枝法將息④及禁忌。

臣億等謹按：仲景本論，太陽中風自汗用桂枝，傷寒無汗用麻黃，今證云汗出惡風，而方中有麻黃，恐非本意也。第三卷有葛根湯證，云無汗、惡風，正與此方同，是合用麻黃也。此云桂枝加葛根湯，恐是桂枝中但加葛根耳。

[词解]

①项背强几几（jǐn jǐn，音紧紧）：几几，南阳地区方言，有拘紧、固缩之意。亦有读作殊（shū，音书）者。项背强几几，形容项背拘紧不适，转动俯仰不利之状。

②反汗出恶（wù，音悟）風（fēng，音风）：反，反而。太阳病项背强几几，多无汗恶风，今见汗出，故曰"反"。

③内：音义均同纳，"加入"之意。

④將（jiāng，音将）息：调理休息，即服药后护理之法。

[原文析义]

（14）条论述太阳中风并太阳经输不利的证治。太阳病本身有头项强痛，今不但项强，而且连及背部，出现拘紧不柔和，俯仰不能自如感。其病机应是风寒客于经脉，经气不畅，气血不利，以致在经脉循行部位出现肌肉、筋脉拘急疼挛。因寒主收引，寒邪伤人，当见无汗，本证却见"汗出"，所以用"反"字。由汗出恶风，可以知道本证属风邪在经，经气不利，所以治以桂枝加葛根汤，解肌祛风，调和营卫兼以升津液，舒经脉。

[辨证提要]

病机：风寒外束，营卫不和，经输不利，筋脉失养。

辨证要点：发热，汗出，恶风，项背拘紧固缩、转动不灵。

[护治原则]　解肌祛风，调和营卫，升津舒经。

[施护措施]

①观察患者生命体征、汗出、恶风、项背拘急、俯仰不能自如等情况，以及脉象及服药后反应。

②保持病室安静、整洁，空气流通，患者忌汗出当风。温、湿度适宜，温度宜保持在 22℃～24℃，湿度宜保持在 50%～60%。

③煎服法。药七味，先取麻黄、葛根，加水至 2000 毫升，煎至 1500 毫升时去沫，加入其他诸药，煮汁约 600 毫升，温服 200 毫升，日 3 次。

④服后无需啜稀粥，应卧床休息，加盖衣被，使遍身微汗出，使邪从汗解而不伤正。服药后若出现大汗，如水流漓，过汗伤津者，及时报告医师，配合处理。

⑤项背强痛较甚者可进行穴位按摩，以减轻疼痛。

（2）桂枝加厚朴杏子汤证的服药护理

[原文]　太陽病，下之微喘者，表未解故也，桂枝加厚朴杏子湯主之。（43）

桂枝加厚朴杏子湯方

桂枝三兩（去皮）　甘草二兩（炙）　生薑三兩（切）　芍藥三兩　大棗十二枚（擘）
厚朴二兩（炙，去皮）　杏仁五十枚（去皮尖）

上七味，以水七升，微火煮取三升，去滓，温服一升，覆取微似汗。

喘家[①]，作桂枝湯，加厚朴、杏子佳。（18）

[词解]

喘家：指素患喘疾的人。

[原文析义]

（43）条论述太阳病下后表不解兼喘的证治。太阳病误用下法，表邪内入，使肺气不利，进而上逆以致微喘。虽经误下，但表邪并没有全部内陷，发热、恶寒之症仍然存在，治疗当以解表为主，兼以平喘，用桂枝加厚朴杏子汤治疗。

（18）条论述外感风寒引发宿痰喘息的证治。素喘患者，新感中风，出现头痛发热、汗出恶风、脉浮缓等，治用桂枝汤解肌祛风，以治新感，加厚朴、杏仁兼以降气平喘，新感、宿疾兼顾，较单纯用桂枝汤为好，故曰"加厚朴、杏子佳"。

[辨证提要]

病机：风寒在表，营卫不和，肺气上逆。

辨证要点：恶风头痛，咳喘气逆。

[护治原则]　解肌祛风，降气平喘。

[施护措施]

①密切观察患者喘息、发热、恶风、汗出、头痛、脉象浮缓等临床表现。观

察喘息发作的时间、特点及咳痰难易、痰色、痰量、体温等情况。若出现咳喘持续发作、汗出肢冷、面青唇紫、烦躁不安等症状时，立即报告医师，配合处理。

②保持病室安静、整洁，空气流通，温、湿度适宜，患者忌汗出当风。温度宜保持在22℃~24℃，湿度宜保持在50%~60%。

③饮食宜清淡、富有营养，不宜过饱、过甜、过咸，忌生冷、辛辣、荤腥发物、烟酒等食物。喘憋多汗者，嘱其多饮水。

④煎服法。药七味，加水至1500毫升，微火煮汁约600毫升，温服200毫升，日三次。

⑤服药后应卧床休息，加盖衣被，使遍身微汗出，使邪从汗解而不伤正。勿当风着凉。咳喘发作有规律者，可在发作前1~2小时服药以缓解症状，服药后观察其效果和反应。

（3）桂枝加附子汤证的服药护理

［原文］ 太陽病，發汗，遂漏不止①，其人惡風，小便難②，四肢微急③，難以屈伸者，桂枝加附子湯主之。（20）

桂枝加附子湯方

桂枝三兩（去皮） 芍藥三兩 甘草三兩（炙） 生薑三兩（切） 大棗十二枚（擘）
附子一枚（炮，去皮，破八片）

上六味，以水七升，煮取三升，去滓，溫服一升。本云，桂枝湯今加附子。將息如前法。

［词解］

①遂漏不止：遂，因而，于是。漏，渗泄不止。全句是指不间断地小量汗出。

②小便難（nán，音难）：小便量少而且不畅。

③微急：轻度拘急。

［原文析义］

（20）条论述太阳病发汗太过，致阳虚漏汗的证治。太阳病，汗不得法，导致汗出淋漓不止，恶风较前为重，尿少，四肢拘急，活动不灵活，治用桂枝加附子汤解肌祛风，温经助阳，固阳以摄阴。

［辨证提要］

病机：因表证未除，阳气虚弱，阴亦不足。

辨证要点：恶风发热，头痛，汗漏不止，四肢拘急不适，小便不利等。

［护治原则］ 扶阳解表。

［施护措施］

①临床患者见漏汗不止，恶风，小便困难，四肢轻度拘急及屈伸不利。如出现关节疼痛、四肢屈伸不利时，应卧床休息，待病情缓解后再适当下床活动。

②病室向阳、安静、整洁，空气流通，温、湿度适宜，温度宜保持在 22℃ ~ 24℃，湿度宜保持在 50% ~ 60%。

③患者发汗太过，阳气受损，汗漏不止而导致小便少而不畅时，应鼓励患者多饮水，饮食注意加强营养，保证水分和钠盐的摄入。

④煎服法。药六味，加水 1400 毫升，浓煎至 600 毫升，每次温服 200 毫升，日 3 次。

⑤服后应卧床休息，加盖衣被，汗出过多时应用干毛巾及时擦干，勿当风着凉。服药后观察其效果和反应。药后禁忌：服药时"禁生冷、黏滑、肉面、五辛、酒酪、臭恶等物"，以防止恋邪伤正。

（4）桂枝去芍药汤证的服药护理

［原文］　太陽病，下之後，脉促①胸满者，桂枝去芍藥湯主之。（21）

桂枝去芍藥湯方

桂枝三兩（去皮）　甘草二兩（炙）　生薑三兩（切）　大棗十二枚（擘）

上四味，以水七升，煮取三升，去滓，温服一升。本云，桂枝湯今去芍藥。將息如前法。

［词解］

脉促：脉象急促有力，或急中一止，止无定数。

［原文析义］

（21）条论述太阳病误下致胸阳不振的证治。太阳病误用下法后出现脉促胸满的症状。胸满是心胸阳气不振，治用桂枝去芍药汤温振心胸阳气，驱邪达表。

［辨证提要］

病机：胸阳不振，表邪未解。

辨证要点：胸满，脉促，恶风寒，发热，汗出或不汗出等。

［护治原则］　解肌祛风，宣通阳气。

［施护措施］

①观察患者胸闷、心率、心律、血压、呼吸、神色、汗出等情况。

②病室安静、向阳、整洁，空气流通，温、湿度适宜，温度宜保持在 22℃ ~ 24℃，湿度宜保持在 50% ~ 60%。

③煎服法。药四味，浓煎至 600 毫升，分三次温服。心阳不振者宜热服。

④服药后根据患者症状：若一服汗出病解，则不必尽剂；若一服无汗出，令三服尽，观察汗出及病情缓解情况。服药后要保暖，忌吹冷风。

⑤出现脉促、心前区满闷不适时，报告医师，及时处理。

（5）桂枝去芍药加附子汤证的服药护理

［原文］　若微寒①者，桂枝去芍藥加附子湯主之。（22）

桂枝去芍藥加附子湯方

桂枝三兩（去皮）　甘草二兩（炙）　生薑三兩（切）　大棗十二枚（擘）　附子一枚

（炮，去皮，破八片）

上五味，以水七升，煮取三升，去滓，温服一升。本云，桂枝汤今去芍药加附子。将息如前法。

［词解］

微寒：此处应为脉微恶寒。

［原文析义］

（22）条论述太阳病误下致胸阳损伤的证治。太阳病误用下法后出现胸满，兼见脉微而恶寒，提示不仅心胸阳气不振，又兼有肾阳虚损，治用桂枝去芍药加附子汤温振心胸阳气，兼以温补肾阳。

［辨证提要］

病机：表邪不解，胸阳损伤。

辨证要点：恶寒，胸满，脉微。

［护治原则］　解肌祛风，温经复阳。

［施护措施］

①观察生命体征、胸闷、神色、脉象、寒热等情况。

②保持病室安静整洁、向阳，空气流通，温、湿度适宜，温度宜保持在22℃~26℃，湿度宜保持在50%~60%。

③饮食应给予清淡易消化、富含营养、温补类食物。如羊肉、龙眼肉、花生、胡萝卜等，以温中、补阳、散寒。

④煎服法。药五味，加水1400毫升，浓煎至600毫升，分三次温服。

⑤服药后观察其效果和反应。指导患者卧床休息，加盖衣被。

（二）伤寒表实证

1. 麻黄汤的服药护理

［原文］　太陽病，頭痛發熱，身疼腰痛，骨節疼痛，惡風無汗而喘者，麻黃湯主之。（35）

麻黄汤方

麻黃三兩（去節）　桂枝二兩（去皮）　甘草一兩（炙）　杏仁七十箇（去皮尖）

上四味，以水九升，先煮麻黃，減二升，去上沫，內諸藥，煮取二升半，去滓，溫服八合。覆取微似汗，不須歠粥，餘如桂枝法將息。

太陽與陽明合病，喘而胸滿者，不可下，宜麻黃湯。（36）

太陽病，十日以去，脉浮細而嗜卧①者，外已解也。設胸滿脇痛者，與小柴胡湯。脉但浮者，與麻黃湯。（37）

太陽病，脉浮緊，無汗，發熱，身疼痛，八九日不解，表證仍在，此當發其汗。服藥已微除，其人發煩目瞑②，劇者必衄③，衄乃解。所以然者，陽氣重④故也。麻黃湯主之。（46）

太陽病，脉浮緊，發熱，身無汗，自衄者，愈。（47）

傷寒脉浮緊，不發汗，因致衄者，麻黄湯主之。（55）

脉浮者，病在表，可發汗，宜麻黄湯。（51）

脉浮而數者，可發汗，宜麻黄湯。（52）

［词解］

①嗜卧：嗜，喜好之意。嗜卧，指患者精神倦怠而喜安静休养。

②目瞑（míng，音明）：指闭目懒睁，有畏光感。

③衄：此指鼻出血。

④陽（yáng，音阳）氣（qì，音气）重：此处指阳气郁遏较重。

［原文析义］

（35）条论述太阳伤寒的证治。太阳病出现"头痛、发热、身疼腰痛、骨节疼痛、恶风、无汗、喘"的症状，治用麻黄汤发汗散寒，宣肺平喘。上述 8 大症状称为"麻黄八症"或"伤寒八症"。

（36）条论述太阳阳明合病、喘而胸满的证治。太阳与阳明两经同时发病，出现"喘而胸满"，又言"不可下"，说明病证以太阳伤寒为主，阳明病次之，主用麻黄汤以发汗解表。

（37）条论述太阳伤寒表实证迁延多日以后，可能会出现三种结果：一是脉由浮紧而变为浮细，由发热烦躁变为热退静卧，这是病证将要痊愈的征象；二是出现了"胸满胁痛"，是邪气传入少阳经的表现，当用小柴胡汤和解少阳；三是脉象没有发生任何变化，依然只是浮紧，就仍用麻黄汤治疗。

（46）条论述太阳伤寒日久的证治及服麻黄汤后可能出现的反应。太阳伤寒表实证虽经八九日之久，但脉浮紧、无汗、发热、身疼痛等表证仍在，仍属太阳伤寒表实证，可予麻黄汤发汗解表。服用麻黄汤后表证稍减而未愈，同时出现发烦、目瞑甚至衄血，是由于表闭阳郁，服麻黄汤，药虽中病，却只能稍挫病势，随后正邪相争更为激烈，患者出现心烦、头晕、闭目不敢睁眼，进而出现鼻衄，诸证就可以随衄血而解。之所以出现这样的情况，是因为太阳伤寒表实证邪郁日久，阳气郁遏太严重的缘故。

（47）条论述太阳伤寒表实证可自衄作解。太阳伤寒，由于表邪外束，若不得汗解，邪无出路，损伤阳络而致衄，由于血汗同源，衄后邪随汗出而解，故有衄后自愈的机转。

（55）条论述太阳伤寒表实证，当汗而失汗致衄，仍需汗解。太阳伤寒表实证，当汗而失汗，则表邪闭郁，邪无出路，虽然出现衄解的机转，但鼻衄点滴不畅，这和汗出不彻，表邪不解的道理一样，此时当用麻黄汤发汗，以汗代衄。

（51）条论述太阳伤寒表实证脉浮者，可发汗。太阳伤寒表实证脉浮者，可用麻黄汤发汗解表。

（52）条论述太阳伤寒表实证脉浮数者，可发汗。太阳伤寒表实证只要临床症状具备，不论脉是否浮紧，都可用麻黄汤发汗。

［辨证提要］

病机：风寒外束，卫阳被遏，营阴郁滞，肺气失宣。

辨证要点：恶寒，发热，无汗，喘，周身疼痛，脉浮紧。

［护治原则］　辛温发汗，宣肺平喘。

［施护措施］

①密切观察患者恶寒、发热、喘、周身疼痛情况及汗出情况，定时测体温，尤其是服麻黄汤后的体温及汗出情况。

②病室安静、向阳、空气清新，温、湿度适宜，尤其忌汗出当风，以防复感风寒而加重病情。喘明显时可采取半卧位，注意保暖。

③饮食宜清淡、营养丰富，忌油腻、酒酪、酸性、生冷之品，因酸性敛汗，生冷不宜散寒。

④煎服法。药四味，加水1800毫升，先煮麻黄，减400毫升，去上沫，纳诸药，煮取500毫升，去滓，温服160毫升。麻黄汤证为风寒表实证，其病位在表，"其在皮者，汗而发之"，中药宜温服，药后温覆令其微汗，使邪随汗解，麻黄汤为发汗峻剂，不啜粥，忌诸热食，不可大汗淋漓，防止过汗伤正。

⑤若无汗出可添加衣被，或用热水袋等保暖助汗，亦可针刺大椎、曲池等穴以透邪发汗。若药后大汗不止，易导致伤阴亡阳，应立即通知医师，及时采取措施。

⑥密切观察汗出的时间、部位，观察发热情况，每4小时测一次体温，观察喘及周身疼痛的改善情况，做好护理记录。

⑦汗出热退时，应及时用干毛巾或热毛巾擦干汗液，更换衣被，忌用冷毛巾擦拭，以防毛孔郁闭，不利于病邪外达。大汗淋漓者，暂时不要更换衣裤，可在前胸、后背铺上干毛巾，待汗止时再更换衣被，并给予糖盐水温服，以防虚脱，注意避风寒，防复感。

⑧麻黄汤证中患者若高热时，可给予温水浴，忌用冷敷、乙醇擦浴等物理降温法，以免因冷而致毛孔闭塞，汗不易出，邪无出路，导致"闭门留寇"。

2. 麻黄汤兼证的服药护理

（1）葛根汤证的服药护理

［原文］　　太陽病，項背強几几，無汗惡風，葛根湯主之。（31）

葛根湯方

葛根四兩　麻黄三兩（去節）　桂枝二兩（去皮）　生薑三兩（切）　甘草二兩（炙）芍藥二兩　大棗十二枚（擘）

上七味，以水一斗，先煮麻黄、葛根，減二升，去白沫，內諸藥，煮取三升，去滓，溫服一升。覆取微似汗，餘如桂枝法將息及禁忌。諸湯皆倣此。

太陽與陽明合病者，必自下利，葛根湯主之。（32）

［原文析义］

（31）条论述太阳伤寒兼经输不利的证治。太阳伤寒无汗恶风，后项连及背部拘紧不适，此为风寒侵袭太阳经脉，太阳经气不利，气血运行不畅，经脉拘急痉挛所致，治以葛根汤发汗散寒、疏通经脉。

（32）条论述太阳阳明合病下利的证治。太阳与阳明合病，是太阳阳明同时受邪发病，以方测义，则本条当以太阳表证为主，自必有发热恶寒、无汗、头痛、项背强、脉浮紧等症。又因寒束于表，阳郁而不得宣达，致阳明腑气不和，传导失职，故自下利。治用葛根汤，即取桂枝汤调和营卫，解肌祛风；葛根配麻黄，轻以去实，解肌表而发汗，舒经络而治项背强急。且葛根有升阳和胃止利之功，故无汗、有汗、下利、不下利，都可用葛根汤。

本条与 31 条同属葛根汤证，31 条治太阳病兼项背强几几，本条治太阳病兼下利，兼证虽有所异，主证皆为风寒表实，故可异病同治。

［辨证提要］

病机：风寒外束，太阳经输不利，内迫大肠。

辨证要点：项背拘急不舒，恶寒，无汗，脉浮紧，或下利为水粪杂下，无热象或兼下利。

［护治原则］　辛温解表，生津舒经，升清止利。

［施护措施］

①注意观察发热、恶风、项背拘急不舒等病情变化，尤其注意观察记录大便量、色、质及次数。

②病室温度宜保持在 22℃～24℃，湿度 50%～60%，忌对流风，以免加重病情。

③饮食宜清淡、营养丰富，忌油腻、酒酪、酸性、生冷之品，因酸性敛汗，生冷不宜散寒。

④煎服法。药七味，加水 2000 毫升，先煮麻黄、葛根，减去 400 毫升，去上沫，纳诸药，煮取 600 毫升，去滓，温服 200 毫升。中药温服，药后温覆，令其微汗，使邪随汗解，记录汗出部位、时间及热退情况。

⑤药后汗出不畅或无汗者，可行捏脊，直至背部发热，或针刺风池、合谷、大椎、曲池等穴以透邪发汗。项背拘急不舒，可循足太阳膀胱经做背部按摩至周身微汗，以助葛根解肌发表，舒筋脉。

（2）葛根加半夏汤证的服药护理

［原文］　太陽與陽明合病，不下利但嘔者，葛根加半夏湯主之。（33）

葛根加半夏湯方

葛根四兩　麻黃三兩（去節）　甘草二兩（炙）　芍藥二兩　桂枝二兩（去皮）　生薑二兩（切）　半夏半升（洗）　大棗十二枚（擘）

上八味，以水一斗，先煮麻黃、葛根，減二升，去白沫，内諸藥，煮取三升，去滓，温服一升。覆取微似汗。

[原文析义]

（33）条论述太阳阳明合病呕逆的治法。太阳与阳明合病，不下利，但呕者，治用葛根汤发汗疏通经腧为主，更加半夏以降逆止呕。

[辨证提要]

病机：风寒内迫阳明，胃气上逆。

辨证要点：发热，恶寒，无汗，头痛，项背强，呕逆，舌苔白，脉浮紧。

[护治原则]　　发汗解表，兼降逆止呕。

[施护措施]

①观察呕吐发生的诱因、次数、时间、发作规律，呕吐物的色、质、量、味及伴随症状，以辨别呕吐是否由外邪犯胃引起，及呕吐与风寒表实证的关系。若只有呕吐，无下利，则风邪大于寒邪，发病期间应多避风邪。

②保持病室清洁卫生，吐毕给予温开水漱口，保持口腔清洁，及时更换污染的衣物、被褥。呕吐时应帮助其坐起或侧卧，头偏向一侧，以免误吸，及时清除呕吐物。

③呕吐严重者应暂停进食，或只进清淡流质饮食，或遵医嘱给予静脉补液。待呕吐症状好转后，可给予素流质或半流质饮食，少量多餐，也可服姜糖苏叶饮以疏邪解表、和胃止呕。

④煎服法。药八味，加水2000毫升，先煮麻黄、葛根，减去400毫升，去上沫，纳诸药，煮取600毫升，去滓，温服200毫升。药后温覆，令其微汗，使邪随汗解，记录汗出部位、时间，观察呕吐症状是否减轻。

⑤寒邪犯胃可艾灸中脘、足三里穴，以助半夏降逆止呕、温胃祛寒。

（3）大青龙汤证的服药护理

[原文]　　太陽中風，脉浮緊，發熱惡寒，身疼痛，不汗出而煩躁者，大青龍湯主之。若脉微弱，汗出惡風者，不可服之。服之則厥逆，筋惕肉瞤[1]，此為逆也。（38）

大青龍湯方

麻黄六兩（去節）　　桂枝二兩（去皮）　　甘草二兩（炙）　　杏仁四十枚（去皮尖）　　生薑三兩（切）　　大棗十枚（擘）　　石膏如雞子大（碎）

上七味，以水九升，先煮麻黄，減二升，去上沫，内諸藥，煮取三升，去滓，温服一升，取微似汗。汗出多者，温粉[2]粉之。一服汗者，停後服。若復服，汗多亡陽遂虚，惡風煩躁，不得眠也。

傷寒脉浮緩，身不疼但重，乍有輕時[3]，無少陰證者，大青龍湯發之。（39）

[词解]

①筋惕肉瞤（shùn，音顺）：肌肉跳动。

②温粉：炒温之米粉。扑在皮肤上，用于止汗。

③乍有輕（qīng，音轻）時（shí，音时）：指证情偶尔有所减轻。

[原文析义]

（38）条论述太阳伤寒兼阳郁内热的证治。太阳中风是病因概念，指风寒之邪伤人肌表，非太阳中风证。可根据"脉浮紧，发热恶寒，身疼痛，不汗出"分析，属典型的伤寒表实证，"烦躁"为内热所致，内热源于表闭阳郁，阳气无从宣泄，故不汗出是烦躁之因，烦躁是不汗出之果，治疗可用大青龙汤外发在表之邪，内清阳郁之热。"脉微弱"示其里虚，"汗出恶风"示为表虚，表里俱虚，为大青龙汤之禁例，若不慎误用，致大汗亡阳损阴，四肢经脉失于温养，或手足逆冷、筋肉跳动等变证。

（39）条论述大青龙汤的非典型脉证。伤寒脉浮缓，反映了阳气内郁化热，同时，营阴郁滞所致身疼痛也因阳郁化热，热壅经气不利而变为身重之症，邪气有传入之势，进退于表里之间，故身重常见乍有轻时。"无少阴证者"是说本条之身重、烦躁应与少阴病之身重、烦躁相鉴别。少阴病之身重、烦躁是由于阴盛阳衰、气血不足所致，故其身重无休止之时，烦躁多伴有阴寒内盛、阳气大虚之状；本证之身重、烦躁属汗不得法，阳郁化热，热壅经气不利，身重、烦躁同时必伴有发热恶寒、无汗等表实证，治用大青龙汤外散风寒，兼清郁热。

[辨证提要]

病机：风寒束表，内有郁热。

辨证要点：恶寒发热，身痛或重，不汗出而烦躁，脉浮紧或浮缓。

[护治原则]　　外散风寒，内清郁热。

[施护措施]

①注意观察患者发热、恶寒、身痛、无汗及烦躁情况，并详细记录。

②保持病室清洁、舒适、安静，空气清新，避免直接吹风。室温保持在22℃~24℃，注意防寒保暖，光线柔和，不宜过强。避免噪声刺激，各项护理操作应集中进行，减少探视，让患者多休息。

③饮食清淡、易消化，避免辛辣刺激及易生湿、生热之品。

④运用说理开导法，劝说患者保持精神乐观，心境平和，有利于缓解烦躁情绪。

⑤煎服法。药七味，加水1800毫升，先煮麻黄，减去400毫升，去上沫，纳诸药，煮取600毫升，去滓，温服200毫升。中药温服，取微似汗出为佳，勿过汗伤阳；若一服汗出者，停后服；若汗出过多，可用温粉（见附注）扑身以止汗；若复服过汗，乃至亡阳伤阴，出现恶风、烦躁、不得眠等变证者，应及时救治。

附注："温粉"谓之炒米粉，功能止汗。后世外用止汗方：①唐·孙思邈《备急千金要方》温粉方：煅牡蛎、生黄芪各三钱，粳米粉一两。共研细末，和匀，以疏绢包，缓缓扑于肌肤。②《孝慈备览》扑身止汗法：麸皮、糯米粉各二合，牡蛎、龙骨各二两，共研极细末，以疏绢包，周身扑之，其汗自止。

（4）小青龙汤证的服药护理

[原文]　傷寒表不解，心下有水氣①，乾嘔發熱而欬，或渴，或利，或噎②，或小便不利，少腹滿③，或喘者，小青龍湯主之。（40）

小青龍湯方

麻黃（去節）　芍藥　細辛　乾薑　甘草（炙）　桂枝各三兩（去皮）　五味子半升　半夏半升（洗）

上八味，以水一斗，先煮麻黃，減二升，去上沫，内諸藥，煮取三升，去滓，溫服一升。若渴，去半夏，加栝樓根三兩；若微利，去麻黃，加蕘花，如一雞子，熬④令赤色；若噎者，去麻黃，加附子一枚，炮；若小便不利，少腹滿者，去麻黃，加茯苓四兩；若喘，去麻黃，加杏仁半升，去皮尖。且蕘花不治利，麻黃主喘，今此語反之，疑非仲景意。

臣億等謹按：小青龍湯，大要治水。又按《本草》，蕘花下十二水，若水去，利則止也。又按《千金》，形腫者應内麻黃，乃内杏仁者，以麻黃發其陽故也。以此證之，豈非仲景意也。

傷寒心下有水氣，欬而微喘，發熱不渴。服湯已渴者，此寒去欲解也。小青龍湯主之。（41）

[词解]

①心下有水氣（qì，音气）：心下，即胃脘部。水气，病理概念，即水饮之邪。

②噎（yē，音耶）：指咽喉部有气逆梗阻感。

③少腹满：少，通"小"。指小腹或下腹部胀满。

④熬：《说文解字·火部》："熬，干煎也。"与烘、炒、焙近义。

[原文析义]

（40）条论述太阳伤寒兼水饮内停的证治。伤寒表邪未解，仍有发热、恶寒、无汗、脉浮紧等风寒表证，且有水饮停于胃脘部，胃气上逆干呕，肺气失宣则咳，或渴，或不渴，或利，或噎，或小便不利、少腹满等诸多症状，治用小青龙汤发汗蠲饮，表里同治。

（41）条论述太阳伤寒兼水饮内停的证治及药后寒去欲解的表现。伤寒外有表邪未解，内有水饮停留，咳而微喘，突出咳喘是小青龙汤的主症。表不解自有发热，水饮内停，多不见渴，服小青龙汤后，由不渴转为渴者，表明寒饮已消，是病见好之佳兆。

[辨证提要]

病机：风寒束表，水饮内停。

辨证要点：寒热咳喘，痰稀色白，舌苔白滑，脉弦紧。

［护治原则］　辛温解表，温肺化饮。

［施护措施］

①密切观察水饮内停的部位。"心下有水气"是水饮停于心下胃脘部，此处近肺胃，水饮扰胃，胃气上逆则呕；水寒射肺，肺气失宣则咳喘；水走肠间，清浊不分则下利；水寒滞气，气机不利，故小便不利，甚则少腹胀满。

②饮为阴邪，遇寒则聚，得温则散，故应注意保暖。居室宜向阳、温暖，湿度适宜，空气清新流通，但应避免直接吹风。

③卧床休息，饮邪亢盛而致咳喘明显，呼吸急促者，取半卧位或端坐位，以促进肺气通调，必要时吸氧，如有痰液，鼓励患者积极排痰，保持呼吸道通畅。

④患者饮食当少食多餐，清淡易于消化而富营养，食性宜偏温，以助温化饮邪。可多选赤豆、薏苡仁、冬瓜、芹菜、紫菜、大枣、龙眼肉、鲫鱼等健脾、利气、行水的食物，忌食煎炸、油腻、黏滑之食品，以免助生水湿痰热，加重病情。不可过食酸性食物，以防邪恋难去。

⑤保持情绪稳定，避免情志刺激，应做到精神愉快，心情开朗，使患者情绪安定，减少氧耗。

⑥煎服法。药八味，加水 2000 毫升，先煮麻黄，减去 400 毫升，去上沫，纳诸药，煮取 600 毫升，去滓，温服 200 毫升。服药后注意观察咳嗽、喘症是否减轻，观察小便利与不利及口渴等病情变化，及时准确做好护理记录。

⑦患者寒饮难散，可用热水袋热敷双肺俞，也可用法半夏、陈皮、厚朴各 6 克，苍术、白术各 10 克，干姜、甘遂、大戟、白芥子各 3 克，炒热布包，热敷双肺俞或胃脘部，可温化寒饮。

（三）表郁轻证

1. 桂枝麻黄各半汤证的服药护理

［原文］　太陽病，得之八九日，如瘧狀[①]，發熱惡寒，熱多寒少，其人不嘔，清便欲自可[②]，一日二三度發。脈微緩[③]者，為欲愈也；脈微而惡寒者，此陰陽俱虛[④]，不可更發汗、更下、更吐也；面色反有熱色[⑤]者，未欲解也，以其不能得小汗出，身必癢，宜桂枝麻黃各半湯。（23）

桂枝麻黃各半湯方

桂枝一兩十六銖（去皮）　芍藥　生薑（切）　甘草（炙）　麻黃各一兩（去節）　大棗四枚（擘）　杏仁二十四枚（湯浸，去皮尖及兩仁者）

上七味，以水五升，先煮麻黃一二沸，去上沫，內諸藥，煮取一升八合，去滓，溫服六合。本云，桂枝湯三合，麻黃湯三合，并為六合，頓服。將息如上法。

臣億等謹按：桂枝湯方，桂枝、芍藥、生薑各三兩，甘草二兩，大棗十二枚。麻黄汤方，麻黄三兩，桂枝二兩，甘草一兩，杏仁七十箇。今以算法約之，二湯各取三分之一，即得桂枝一兩十六銖，芍藥、生薑、甘草各一兩，大棗四枚，杏仁二十三箇零三分枚之一，收之得二十四箇，合方。詳此方乃三分之一，非各半也，宜云合半湯。

[词解]

①如瘧（nüè，音虐）狀（zhuàng，音状）：指发热、恶寒呈阵发性，发无定时，似疟非疟。

②清便欲自可：清，同圊，厕所之古名，此处作动词用。欲，同尚字。自可，如常之意。清便欲自可，指大小便尚属正常。

③脉微缓（huǎn，音缓）：微非指脉象微弱，乃稍微，略微之意。脉微缓，指脉不浮紧，而趋于和缓。

④陰（yīn，音阴）陽（yáng，音阳）俱虚：此处阴阳，指表里而言。阴阳俱虚，即表里皆虚。

⑤熱（rè，音热）色：即红色。

[原文析义]

（23）条论述太阳病日久不愈的三种转归及表郁轻证的证治。太阳病时日较久不愈，阵发性恶寒、发热同时并见，且发热重、恶寒轻，不呕，说明邪未传少阳，大小便尚属正常，说明邪未传阳明，寒热一日发作二三度。太阳病日久不愈的三种转归：其一，脉象由浮紧而渐趋和缓，为外邪渐退，正气抗邪外出，表里气和，属欲愈之兆；其二，脉微是正虚里衰，恶寒是表阳不足，表里阳气皆虚，不可再用汗、吐、下之法伤伐正气；其三，太阳表邪不解，阳气怫郁不伸，见面色发红，邪郁在表，气血周行不利，汗欲出而不得出，见身痒，治当小发其汗，宜麻黄桂枝各半汤。

[辨证提要]

病机：表证日久，证轻邪轻。

辨证要点：发热、恶寒如疟状，一日二三度发，或伴面红、身痒。

[护治原则]　辛温解表，小发其汗。

[施护措施]

①太阳病日久不愈"发热恶寒，如疟状，热多寒少""一日二三度发"，因此注意观察患者阵发性恶寒、发热，恶寒重、发热轻之临床表现及舌脉之象，询问患者二便情况，以此判断是否邪传阳明。由于太阳病久邪微，表邪不解，阳气怫郁不伸，故患者面色发红；邪郁在表，气血周行不利，汗欲出而不得出，故身痒。治护当小发其汗。

②保持病室清洁、舒适、安静，空气清新，避免直接吹风，室温保持在22℃～24℃，注意防寒保暖，光线柔和，不宜过强。

③患者病久，容易情志不舒，鼓励安慰患者，保持情志舒畅，做到七情调和，以利于疾病康复。

④服药法。桂枝麻黄各半汤为桂枝汤与麻黄汤各取 1/3 量，按 1：1 比例合方。两方为小剂组合，服法或温分三次服，或一次顿服，旨在使桂枝汤调和营卫而不留邪，麻黄汤解表发汗而不伤正，刚柔相济，剂量虽小，正可以发散邪气，扶助正气，属发汗轻剂。药后注意观察汗出时间、热退及恶寒情况是否得到缓解。

2. 桂枝二麻黄一汤证的服药护理

［原文］　服桂枝湯，大汗出，脉洪大者，與桂枝湯如前法。若形似瘧，一日再發①者，汗出必解，宜桂枝二麻黄一湯。（25）

桂枝二麻黄一湯方

桂枝一兩十七銖（去皮）　芍藥一兩六銖　麻黄十六銖（去節）　生薑一兩六銖（切）杏仁十六箇（去皮尖）　甘草一兩二銖（炙）　大棗五枚（擘）

上七味，以水五升，先煮麻黄一二沸，去上沫，内諸藥，煮取二升，去滓，温服一升，日再服。本云，桂枝湯二分②，麻黄湯一分，合為二升，分再服。今合為一方，將息如前法。

臣億等謹按：桂枝湯方，桂枝、芍藥、生薑各三兩，甘草二兩，大棗十二枚。麻黄湯方，麻黄三兩，桂枝二兩，甘草一兩，杏仁七十箇。今以算法約之，桂枝湯取十二分之五，即得桂枝、芍藥、生薑各一兩六銖，甘草二十銖，大棗五枚。麻黄湯取九分之二，即得麻黄十六銖，桂枝十銖三分銖之二，收之得十一銖，甘草五銖三分銖之一，收之得六銖，杏仁十五箇九分枚之四，收之得十六箇。二湯所取相合，即共得桂枝一兩十七銖，麻黄十六銖，生薑、芍藥各一兩六銖，甘草一兩二銖，大棗五枚，杏仁十六箇，合方。

［词解］

①一日再發（fā，音发）：一天发作两次。

②分：指份。

［原文析义］

（25）条论述服桂枝汤大汗出后的两种不同转归与治疗。太阳病服桂枝汤后，若汗不得法，汗出太过，出现两种情况：其一，大汗出，脉由浮缓变洪大，但不见大热、烦渴等里热之象，且恶寒发热、头痛项强等太阳表证仍在，可用桂枝汤解肌祛风，调和营卫；其二，服桂枝汤后，形似疟，一日再发，即发热恶寒，一天发作两次，为太阳病发汗后，大邪已去，余邪犹存，属太阳表郁不解之轻证，用桂枝二麻黄一汤，辛温轻剂，微发其汗。

［辨证提要］

病机：表郁日久，证微邪微。

辨证要点：发热如疟状，一日发作两次，或伴汗出、身痒。

[护治原则]　辛温轻剂，微发其汗。

[施护措施]

①注意观察热型、发热次数及是否有汗出、身痒等伴随症状。

②保持病室清洁、舒适、安静，空气清新，避免直接吹风，室温保持在22℃~24℃，注意防寒保暖，光线柔和，不宜过强。

③鼓励、安慰患者，保持情志舒畅，做到七情调和，以利于疾病康复。

④饮食宜清淡，易消化，富有营养，可食山药、薏苡仁、大枣粥健脾养胃。

⑤煎服法。药七味，以水1000毫升，先煮麻黄一二沸，去上沫，纳诸药，煮取400毫升，温服200毫升，日二次。

⑥药宜温服，微发其汗，药后注意观察汗出时间、热退及恶寒情况是否得到缓解。

3. 桂枝二越婢一汤证的服药护理

[原文]　太陽病，發熱惡寒，熱多寒少。脉微弱者，此無陽①也，不可發汗。宜桂枝二越婢一汤。(27)

桂枝二越婢一汤方

桂枝（去皮）　芍藥　麻黄　甘草各十八铢（炙）　大棗四枚（擘）　生薑一兩二銖（切）　石膏二十四銖（碎，绵裹）

上七味，以水五升，煮麻黄一二沸，去上沫，内諸藥，煮取二升，去滓，温服一升。本云，當裁為越婢湯、桂枝湯合之，飲一升。今合為一方，桂枝湯二分，越婢湯一分。

臣億等謹按：桂枝湯方，桂枝、芍藥、生薑各三兩，甘草二兩，大棗十二枚。越婢湯方，麻黄二兩，生薑三兩，甘草二兩，石膏半斤，大棗十五枚。今以算法約之，桂枝湯取四分之一，即得桂枝、芍藥、生薑各十八銖，甘草十二銖，大棗三枚。越婢湯取八分之一，即得麻黄十八銖，生薑九銖，甘草六銖，石膏二十四銖，大棗一枚八分之七，棄之。二湯所取相合，即共得桂枝、芍藥、甘草、麻黄各十八銖，生薑一兩三銖，石膏二十四銖，大棗四枚，合方。舊云，桂枝三，今取四分之一，即當云桂枝二也。越婢湯方，見仲景雜方中，《外臺祕要》一云起脾湯。

[词解]

無（wú，音无）陽（yáng，音阳）：指阳气虚。

[原文析义]

(27)条论述表郁内热轻证的证治。本条"宜桂枝二越婢一汤"应在"热多寒少"后，此为倒装句。太阳之邪未解，出现发热恶寒、热多寒少等表郁轻证，可用桂枝二越婢一汤微发其汗，兼清里热。上证如脉微弱，属阳气不足，故不可发汗，虽发汗轻剂亦不可轻易使用。

[辨证提要]

病机：表郁轻证兼内有微热。

辨证要点：发热、恶寒如疟状，发热重，恶寒轻，兼见口微渴、心微烦。

[护治原则]　小发其汗，兼清郁热。

[施护措施]

①注意观察患者由于表郁轻证兼内有微热而致发热、恶寒的情况，观察是否有发热重，恶寒轻，兼见口微渴、心微烦等里热表现。

②患者居室宜保持空气清新，光线柔和，环境安静，室温不宜过高，宜在20℃~22℃。

③饮食宜清淡、易消化，富有营养，可食山药、薏苡仁、大枣粥健脾养胃。

④煎服法。药七味，以水 1000 毫升，先煮麻黄一二沸，去上沫，纳诸药，煮取 400 毫升，去滓，温服 200 毫升，日二次。药后若患者体温渐降，汗止渴减，脉静身和，为病情好转的表现。

二、太阳病变证

（一）热证

1. 栀子豉汤类证的服药护理

（1）栀子豉汤、栀子甘草豉汤、栀子生姜豉汤的服药护理

[原文]　發汗後，水藥不得入口為逆，若更發汗，必吐下不止。發汗吐下後，虚煩①不得眠，若劇者，必反覆顛倒，心中懊憹②，栀子豉湯主之；若少氣③者，栀子甘草豉湯主之；若嘔者，栀子生薑豉湯主之。（76）

發汗若下之，而煩熱胸中窒④者，栀子豉湯主之。（77）

傷寒五六日，大下之後，身熱不去，心中結痛⑤者，未欲解也，栀子豉湯主之。（78）

栀子豉湯方

栀子十四箇（擘）　香豉四合（綿裹）

上二味，以水四升，先煮栀子，得二升半，内豉，煮取一升半，去滓，分為二服，温進一服，得吐者，止後服。

栀子甘草豉湯方

栀子十四箇（擘）　甘草二兩（炙）　香豉四合（綿裹）

上三味，以水四升，先煮栀子、甘草，取二升半，内豉，煮取一升半，去滓，分二服，温進一服，得吐者，止後服。

栀子生薑豉湯方

栀子十四箇（擘）　生薑五兩　香豉四合（綿裹）

上三味，以水四升，先煮栀子、生薑，取二升半，内豉，煮取一升半，去滓，分二服，温進一服，得吐者，止後服。

[词解]

①虚烦：虚，是与有形之邪为实相对而言；烦，心烦。虚烦，指心烦由无形邪热所致。

②心中懊憹（ào nǎo，音懊恼）：心中烦闷殊甚，莫可名状。

③少氣（qì，音气）：即气少不足以息。

④胸中窒：窒，塞也。即胸中有堵塞不适之感。

⑤心中結（jié，音结）痛：心中因热邪郁结而疼痛。

[原文析义]

（76）条论述热扰胸膈的成因与证治。伤寒表证，经过汗、吐、下治疗，疾病并未痊愈，患者自感心胸之中热闷无奈，莫可名状，因此烦躁不宁，甚至辗转反侧，坐卧不安，出现虚烦不得眠，治用栀子豉汤清宣郁热。

（77）条辨热郁胸膈胸中窒塞的证治。发汗，或用泻下，热邪不为汗下所解，而留扰胸膈，气机阻滞，身热而心烦，胸中窒闷不舒，治用栀子豉汤清宣郁热。

（78）条辨热郁胸膈心中结痛的证治。伤寒五六日，表证为罢，仍应从表解，若误用大下之剂，引外邪入里化热，郁结于胸膈之间，身热不去，又见心中结痛，仍用栀子豉汤治之。

[辨证提要]

病机：热郁胸膈。

辨证要点：因无形之邪热，故其辨证要点为郁胸膈心烦不得眠，心中懊憹，反复颠倒，或胸中窒，或心中结痛，苔黄。

[护治原则]　清宣郁热。

[施护措施]

①心烦、心中懊憹、胸中窒、心中结痛四症是栀子豉汤证的不同阶段和个体差异的表现，其中心烦最轻，心中懊憹甚之，胸中窒更甚，心中结痛最甚。四症程度略有不同，但皆为热郁于胸膈，皆属于无形之邪结聚。临床见少气者，因火郁胸膈，损伤中气所致为栀子甘草豉汤证；呕吐者，是胃气因热扰而上逆，为栀子生姜豉汤，临床观察病情时做好鉴别。

②病室环境保持安静、整齐，空气清新，光线柔和，减少陪护探视，做到"四轻"，减少对患者的不良刺激。

③患者心中懊憹，胸中窒，心中结痛，常伴有虚烦不得眠，反复颠倒，烦热，卧起不安等，应首先安慰患者，做好情志疏导，避免精神刺激，取得其配合。

④煎服法

栀子豉汤：药两味，加水800毫升，先煮栀子，得500毫升，纳香豉，煮取

300 毫升，去滓，分两次服，一吐而心腹得舒，表里之烦热悉除，止后服。

栀子甘草豉汤：药三味，加水 800 毫升，先煮栀子、甘草，得 500 毫升，纳香豉，煮取 300 毫升，去滓，分两次服，一吐而心腹得舒，表里之烦热悉除，止后服。

栀子生姜豉汤：药三味，加水 800 毫升，先煮栀子、生姜，得 500 毫升，纳香豉，煮取 300 毫升，去滓，分两次服，一吐而心腹得舒，表里之烦热悉除，止后服。

⑤服药后嘱其安静休息，呕吐时让其坐起或侧卧，头偏向一侧，以免误吸，吐毕漱口，保持口腔清洁，及时清除呕吐物，更换污染衣物、被褥，开窗通风，保持病室清洁；脾胃虚弱者，应注意保暖，避免受凉。

（2）栀子厚朴汤的服药护理

伤寒下後，心煩腹滿，臥起不安者，栀子厚朴湯主之。（79）

栀子厚朴湯方

栀子十四箇（擘）　　厚朴四兩（炙，去皮）　　枳實四枚（水浸，炙令黄）

上三味，以水三升半，煮取一升半，去滓，分二服，温進一服，得吐者，止後服。

［原文析义］

（79）条论述热扰胸膈、气滞腹满的证治。伤寒下后，燥实已去，余热未尽，留扰于胸膈，出现心烦；浊气壅滞于腹部，出现腹满，烦满太甚，则卧起不安。治用栀子厚朴汤清宣郁热、宽中除满。

［辨证提要］

病机：邪热留扰胸膈，气机阻滞于腹。

辨证要点：心烦，腹满，卧起不安。

［护治原则］　　清热除烦，宽中除满。

［施护措施］

①临床观察可见患者心烦、腹满、卧起不安，本证之心烦、腹满，无有形实邪阻滞，虽胀满，多按之濡软而不痛，与有形实邪阻滞所致的腹满硬痛拒按，应予鉴别。

②病室保持环境安静、整洁，空气清新，光线柔和，减少陪护探视，避免噪声，做到"四轻"，减少对患者的不良刺激。

③患者心烦、腹满、卧起不安，应从心理上宽慰患者，做好思想解释工作，避免外来精神刺激，取得其配合。

④煎服法。药三味，加水 600 毫升，先煮栀子，得 300 毫升，去滓，分两次服，一吐而心腹得舒，表里之烦热悉除，止后服。

⑤服药后嘱其安静休息，呕吐时要让其采取坐位或侧卧位，头偏向一侧，以

免误吸。吐毕漱口，保持口腔清洁，及时清除呕吐物，更换污染衣物、被褥，开窗通风，保持病室清洁。

（3）栀子干姜汤的服药护理

[原文]　伤寒，医以丸药①大下之，身热不去，微烦者，栀子乾薑汤主之。（80）

栀子乾薑汤方

栀子十四箇（擘）　乾薑二两

上二味，以水三升半，煮取一升半，去滓，分二服，温进一服，得吐者，止后服。

[词解]

丸药（yào，音药）：指当时流行的具有泻下作用的一种泻下成药。王肯堂曰："丸药，所谓神丹、甘遂之类也。"

[原文析义]

（80）条论述热扰胸膈兼中寒下利的证治。太阳伤寒，误以泻下丸药攻下，致使中阳受损，虚寒内生，且表邪内陷化热，郁于胸膈，治用栀子干姜汤清上温下，寒温并用。

[辨证提要]

病机：胸膈有热，中焦有寒。

辨证要点：身热不去，微有心烦，或腹满时痛，食少下利等。

[护治原则]　清上热，温中寒。

[施护措施]

①临床观察可见患者微烦，食少便溏，腹满、腹痛，观察大便的次数、性状，腹痛的部位、性质及腹部胀满情况。

②病室保持环境安静，整洁，空气清新，光线柔和，减少陪护探视，避免噪声，做到"四轻"，减少对患者的不良刺激。

③饮食清淡、温热、易消化，根据病情选用生姜、大枣、红糖、胡椒等益气温中、散寒健脾类食物，忌用生冷、寒凉、肥甘、油腻之品。

④煎服法。药两味，加水700毫升，煮取300毫升，去滓，分两次服，一吐而心腹得舒，表里之烦热悉除，止后服。

⑤服药后嘱其安静休息，呕吐时要让其采取坐位或侧卧位，头偏向一侧，以免误吸。吐毕漱口，保持口腔清洁，及时清除呕吐物，更换污染衣物、被褥，开窗通风，保持病室清洁。

2. 麻黄杏仁甘草石膏汤证的服药护理

[原文]　發汗後，不可更行①桂枝汤，汗出而喘，无大热者，可与麻黄杏仁甘草石膏汤。（63）

麻黄杏仁甘草石膏湯方

麻黄四兩（去節）　杏仁五十箇（去皮尖）　甘草二兩（炙）　石膏半斤（碎，綿裹）

上四味，以水七升，煮麻黄，減二升，去上沫，內諸藥，煮取二升，去滓，溫服一升。本云，黄耳杯[②]。

下後不可更行桂枝湯，若汗出而喘，無大熱者，可與麻黄杏子甘草石膏湯。（162）

[词解]

①更行：更，再也；行，用也。更行即是再用之意。

②黄耳杯（pēi，音胚）：杯，《千金翼方》卷十作"杯"，162 条原方后亦作杯。耳杯，为古代饮器，亦称羽觞，椭圆形，多为铜制，故名，实容一升。

[原文析义]

（63）（162）条论述邪热壅肺作喘的证治。

（63）条文中"不可更行桂枝汤"，应接在"无大热"之后，属倒装文法。太阳病，汗下后，若表证未去，宜再用桂枝汤解表，但有汗出而喘，无大热者，不用桂枝汤，而用麻黄杏仁甘草石膏汤以清宣肺热。

（162）条汗下后，不可再用桂枝汤，肺合皮毛，热壅于肺，热迫津泄，见汗出；肺主气，司呼吸，邪热壅肺，宣降失常，见喘逆，里热壅盛，而表无大热，治用麻黄杏仁甘草石膏汤清热宣肺、降气平喘。

[辨证提要]

病机：邪热壅肺。

辨证要点：汗出而喘，身热或高或低，而不恶寒，尚有口渴、舌红、苔黄、脉数等。

[护治原则]　清热宣肺，降气平喘。

[施护措施]

①观察患者喘息、呼吸气促、胸部胀闷、咳嗽、咳痰、头痛、鼻塞、无汗、恶寒，或伴发热、口不渴等临床表现。如果患者出现喘逆剧甚、鼻翼煽动，伴有心慌、心悸，面青唇紫，汗出如珠，脉浮大中空者，此为喘脱危象，应立即报告医师，进行抢救。

②保持病室环境清洁、空气清新，嘱患者卧床休息，咳喘明显者取半卧位或端坐位，尽量减少活动和不必要的谈话，以减少耗氧量。

③饮食宜清淡，多食蔬菜、水果，以流质、半流质为主，少量多餐，忌食生冷、肥甘之品，以防损伤脾胃，助湿生痰，可适当选食化痰食物和水果，如冬瓜、海带、淡菜、杏仁、金橘、梨、枇杷等。

④煎服法。药四味，以水 1400 毫升，煮麻黄，得 1000 毫升，去上沫，纳诸药，煮取 400 毫升，去滓，温服 200 毫升，日二次。

⑤服药后嘱其休息，重点观察咳嗽气喘的缓解情况，对于呼吸急促，喘咳气涌，不能平卧者，给予服地龙粉 2 克，针刺定喘、天突、丰隆、膻中等穴以清热平喘化痰。

3. 葛根芩连汤证的服药护理

[原文]　　太陽病，桂枝證，醫反下之，利遂不止，脉促者，表未解也；喘而汗出者，葛根黄芩黄連湯主之。（34）

葛根黄芩黄連湯方

葛根半斤　甘草二兩（炙）　黄芩三兩　黄連三兩

上四味，以水八升，先煮葛根，減二升，内諸藥，煮取二升，去滓，分温再服。

[原文析义]

（34）条论述里热挟表邪下利的证治。太阳病，桂枝证，当用汗解，若用攻下，是属误治，必伤及肠胃，见下利不止。若脉来急促或短促，肠胃虽伤，但正气仍能抗邪，病证重在表证未解；若出现喘而汗出，是里热壅盛，影响肺胃之气，不得清肃下降，则上逆而喘，外蒸于体表，则有汗出，治用葛根黄芩黄连汤解表清里、和中止利。

[辨证提要]

病机：热盛于里，邪热下迫大肠。

辨证要点：下利不止，利下臭恶稠黏，肛门灼热，小便黄赤，喘而汗出，或兼表证。舌红、苔黄，脉数。

[护治原则]　　清热止利，兼以解表。

[施护措施]

①葛根芩连汤证因属里热挟表邪下利，因此病情观察时，注意患者有心烦口渴，小便黄赤，利下臭恶稠黏，肛门灼热，喘而汗出，舌黄、脉数等热象或兼表证，并做好记录。

②保持病室清洁、通风，及时倾倒排泄物和更换污染的衣被，及时消毒。

③做好肛周皮肤护理，排便后用温水清洗肛周，保持清洁干燥，涂无菌凡士林或黄连油膏以保护肛周皮肤，避免粪便刺激，损伤肛周皮肤，引起糜烂及感染。

④进食清淡、少油、少渣、易于消化、富于营养的流质和半流质食物，如稀粥、面条、藕粉等，也可食马齿苋粥以清热化湿。避免生冷、不洁、多纤维食物，如芹菜、韭菜、肥肉、冷饮等；忌猪肉、冷水、海藻、菘菜等。

⑤因疗效欠佳或病情反复，患者容易产生烦躁情绪，应根据其病情做好解释工作，以使患者保持情绪稳定，增强治疗的信心。

⑥煎服法。药四味，以水 1600 毫升，先煮葛根，得 1200 毫升，纳诸药，煮

取 400 毫升，去滓，温服 200 毫升，日 2 次。

⑦药宜饭后温服，嘱其安静休息，同时观察喘、下利及汗出情况。可配合针刺天枢、足三里、内庭、曲池等穴以清热利湿。

（二）虚证

1. 心阳虚

（1）桂枝甘草龙骨牡蛎汤证的服药护理

[原文]　火逆①下之，因烧针②烦躁者，桂枝甘草龍骨牡蠣湯主之。（118）

桂枝甘草龍骨牡蠣湯方

桂枝一兩（去皮）　甘草二兩（炙）　牡蠣二兩（熬）　龍骨二兩

上四味，以水五升，煮取二升半，去滓，温服八合，日三服。

[词解]

①火逆：指误用烧针、艾灸、熏、熨等火法治疗而产生的变证。

②烧（shāo，音烧）針（zhēn，音针）：将针体在火上加热后刺入人体的一种治疗方法。

[原文析义]

（118）条论述误用火疗，又误用攻下，致使心阳受损的证治。误用火疗，又误用攻下，致使心阳受损，心神浮越。患者心神不宁，甚至精神恍惚、惶恐不安而烦躁，治用桂枝甘草龙骨牡蛎汤温补心阳、潜镇安神。

[辨证提要]

病机：心阳虚弱，心神不敛。

辨证要点：心悸，烦躁，舌淡，苔白。

[护治原则]　温补心阳，潜镇安神。

[施护措施]

①观察心悸发作及持续时间，观察心律及心率变化，随时观察脉象变化，必要时给予心电监护，如出现心率持续在 120 次以上或 40 次以下，或频发期前收缩，报告医师予以处理，并进行监测，做好记录。

②病室保持环境安静、整洁，光线不宜过强，减少陪护探视，避免噪声，做到"四轻"，减少对患者的不良刺激。

③注意饮食调养，进食营养丰富、易消化的食物，忌过饱、偏食和生冷之品，可进食大枣、莲子、百合、龙眼肉、山药、甲鱼等补益气血之品。

④患者心悸、烦躁，首先应做好患者的思想疏导工作，关心体贴患者，选择说理、劝解、安慰、鼓励等方法解除紧张恐惧心理，开导患者，使其保持心情愉快，精神乐观，情绪稳定。

⑤煎服法。药四味，加水 1000 毫升，煮取 500 毫升，去滓，温服 160 毫升，日三服，药后嘱其卧床休息，观察、记录疗效。

⑥若患者心悸不适，可针刺神门、内关等穴，留针 15~20 分钟，或耳穴压豆，取穴心、交感、皮质下，心悸发作时每次按揉 3~5 分钟。

（2）桂枝去芍药加蜀漆牡蛎龙骨救逆汤证的服药护理

[原文]　　傷寒脉浮，醫以火迫劫之①，亡陽②必驚狂，卧起不安者，桂枝去芍藥加蜀漆牡蠣龍骨救逆湯主之。（112）

桂枝去芍藥加蜀漆牡蠣龍骨救逆湯方

桂枝三兩（去皮）　甘草二兩（炙）　生薑三兩（切）　大棗十二枚（擘）　牡蠣五兩（熬）　蜀漆三兩（洗去腥）　龍骨四兩

上七味，以水一斗二升，先煮蜀漆，減二升，內諸藥，煮取三升，去滓，溫服一升。本云，桂枝湯，今去芍藥加蜀漆、牡蠣、龍骨。

[词解]

①以火迫劫之：劫者，劫迫也。以火迫劫，指用温针、艾灸、熏、熨等法强迫发汗。

②亡陽（yáng，音阳）：指亡心阳。

[原文析义]

（112）条论述心阳虚惊狂的证治。伤寒表证，医者误用火疗强迫取汗，导致汗出过多，心阳被伤，心神失养，再加上火疗惊心，出现精神惊恐、狂躁不宁而坐卧不安的症状，治用桂枝去芍药加蜀漆牡蛎龙骨救逆汤温复心阳、镇静安神、化痰开窍、止逆救狂。

[辨证提要]

病机：心阳虚，心神不敛，复被痰扰。

辨证要点：惊狂，卧起不安，心悸等。

[护治原则]　　温通心阳，潜镇安神，兼以涤痰。

[施护措施]

①伤寒脉浮，病位在表，治宜据证如法微汗解之，火法强取其汗，必致大汗淋漓，汗为心之液，大量汗出，心阳随汗亡失，今心阳受创，心失所养，心神不得敛养，加之心胸阳气不足，易致水饮痰浊之邪乘虚扰心，心神失守，故见惊狂、卧起不安等症。注意观察患者心率、心律。如心率持续在每分钟 120 次以上或 40 次以下，或频发期前收缩，报告医师予以处理，并进行监测，做好记录。

②保持病室环境安静、整洁，光线不宜过强，减少陪护探视，避免噪声，做到"四轻"，各项检查与护理操作应集中进行，减少对患者的不良刺激。

③注意饮食调养，进食营养丰富易消化食物，忌过饱、偏食和生冷之品，可进食大枣、莲子、百合、龙眼肉、山药、甲鱼等补益气血之品。

④患者惊狂、卧起不安，首先应保证患者安全，做好患者的思想疏导工作，关心体贴患者，选择说理、劝解、安慰、鼓励等方法解除其紧张恐惧心理，开导

患者，使其保持心情愉快，精神乐观，情绪稳定。

⑤煎服法。药七味，加水 2400 毫升，先煮蜀漆，煮至 2000 毫升，纳诸药，煮取 600 毫升，去滓，温服 200 毫升，日三服。方中提出先煎蜀漆，是为了减少毒性，防止不良反应发生。

⑥服药后嘱其卧床休息，及时观察体温、脉搏、呼吸、血压的变化及汗出情况，出汗过多应及时更换衣被，擦干汗液防止受凉，若出现大汗淋漓、面色苍白、血压骤降等，应及时报告医师进行抢救。

（3）桂枝加桂汤证的服药护理

［原文］　燒針令其汗，針處被寒，核起而赤①者，必發奔豚②。氣從少腹上衝心者，灸其核上各一壯，與桂枝加桂湯更加桂二兩也。（117）

桂枝加桂湯方

桂枝五兩（去皮）　芍藥三兩　生薑三兩（切）　甘草二兩（炙）　大棗十二枚（擘）

上五味，以水七升，煮取三升，去滓，溫服一升。本云，桂枝湯今加桂滿五兩。所以加桂者，以能泄奔豚氣也。

［词解］

①核起而赤：指针处因寒闭阳郁而见局部红肿如核。

②奔豚：证候名。豚即猪。奔豚即以猪的奔跑状态来形容患者自觉有气从少腹上冲胸咽之证，该证时发时止，发时痛苦异常。

［原文析义］

（117）条论述火针汗后心阳虚损，下焦寒气上冲而发奔豚的证治。用火针强发其汗，汗出则腠理开，外寒从针处入内，致气血凝涩，卫阳郁结，局部出现"核起而赤"，可采用"灸其核上各一壮"方法治疗，即艾灸局部以温通开结，活血散邪；强责发汗，损伤心阳，阳虚阴乘，下焦水寒之气乘虚上犯心胸，发为奔豚之证，即气从少腹上冲胸咽，烦闷欲死，片刻冲逆平息而复常，治用桂枝加桂汤温通心阳，平冲降逆。

［辨证提要］

病机：心阳虚，下焦阴寒之气乘虚上逆。

辨证要点：阵发性气从少腹上冲心胸，伴心悸等。

［护治原则］　泄上逆之气，温通心阳，兼驱寒以平冲降逆。

［施护措施］

①汗为心液，强责发汗，伤及心阳，阳虚阴乘，则患者出现气从少腹上冲胸咽，烦闷欲死，伴有心慌、胸闷气短等阳气不足之证，注意观察心慌、胸闷、胸痛、呼吸气促等表现，并记录呼吸、脉搏、血压等变化。

②保持病室环境安静、整洁，光线不宜过强，减少陪护探视，避免噪声，做到"四轻"，各项检查与护理操作应集中进行，减少对患者的不良刺激。

③注意饮食调养，进食营养丰富、易消化的食物，忌过饱、偏食和生冷之品，可进食大枣、莲子、百合、龙眼肉、山药、甲鱼等补益气血之品。

④患者心慌、胸闷气短，首先应做好患者的思想疏导工作，关心体贴患者，选择说理、劝解、安慰、鼓励等方法解除其紧张恐惧心理。开导患者，使其保持心情愉快，精神乐观，情绪稳定。

⑤煎服法。药五味，加水 1400 毫升，煮取 600 毫升，去滓，温服 200 毫升，日三服。服药后观察心慌、胸闷、胸痛及呼吸气促的改善情况，记录体温、脉搏、呼吸、血压等变化。

⑥若患者心慌不适，可针刺神门、内关等穴，留针 15~20 分钟，或耳穴压豆，取穴心、交感、皮质下，心慌发作时每次按揉 3~5 分钟。心慌气急给予氧气吸入，每分钟 3~4 升。

（4）茯苓桂枝甘草大枣汤证的服药护理

[原文]　發汗後，其人臍下悸者，欲作奔豚，茯苓桂枝甘草大棗湯主之。（65）

茯苓桂枝甘草大棗湯方

茯苓半斤　桂枝四兩（去皮）　　甘草二兩（炙）　　大棗十五枚（擘）

上四味，以甘瀾水一斗，先煮茯苓，減二升，內諸藥，煮取三升，去滓，溫服一升，日三服。

作甘瀾水法：取水二斗，置大盆內，以杓揚之，水上有珠子五六千顆相逐，取用之。

[原文析义]

（65）条论述心阳虚欲作奔豚的证治。过汗损伤心阳，不能镇摄下焦水气，下焦水气有乘虚上冲之势，欲冲未冲，故见脐下悸动，治用茯苓桂枝甘草大枣汤温通心阳、化气利水。

[辨证提要]

病机：心阳不足，下焦寒饮欲逆。

辨证要点：脐下悸，欲作奔豚，小便不利。

[护治原则]　温通心阳，化气利水。

[施护措施]

①表证汗后见"脐下悸"，是为过汗损伤心阳，致心火不能下蛰以暖肾，肾水无以蒸化而停于下，复因上虚而欲乘之，故见脐下筑筑然跳动而如奔豚之将作，故曰"欲作奔豚"。注意观察小便次数、量。

②病室向阳，保持安静、清洁，温、湿度适宜，温度在 20℃~22℃，湿度在 50%~60%，避免噪声。

③注意饮食调养，进食营养丰富、清淡、易消化食物，低盐。可进食黑豆鲫

鱼汤温肾利水。

④安慰、鼓励患者，消除其紧张恐惧心理；开导患者，使其保持心情愉快，精神乐观，情绪稳定。

⑤煎服法。药四味，加甘澜水 2000 毫升，先煎茯苓，煎至 1600 毫升，纳诸药，煮取 600 毫升，去滓，温服 200 毫升，日三服。甘澜水制作法：取水 4000 毫升，置大盆内，以勺扬水，至水上有珠子五六千颗相逐，取用之。

⑥本方以甘澜水煎服，前人有甘澜水"去其水性，以不助肾邪"之说。茯苓先煎，用量独重，意在加强利水排邪之力。服药后嘱患者安静休息，观察奔豚症状是否减轻，如小便次数增多，心阳逐渐恢复，说明病情逐渐好转。

2. 脾虚证

（1）茯苓桂枝白术甘草汤证的服药护理

[原文]　　伤寒若吐、若下後，心下逆满，氣上衝胸，起则头眩①，脉沉紧，發汗則動經②，身為振振摇③者，茯苓桂枝白术甘草湯主之。（67）

茯苓桂枝白术甘草湯方

茯苓四兩　桂枝三兩（去皮）　白术　甘草各二兩（炙）

上四味，以水六升，煮取三升，去滓，分温三服。

[词解]

①頭眩（toú xuàn，音头眩）：头晕目眩。

②動經（dòng jīng，音动经）：扰动经脉。

③振振摇：动摇不定貌。

[原文析义]

（67）条论述脾虚水停的证治及治疗禁忌。条文中"茯苓桂枝白术甘草汤主之"应接在"脉沉紧"后，属倒装文法。太阳伤寒，误用吐、下之法，损伤脾胃，运化无力，水饮内停，逆而上冲，而见心下逆满，气上冲胸。阳虚清气不升，水饮上蒙，致起则头眩，沉紧之脉为体内有水寒之气的特征，治用茯苓桂枝白术甘草汤温化水饮。误治变证：发汗则动经，身为振振摇，如误用发汗的方法，就可能损伤经脉之气，且阳气更虚，经脉失温；水邪浸渍经脉，身体震颤摇动而不能自持。故治当温阳健脾、利水降冲，方用茯苓桂枝白术甘草汤。

[辨证提要]

病机：脾虚水停，水气上冲。

辨证要点：心下逆满，气上冲胸，心悸头眩，脉沉紧。

[护治原则]　　温阳健脾，利水降冲。

[施护措施]

①太阳病误用吐、下之法，而致脾虚水停，水气上冲，心下逆满，气上冲胸，心悸头眩，脉沉紧，病情观察应注意患者胸脘痞满、眩晕、心悸情况并做好

记录。

②保持病室环境安静、整洁，光线不宜过强，减少陪护探视，避免噪声，做到"四轻"，各项检查与护理操作应集中进行，减少对患者的不良刺激。

③饮食宜软、烂、热、易消化、富营养，少食多餐，少食肥甘厚味之品，可食大枣、薏苡仁、山药、桂圆等温补脾胃之品。

④患者心悸、胸闷气短，首先应做好患者的思想疏导工作，关心体贴患者，选择说理、劝解、安慰、鼓励等方法解除其紧张恐惧心理。开导患者，使其保持心情愉快，精神乐观，情绪稳定。

⑤煎服法。药四味，加水1200毫升，煮取600毫升，去滓，温服200毫升，日三服。

⑥服药后嘱患者卧床休息，保持病室安静，尽可能减少翻动患者的次数，各项操作宜轻，观察胸脘痞满、眩晕、心悸等症状是否减轻。

（2）厚朴生姜半夏甘草人参汤证的服药护理

[原文]　發汗後，腹脹滿者，厚朴生薑半夏甘草人參湯主之。（66）

厚朴生薑半夏甘草人參湯方

厚朴半斤（炙，去皮）　生薑半斤（切）　半夏半升（洗）　甘草二兩　人參一兩

上五味，以水一斗，煮取三升，去滓，温服一升，日三服。

[原文析义]

（66）条论述汗后脾虚气滞腹胀的证治。太阳病误用汗法或汗不得法，素体脾虚之人脾气进一步虚衰，运化无力，气机壅滞于腹，见腹胀满，治用厚朴生姜半夏甘草人参汤温运健脾、消胀除满。

[辨证提要]

病机：脾气虚弱，运化失健，气机阻滞。

辨证要点：腹胀满，午后为甚，食入增剧，食消则减，舌淡苔白腻。

[护治原则]　温运健脾，消滞除满。

[施护措施]

①表证误用汗法或过汗，最易损伤脾阳，由于脾气虚弱，运化失健，气机阻滞，出现腹胀。注意观察腹胀与饮食的关系，出现腹胀满的时间。脾气虚弱，腹胀往往午后为甚，食入增剧，食消则减，舌淡、苔白腻等。

②慎起居，防外感，注意休息、保暖，及时增添衣被。

③饮食宜软、烂、热、易消化、富营养，少食多餐，少食肥甘厚味之品，可食大枣、薏苡仁、山药、桂圆等温补脾胃之品，也可食萝卜、山楂等以化食消胀。

④调节情志，保持良好心态，七情调和，以利于疾病康复。

⑤煎服法。药五味，加水2000毫升，煮取600毫升，去滓，温服200毫升，

日三服。中药汤剂宜热服，服药后嘱患者卧床休息，注意观察腹胀有无减轻。

（3）小建中汤证的服药护理

[原文]　伤寒二三日，心中悸而烦者，小建中汤主之。（102）

小建中汤方

桂枝三兩（去皮）　　甘草二兩（炙）　　大棗十二枚（擘）　　芍藥六兩　生薑三兩（切）膠飴一升

上六味，以水七升，煮取三升，去滓，内飴，更上微火消解，温服一升，日三服。嘔家不可用建中湯，以甜故也。

[原文析义]

（102）条论述伤寒里虚见心悸而烦的证治。伤寒二三日，未经汗、下等误治，但因患者平素心脾不足，气血双亏，今感外邪，正气抗邪于表，里气更加虚衰，气血不足，心失所养则悸，神失所养则烦，治用小建中汤建中补虚、调养气血。

[辨证提要]

病机：中焦虚寒，气血不足，复被邪扰。

辨证要点：心中悸而烦，腹中急痛，喜温喜按，或伴轻微恶寒发热。

[护治原则]　　温中补虚，调和气血。

[施护措施]

①根据"四诊"搜集的病史材料辨证分析可知，伤寒二三日，未经误治而见心中悸而烦者，分析其原因，必为正气不足，复被邪扰所致。临床观察心悸发作的时间、持续时间，若伴腹中冷痛，注意腹痛的部位、性质、程度及诱因，结合病史，分清虚实，不可随便使用止痛剂。

②慎起居，防外感，心悸严重者注意卧床休息，注意保暖，及时增添衣被。由于中焦虚寒，气血不足，可饮生姜红糖茶等温中散寒止痛，或用狗皮肚兜保护脾胃，避免感受寒邪。

③饮食宜软、烂、热、易消化、富营养，可选用补益心脾的食物，如大枣、山药、薏苡仁等。鲫鱼大枣汤能补脾养血，黄芪山药粥能补气健脾，一些血肉有情之品可气血双补。

④由于气血不足，里虚邪扰所致的心中悸而烦的患者，护理人员应采用说理开导、释疑解惑等方法，也可让患者聆听舒缓优美的音乐，缓解其烦躁心理，自觉调和情志，气和志达，以利康复。

⑤煎服法。药六味，加水 1400 毫升，煮取 600 毫升，去滓，纳入饴糖，微火使饴糖溶解，温服 200 毫升，日三服。饴糖后下，因饴糖易于溶解，不易久煎，"更上微火消解"是为了避免焦糊，引起药物变质。

⑥服药后嘱其静卧休息，观察心中悸烦、腹中拘急疼痛有无减轻。另外，本方为甘温之剂，服之则助湿生热，会加重呕吐，因此呕吐的患者不可用建中汤。

⑦中焦虚寒，气血不足者，可针刺内关、章门、中脘、脾俞、肾俞、胃俞、

足三里等穴，或艾灸中脘、内关、足三里等穴。

（4）桂枝人参汤证的服药护理

[原文] 　太陽病，外證未除，而數下之，遂協熱而利，利下不止，心下痞鞕，表裏不解者，桂枝人參湯主之。（163）

桂枝人參湯方

桂枝四兩（別切）　甘草四兩（炙）　白术三兩　人參三兩　乾薑三兩

上五味，以水九升，先煮四味，取五升，内桂，更煮取三升，去滓，温服一升，日再夜一服。

[原文析义]

（163）条论述下后脾气虚寒而表证未解的证治。太阳病不解，医者屡误用下法，导致中阳损伤，脾失运化，清气不升，精微下趋，致利下不止；中焦气机运转不及，则心下痞硬，虽反复使用下法，但表邪仍在，治用桂枝人参汤温中解表，表里同治。

[辨证提要]

病机：脾阳不足兼表邪不解。

辨证要点：下利不止，心下痞硬，兼发热恶寒，脉不浮。

[护治原则] 　温中解表。

[施护措施]

①由于脾阳不足兼表邪不解，而出现下利不止，心下痞硬，兼发热恶寒、脉不浮。观察患者的体温、排便情况，大便次数、量、色、质及伴随症状，全身情况特别是心下痞硬的相关症状，以评估病情的轻重。

②居室向阳、温暖、清洁、通风，忌对流风。及时倾倒排泄物，如有污染应及时更换。注意腹部保暖，做好肛周护理，保持清洁、干燥，必要时用紫草油保护臀部。

③饮食宜软、烂、热、易消化、富营养，少食多餐，忌食生冷肥甘厚味之品。可食大枣、山药、羊肉汤及生姜草果红茶饮以温中健脾。

④调节情志，保持良好心态，护理人员应认真了解患者性格，采取相应方法，耐心细致，正面引导。

⑤煎服法。药五味，水1800毫升，先煮四味，煮至1000毫升，纳桂枝，煮取600毫升，本方桂枝后下，取其辛温走表，外散表邪之意，白天服两次，夜间服一次。此服药方法乃取顺应脾胃主时之气旺而愈病之法。

⑥脾虚寒湿，可用热水袋热敷，或艾灸中脘、天枢、足三里、神阙等穴，以散寒祛湿、健脾止泻。

3. 肾阳虚证

（1）干姜附子汤证的服药护理

[原文] 　下之後，復發汗，晝日煩躁不得眠，夜而安靜，不嘔，不渴，無

表證，脉沉微，身無大熱者，乾薑附子湯主之。（61）

乾姜附子湯方

乾薑一兩　附子一枚（生用，去皮，切八片）

上二味，以水三升，煮取一升，去滓，頓服。

［原文析义］

（61）条论述肾阳虚躁烦的证治。太阳病，医者先下后汗，治疗失序，继而出现白天烦躁，发热，至夜则安静。察患者不呕，排除少阳病；不渴，排除阳明病；无表证，排除太阳病；脉沉，主病在里；微，主阳气衰微。沉微脉是肾阳衰微，阴寒内盛的表现；身无大热，提示还没有发展到阴盛格阳，虚阳外越的地步，治用干姜附子汤急救回阳。

［辨证提要］

病机：阳气暴虚，阴寒内盛。

辨证要点：昼日烦躁不得眠，夜而安静，脉沉微，身无大热。

［护治原则］　急救回阳。

［施护措施］

①由于阳气暴虚，阴寒内盛，而致昼日烦躁不得眠，夜而安静，脉沉微，身无大热。特别注意观察患者面色、肤温、汗出、脉象、血压等变化，防生叵测。

②病室向阳，勿潮湿阴冷，床铺平整、干净，环境清新整洁，嘱患者卧床休息。

③鼓励患者树立战胜疾病的信心，安慰患者，解除其焦虑情绪，调畅情志。下后复汗，阳虚烦躁者，应嘱患者安静休息，做好精神护理，劝导患者消除紧张情绪，避免不良刺激。

④酌情给予营养丰富的流质、半流质饮食，日常可食黑豆鲫鱼汤（黑豆、鲫鱼同煮）、黑芝麻散以温肾健脾（黑芝麻炒，研末，加红糖，开水冲服）。

⑤煎服法。药二味，水 600 毫升，煮取 200 毫升，去滓，顿服。本方采取浓煎顿服，其意在于药力集中，速破阴寒而急复其阳，较之四逆收效更速，独用姜附，单捷小剂，其力精专，有单刀直入之势。

⑥服药后严密观察面色、肤温、汗出、脉象、血压等变化。如面色苍白，四肢不温，或见汗出不止，气息低微，舌淡，脉沉细，应立即报告医师，积极协助抢救。

（2）茯苓四逆汤证的服药护理

［原文］　發汗，若下之，病仍不解，煩躁者，茯苓四逆湯主之。（69）

茯苓四逆湯方

茯苓四兩　人参一兩　附子一枚（生用，去皮，破八片）　甘草二兩（炙）　乾薑一兩半

上五味，以水五升，煮取三升，去滓，溫服七合，日三服。

[原文析义]

（69）条论述汗下后阴阳俱虚烦躁的证治。太阳病汗、下太过，病仍不见好转，且出现心神不安、烦躁不宁等症。本条述证较简，以方测证，当有畏寒倦卧、下利清谷、手足逆冷、脉微细、口干渴等临床表现，治用茯苓四逆汤回阳益阴。

[辨证提要]

病机：少阴阳虚，阴液不继。

辨证要点：烦躁，肢厥，脉微细。

[护治原则]　　回阳益阴。

[施护措施]

①汗、下后阴阳两虚，阳气虚衰，阴液不继，注意观察烦躁时间及其伴随症状，如恶寒、四肢厥冷、脉微细等，了解患者的睡眠情况，并做好记录。

②保持居室向阳、安静、清洁、温暖，减少探视次数，避免噪声。护理操作集中进行，做到"四轻"。

③注意饮食调养，进食营养丰富、易消化的食物，宜低脂、低盐饮食，可进食大枣、莲子、百合、龙眼肉、山药、甲鱼等补益气血之品，亦可用西洋参、红参泡水代茶频服。

④关心、体贴、安慰患者，做好耐心细致的思想疏导工作，保持情绪稳定，取得其配合，疏泄情志，以利于疾病康复。

⑤煎服法。药五味，加水1000毫升，煮取600毫升，去滓，温服140毫升，日三服。服药后安静休息，注意观察疗效及病情变化。

⑥患者因阴阳两虚，阳气虚衰，阴液不继而致昼夜皆烦，除劝说疏导外，可耳穴压豆，取神门、交感、心，睡前按揉3~5分钟，或睡前热水泡脚及按摩脚心5~10分钟，以宁心安神。

4. 阴阳两虚

（1）甘草干姜汤证、芍药甘草汤证的服药护理

[原文]　　傷寒脈浮，自汗出，小便數，心煩，微惡寒，腳攣急，反與桂枝欲攻其表，此誤也。得之便厥①，咽中乾，煩躁，吐逆者，作甘草乾薑湯與之，以復其陽；若厥愈足溫者，更作芍藥甘草湯與之，其腳即伸；若胃氣不和，讝語②者，少與調胃承氣湯；若重發汗，復加燒針者，四逆湯主之。（29）

甘草乾薑湯方

甘草四兩（炙）　乾薑二兩

上二味，以水三升，煮取一升五合，去滓，分溫再服。

芍藥甘草湯方

白芍藥　甘草各四兩（炙）

上二味，以水三升，煮取一升五合，去滓，分溫再服。

［词解］

①厥：此指手足逆冷。又称厥逆。

②譫語（zhān yǔ，音谵语）：神志不清，胡言乱语，多声音高亢。

［原文析义］

（29）条论述伤寒夹虚误汗的变证及相应的救治方法。伤寒脉浮、自汗出、微恶寒，为太阳表虚证，理当以桂枝汤治之。但兼见小便数、心烦、脚挛急，则显然不是单纯的太阳表虚证，若单予桂枝汤治之，必将生变。误用桂枝汤后，汗出则阳气更虚，四肢失于温煦而见厥逆；汗出阴伤更甚，津液不能上承则咽中干燥；阴阳两虚，心神失养则烦躁；阴寒犯胃，胃寒气逆则呕逆。给予甘草干姜汤以复阳，阳气来复，则厥回足温，然后再给予芍药甘草汤，酸甘化阴，柔筋缓急，其脚自伸。"若胃气不和，谵语者，少与调胃承气汤"，意为误汗伤津，邪从燥化形成阳明实证，出现谵语、腹胀、便闭等症，少予调胃承气汤，中病即止，不可过用。"若重发汗，复加烧针者，四逆汤主之"，意为桂枝汤误用之后，又用烧针致阳随汗亡，病传少阴，阳衰阴盛，出现四肢厥逆，下利清谷，恶寒脉微，当以四逆汤急救回阳。

［辨证提要］

甘草干姜汤证

病机：中阳不足。

辨证要点：肢厥，烦躁，吐逆。

芍药甘草汤证

病机：阴液不足，筋脉失养。

辨证要点：脚挛急，经脉挛急。

［护治原则］　温中复阳，酸甘化阴。

［施护措施］

①由于阴阳两虚兼复外感，因此注意观察患者小便数、心烦、脚挛急、经脉挛急及肢厥、烦躁、吐逆之病情变化，尤其注意观察有无呕吐及呕吐物的量、质，并做好记录。

②保持居室安静，减少探视次数，避免噪声。护理操作集中进行，做到"四轻"，及时清除呕吐物及更换污染的衣被，保持病室清洁无异味。

③注意饮食调养，进食营养丰富、易消化的食物，流质、半流质饮食。可选用温补、平补类食物，如山药、大枣、薏苡仁、鱼汤、鸡汤等。

④关心、体贴、安慰患者，做好耐心细致的思想疏导工作，保持情绪稳定，取得其配合，告诉患者"人之情志最喜畅快，形神最易焕发，如此刻刻有长春之性，时时有长生之情，不惟却病，可以永年"。

⑤煎服法

甘草干姜汤方：药二味，加水 600 毫升，煮取 300 毫升，去滓，温服，日二次。

芍药甘草汤方：药二味，加水600毫升，煮取300毫升，去滓，温服，日二次。

⑥服药后安静休息，甘草干姜汤以复阳，阳气来复，则厥回足温。注意观察呕吐是否减轻，如有呕吐，观察呕吐物的量、质，观察四肢是否转暖；患者阳气来复，厥回足温，再给予芍药甘草汤，酸甘化阴，柔筋缓急，服用该汤剂后注意观察经脉挛急是否减轻。

⑦患者因烦躁等病情变化影响睡眠，除劝说疏导外，可耳穴压豆，取神门、交感、心，每于睡前按揉3~5分钟，或睡前热水泡脚及按摩脚心5~10分钟，以宁心安神，协助睡眠。

（2）炙甘草汤证的服药护理

[原文]　伤寒脉结代，心動悸，炙甘草湯主之。（177）

炙甘草湯方

甘草四兩（炙）　生薑三兩（切）　人参二兩　生地黃一斤　桂枝三兩（去皮）　阿膠二兩　麥門冬半升（去心）　麻仁半升　大棗三十枚（擘）

上九味，以清酒七升，水八升，先煮八味取三升，去滓，内膠烊消盡，温服一升，日三服。一名復脉湯。

[原文析义]

（177）条论述心阴阳两虚的证治。本病始于外感，渐内累于心，外邪已罢，仅存里虚之证。阴阳气血两虚，血脉不充致脉律不整，时有歇止，致心动悸，治用炙甘草汤滋阴养血、通阳复脉。

[辨证提要]

病机：心阴阳两虚。

辨证要点：心动悸，脉结代。

[护治原则]　通阳复脉，滋阴养血。

[施护措施]

①因心阴阳两虚，而引起心悸，脉结代。根据病因、病症、病程，以及发作持续时间辨别病情的轻重及预后，特别注意观察心率、心律及脉象的变化，必要时给予心电监护。如心率每分超过120次以上或40次以下，或频发期前收缩，报告医师给予处理，并进行监测，做好记录。

②保持病室环境安静、整洁，光线不宜过强，减少陪护探视，避免噪声，做到"四轻"，各项检查与护理操作应集中进行，减少对患者的不良刺激；注意季节气候变化，保持室内空气流通，温、湿度适宜，避免外邪复侵；根据病情轻重注意劳逸结合，病情重者，应绝对卧床休息，待病情缓解后可适当活动。

③饮食清淡、易消化、富营养、低盐、低脂饮食，勿过饥、过饱或偏食，少食肥甘厚味之品，可食大枣、莲子、百合、龙眼肉、山药、甲鱼等补益气血。

④患者心悸、胸闷，首先应做好患者的思想疏导工作，关心、体贴患者，选择说理、劝解、安慰、鼓励等方法消除其紧张恐惧心理；开导患者使其保持心情愉快，精神乐观，情绪稳定，也可采用说理开导、释疑解惑、移情疗法等使患者自觉调和情志，去掉思想包袱，转移或改变患者的情绪和意志，以解脱不良情绪，增强战胜疾病的信心。

⑤煎服法。药九味，加清酒 1400 毫升，水 1600 毫升，先煮八味，取 600 毫升，去滓，纳阿胶烊化，温服 200 毫升，日三服。服药后注意嘱患者安静休息，主要观察心悸缓解情况及脉象变化。

（三）太阳蓄水证

［原文］　太陽病，發汗後，大汗出、胃中乾^①、煩躁不得眠，欲得飲水者，少少與飲之，令胃氣和則愈。若脉浮、小便不利、微熱消渴^②者，五苓散主之。（71）

五苓散方

猪苓十八銖（去皮）　澤瀉一兩六銖　白术十八銖　茯苓十八銖　桂枝半兩（去皮）

上五味，擣為散，以白飲^③和服方寸匕^④，日三服。多飲煖水，汗出愈。如法將息。

發汗已，脉浮數、煩渴者，五苓散主之。（72）

中風發熱，六七日不解而煩，有表裏證^⑤，渴欲飲水，水入則吐者，名曰水逆^⑥，五苓散主之。（74）

［词解］

①胃中乾（gān，音干）：指津液耗伤，胃中津液不足。

②消渴：指口渴而饮水不解的症状，非病名。

③白飲（yǐn，音饮）：又作白米饮，即米汤。

④方寸匕：古代量取药末的器具。外形如匕，一寸见方有柄。其容量约合今之 5 毫升。

⑤有表裏證（lǐ zhèng，音里证）：指既有太阳表证，又有蓄水里证。

⑥水逆：是水邪停蓄于膀胱，气不化津，以致口渴引饮，饮入即吐的一种症状，是蓄水重证的表现。

［原文析义］

上述三条论述太阳蓄水证的病因病机、脉证、治法。其中 71、72 条论述的是蓄水轻证，74 条论述的是蓄水重证。

根据 71 条"太阳病，发汗后"，72 条"发汗已"，74 条"中风发热，六七日不解"，说明太阳蓄水的病因病机是太阳病汗不得法，表邪循经入腑，影响膀胱的气化功能所致。综合 71、72 条，太阳蓄水证的主要脉证有小便不利，消渴或烦渴，微热，脉浮或脉浮数。太阳表证以汗法为正治，若汗不得法，可使表邪循经入腑；若汗出过多，也可能伤及胃中津液，出现烦躁不眠、口渴欲饮的病证。71 条叙述太阳病过汗，耗伤津液，使胃中津液一时性不足，胃中不和则烦躁不能安卧，并且时欲饮水自救的病证，对此，只需频频少量给予汤水，以滋胃阴，待津液慢慢恢复，胃气调和，可不药而愈。

在 71、72 条内容的基础上，进一步论述蓄水证的病因病机，并且补充蓄水重证的表现。"太阳中风，六七日不解而烦"，指出太阳表证虽经六七日，病证不解并增一"烦"。"烦"可指心烦，也可理解为因外有表邪，里有蓄水，经腑同病，诸证不除。蓄水重证，不仅水蓄膀胱，气化不利，津不上承，表现有小便不利，口渴欲饮，而且由于水邪自下向上逆于胃，胃失和降，使所饮之水，随入随吐，仲景称之为"水逆"，是蓄水重证的一种表现。

太阳蓄水证是因太阳表邪不解，随经入腑，致使水蓄膀胱，气化不利，证属表里同病，而以里之膀胱气化不利为主要病机，治宜通阳化气利水，兼以解表，方用五苓散。

[辨证提要]

病机：水蓄膀胱，气化不利，兼有表证未除。

辨证要点：太阳蓄水证是由水蓄膀胱，气化不利和表邪不解两组症状组成。辨证要点是小便不利，小腹硬满或胀满，渴欲饮水，但饮后欲吐，或兼发热恶寒，苔白滑，脉浮或浮数。

[护治原则]　通阳化气利水，外散风寒。

[施护措施]

①临床观察患者小便不利，小腹硬满或胀满，渴欲饮水，但饮后欲吐，或兼发热恶寒，苔白滑，脉浮或浮数等临床表现。

②保持病室安静、向阳、空气清新，温、湿度适宜，避免对流风，操作做到"四轻"。

③饮食宜清淡、易消化、富有营养。

④煎服法。药五味，捣为散剂，取 1.5～1.8 克以米汤冲服，日三次。

⑤药后多饮温水，以助药力，适当发汗而散邪。观察药后小便是否增多，小腹硬满或胀满、渴欲饮水、但饮后欲吐等症状是否减轻。

（四）太阳蓄血证

1. 桃核承气汤证的服药护理

[原文]　　太陽病不解，熱結膀胱①，其人如狂②，血自下，下者愈。其外不解者，尚未可攻，當先解其外；外解已，但少腹急結③者，乃可攻之，宜桃核承氣湯。（106）

桃核承氣湯方

桃仁五十箇（去皮尖）　大黄四兩　桂枝二兩（去皮）　甘草二兩（炙）　芒消二兩

上五味，以水七升，煮取二升半，去滓，内芒消，更上火，微沸下火，先食④温服五合，日三服，当微利。

[词解]

①热（rè，音热）结（jié，音结）膀胱：膀胱指下焦部位，包括膀胱、小肠、胞宫等。热结膀胱，为邪热与瘀血结于下焦部位。

②如狂：指神志异常而不甚，似狂非狂之状，也可解释为如发狂似的心神不宁。

③少腹急结（jié，音结）：指下腹部拘急硬痛。

④先食：指饭前空腹之时。

[原文析义]

（106）条论述太阳蓄血轻证的证治。太阳病发热、恶寒、头痛等表证尚未解除，邪气不能从外解而化热于里，与血结于下焦。热在血分，扰乱心神，而见躁动不安。由于血热初结，病证尚浅，所以有瘀血自下，病证自愈的机转。治疗应遵循先表后里的原则，先行解表，待表证解而蓄血证不除，出现小腹疼痛、胀满、拘急不舒，甚至硬痛拒按等症，治用桃核承气汤泻热通便。

[辨证提要]

病机：血热互结于下焦。

辨证要点：少腹急结，小便自利，其人如狂，或发热，午后或夜间为甚，舌红苔黄或有瘀斑，脉沉涩。

[护治原则]　　泻下瘀热。

[施护措施]

①观察患者的精神、神志、二便、舌脉，有无烦躁不安，神志不清，或昏迷不醒，神昏谵语；腹痛的发作时间、部位、性质、程度，谨慎使用止痛剂；每 4 小时测量一次体温，做好病情记录。

②保持病室安静、清洁，光线稍暗，减少陪护探视，避免噪声，做到"四轻"，各项检查与护理操作应集中进行。

③饮食清淡、易消化，可食清热类食物，如冬瓜、苦瓜、紫菜、白萝卜、香蕉，可饮清凉饮料和新鲜果汁，忌食辛辣油腻、伤阴动火之品。

④选择说理、劝解、安慰、鼓励等方法缓解患者的紧张恐惧心理，使其保持心情愉快，精神乐观，情绪稳定。

⑤煎服法。药五味，加水 1400 毫升，煮取 500 毫升，去滓，纳芒硝，再上火微沸，使芒硝溶解，温服 100 毫升，日三服，饭前空腹服。饭前空腹服药，有利于药效直达病所，迅速发挥药效。

⑥服药后患者出现轻微泻下症状，属正常现象。注意观察患者神志是否清醒，昏迷、谵语程度是否减轻，以及腹痛症状是否缓解。若药后神清安卧，小便

正常，说明病已向愈。

2. 抵当汤证的服药护理

[原文]　太陽病六七日，表證仍在，脉微而沉，反不結胸①，其人發狂者，以熱在下焦，少腹當鞕滿，小便自利者，下血乃愈。所以然者，以太陽隨經，瘀熱在裏②故也，抵當湯主之。(124)

抵當湯方

水蛭（熬）　虻蟲各三十箇（去翅足，熬）　桃仁二十箇（去皮尖）　大黄三兩（酒洗）

上四味，以水五升，煮取三升，去滓，温服一升。不下更服。

[词解]

①結（jié，音结）胸：病证名。其病机为痰水等实邪结于胸膈脘腹，以疼痛为主要临床表现。

②太陽（yáng，音阳）隨（suí，音随）經（jīng，音经），瘀熱（yū rè，音瘀热）在裏（lǐ，音里）：指太阳之邪在表不解而化热，随经脉入里，深入下焦血分，与瘀血结滞在里。

[原文析义]

（124）条论述蓄血重症的证治。文中"抵当汤主之"，应接在"下血乃愈"之后，属倒装文法。太阳病六七日，表证虽在，若脉象由浮转为微而沉，是外邪已经开始内陷入里，内陷之邪不在中、上二焦，而是下陷下焦血分，出现下腹硬满，病在血分，血热互结，所以精神异常；小便自利，膀胱气化功能未受到影响，下血乃愈，治以抵当汤破血逐瘀。"所以然者，以太阳随经，瘀热在里故也"，指出本证的病因病机。

[辨证提要]

病机：邪热与瘀血结于下焦。

辨证要点：其人发狂，小便自利，脉沉涩或沉结，舌质紫或有瘀斑。

[护治原则]　破瘀泻热。

[施护措施]

①因瘀热互结为蓄血的急重证，严密观察患者神志、精神、腹胀硬满等症状，并注意观察患者少腹急结、硬痛及小便自利，脉沉涩或沉结，舌质紫或有瘀斑等症状。发狂时注意保护患者安全，及时记录发狂发作时间、持续时间。

②病室宜向阴、安静、清洁，光线稍暗，温度在20℃～22℃，减少陪护探视，避免噪声，做到"四轻"，各项检查与护理操作应集中进行，减少对患者的不良刺激。

③本方用于瘀热互结于下焦，且为逐瘀血之峻剂，瘀血攻下后，饮食遵循滋阴和阳、调补气血的原则。给予富含营养、清淡易消化、清热类食物，如山药、

银耳、甲鱼、冬瓜、苦瓜、紫菜、白萝卜、香蕉，忌食伤阴动火之品，如煎炸、辛辣的食物。

④采用说理开导、释疑解惑、移情疗法等使患者自觉调和情志，去掉思想包袱，转移或改变患者的情绪和意志，以消除不良情绪，增强战胜疾病的信心。

⑤煎服法。药四味，加水 1000 毫升，煮取 600 毫升，去滓，每次温服 200 毫升。服药后嘱其安静休息，重点观察患者发狂、少腹硬满的改善情况。生活上给予必要的协助，同时注意观察小便情况，是否有血尿及量、色、质变化，如发现异常，及时处理。

⑥本方中水蛭、虻虫为虫类，其药性峻猛，直入血络，善破瘀积恶血，桃仁活血化瘀，大黄清热凉血行血，四药相合为破血逐瘀之峻剂。方后"不下，更服"，含有从小剂量开始之意，不效，增加剂量再服；同时亦示人，得下后，止后服，对于年老体弱、孕妇及溃疡病者应慎用。

3. 抵当丸证的服药护理

[原文]　伤寒有热，少腹满，应小便不利，今反利者，为有血也，当下之，不可馀药^①，宜抵当丸。（126）

抵当丸方

水蛭二十箇（熬）　蝱蟲二十箇（去翅足，熬）　桃仁二十五箇（去皮尖）　大黄三兩

上四味，擣分四丸，以水一升，煮一丸，取七合服之，晬時^②當下血，若不下者更服。

[词解]

①不可馀（yú，音余）藥（yào，音药）：不可用其他的药剂。从抵当丸服法看，亦可解释为不可剩余药渣，即连汤带渣一并服下。

②晬（zùi，音醉）时：即周时，一昼夜 24 小时。

[原文析义]

（126）条论述蓄血证病势较缓的证治。病由伤寒发热而起，随后出现少腹胀满，若为蓄水，小便当不利，今小便反利，则非蓄水，而为蓄血。但瘀缓热微，症仅见有热、少腹满，未见少腹硬，也未见如狂或发狂，治以抵当丸化瘀缓消。

[辨证提要]

病机：瘀热内结，病势较缓。

辨证要点：少腹满，小便自利，或有发热，舌紫暗，脉沉涩或沉结。

[护治原则]　泻热逐瘀，峻药缓图。

[施护措施]

①本证瘀缓热微，临床观察患者发热、腹满或硬满疼痛、小便反利、舌紫暗、脉沉涩或沉结。患者表现：有热，少腹满而未硬，其人未发狂，小便自利。其临床表现为蓄血虽重但病势较缓，注意与蓄水证、蓄血急症相鉴别，小便利与

不利是蓄血证与蓄水证的鉴别要点。

②病室宜向阴、安静、清洁，光线稍暗，减少陪护探视，避免噪声，做到"四轻"，各项检查与护理操作应集中进行。

③饮食清淡、易消化，可食清热类食物，如冬瓜、苦瓜、紫菜、白萝卜、香蕉，可饮清凉饮料和新鲜果汁，忌食辛辣油腻、伤阴动火之品。

④采用劝说疏导、释疑解惑之法，使患者保持心情愉快，精神乐观，情绪稳定。

⑤服药法。药四味，捣分四丸，以水 200 毫升，煮一丸，取 140 毫升服用。

本方的药物组成与抵当汤相同，但减少了水蛭、虻虫的用量，并改汤剂为丸剂，作用相似但却寓峻药缓攻之意，为逐瘀泄热的和缓之剂。以水煮丸，取药汁及药渣一并服下，实有汤、丸二剂之长，意在使药物起效迅速而药力轻缓绵长。

⑥服药后安静休息，服药后 24 小时内当下血，若不见下血者应再服，得下后，止后服，对于年老体弱、孕妇及溃疡病者应慎用。

（五）结胸证

1. 热实结胸证的服药护理

（1）大陷胸汤的服药护理

[原文] 太陽病，脉浮而動數，浮則為風，數則為熱，動則為痛，數則為虛，頭痛發熱，微盜汗出，而反惡寒者，表未解也。醫反下之，動數變遲，膈內拒痛。胃中空虛，客氣①動膈，短氣躁煩，心中懊憹，陽氣②內陷，心下因鞕，則為結胸，大陷胸湯主之。若不結胸，但頭汗出，餘處無汗，劑頸而還③，小便不利，身必發黃。（134）

大陷胸湯方

大黃六兩（去皮）　芒消一升　甘遂一錢匕

上三味，以水六升，先煮大黃取二升，去滓，內芒消，煮一兩沸，內甘遂末，溫服一升，得快利，止後服。

傷寒六七日，結胸熱實，脉沉而緊，心下痛，按之石鞕者，大陷胸湯主之。（135）

傷寒十餘日，熱結在裏，復往來寒熱者，與大柴胡湯；但結胸，無大熱者，此為水結在胸脇也，但頭微汗出者，大陷胸湯主之。（136）

太陽病，重發汗而復下之，不大便五六日，舌上燥而渴，日晡所④小有潮熱⑤，從心下至少腹鞕滿而痛，不可近⑥者，大陷胸湯主之。（137）

[詞解]

①客氣（qì，音气）：即邪气。因邪从外来，故称客气。

②陽氣（yáng qì，音阳气）：此处指属阳之表邪。

③劑（jì，音剂）頸（jìng，音颈）而還（huán，音还）：剂通齐。剂颈而

还，指头部汗出，到颈部而止，颈部以下无汗。

④日晡所：指申时前后，即下午 3-5 时。

⑤潮热（rè，音热）：一种热型。指发热如潮水之起落，定时而发，或定时增高。

⑥不可近：指疼痛拒按，不可触摸。

［原文析义］

（134）条论述大陷胸汤的适应证。太阳病，脉象浮而数急躁动，浮主风邪在表，数指邪热为患，邪盛于表，身体必有疼痛，即"动则为痛"，"数则为虚"是指无实邪；"头痛，发热"属表证；"微盗汗出"反映阳热之邪较盛，且有入里趋势；"而反恶寒，表未解也"强调前述脉症虽有化热之势而太阳表邪尚未解除。表证未解，误用下法，邪气内陷，与有形实邪结于胸膈，动数之脉变为迟缓，气机不利，故膈内剧痛。病变部位不在胃中，是为"胃中空虚"，病位在胸膈，故胸膈处疼痛拒按，邪阻气机而短气，热扰胸膈故烦躁，甚至懊侬。"心下因硬"是因为阳热之邪内陷，与有形之邪相结，治以大陷胸汤泻热逐水。若误下后没有形成结胸证而形成湿热发黄证：湿热互结，热邪受到湿邪的牵制，不得外越为汗，故身无汗，但阳热上蒸，只头汗出，至颈部而止；湿欲下泄，受到热邪牵制，而不得泄，见小便不利；湿热瘀结体内，迫使胆液外泄，则身发黄色。

（135）条论述典型的大结胸证的辨证要点。伤寒六七日，内传之邪与体内痰水相结于胸膈，导致"结胸热实"，脉沉而紧，说明本证为水饮内结而有疼痛之证，胸膈以下部位疼痛，按之坚硬如石，治用大陷胸汤泻热逐水。

（136）条论述大陷胸汤证与大柴胡汤证的鉴别。伤寒经过十余日而不愈，表邪化热入里，热结少阳，往来寒热，枢机不利，腹满痛，大便不通等症，治用大柴胡汤；如见心下硬满疼痛，甚至延及两侧胁肋水热结胸之证，无大热，以及热被水遏而不能向上蒸腾但头微汗出、余处无汗之证，治用大陷胸汤泻热逐水。

（137）条论述大结胸病涉及阳明腑实的证治。重发汗复又攻下，津液耗伤，邪气化热内陷，与水饮相结于胸膈，并影响全腹，腑气不通，故五六日不大便，舌上燥而渴，潮热见于日晡之时，说明本证与阳明腑实有关。"从心下至少腹硬满而痛不可近"，仍系大结胸证，治以大陷胸汤泻热逐水，兼攻腑实。

［辨证提要］

病机：邪热内陷与有形之水饮相结于胸腹。

辨证要点：心下硬满，甚则从心下至少腹硬满而痛，不可触按。短气躁烦，头汗出，大便秘结，日晡小有潮热，口渴不多饮，苔黄腻或黄厚而燥，脉沉紧。

［护治原则］　泻热散结，攻逐水饮。

［施护措施］

①观察生命体征，神志，胸腹是否硬满拒按，汗出的时间、部位，发热时

间，大便情况，舌、脉象。

②保持病室安静、整洁，空气流通，温、湿度适宜，温度宜保持在18℃~22℃，湿度宜保持在50%~60%。

③饮食应给予清淡、易消化、富含营养类食物，如牛奶、山药、黑木耳、香菇等补益和中之品。

④采用说理开导、释疑解惑、移情疗法等使患者自觉调和情志，去掉思想包袱，增强战胜疾病的信心。

⑤煎服法。药三味，加水1200毫升，先煮大黄，煎至400毫升，去滓，放入芒硝，煮一二沸，再放入甘遂末，不去滓，温服200毫升。

⑥服峻下药后，可能出现腹痛、腹泻或恶心呕吐等反应，应向患者解释清楚。如果患者服药后腹痛剧烈，泄泻不止或者呕吐频繁，出现大汗淋漓，心慌气短，面色苍白，脉微细或结或代，应及时报告医师，进行抢救处理。本方泻下峻猛，故应中病即止，不可过服，以免损伤正气，故曰："得快利，止后服。"

（2）小陷胸汤的服药护理

[原文]　　小結胸病，正在心下，按之則痛，脈浮滑者，小陷胸湯主之。（138）

小陷胸湯方

黃連一兩　半夏半升（洗）　栝樓實大者一枚

上三味，以水六升，先煮栝樓，取三升，去滓，內諸藥，煮取二升，去滓，分溫三服。

[原文析义]

（138）条论述小结胸病的证治。伤寒表邪入里，或表证误下，邪热内陷，与痰互结于心下，触按则痛，痰热相结现浮滑脉，治用小陷胸汤清热化痰开结。

[辨证提要]

病机：痰热互结于心下。

辨证要点：心下痞硬，按之则痛，苔黄腻，脉浮滑。

[护治原则]　　清热涤痰开结。

[施护措施]

①本证临床表现心下硬满，按之始痛，不按则不痛，其脉浮滑。脉浮主阳热之邪，其结为浅；脉滑主痰热之邪，聚而未深，属痰热互结，病势较大陷胸证轻浅。

②保持病室空气清新，通风良好，安静整洁，温、湿度适宜，温度宜保持在18℃~22℃，湿度宜保持在50%~60%。

③饮食给予清淡易消化、富含营养类食物，如牛奶、山药、黑木耳、香菇等补益和中之品。

④采用说理开导、释疑解惑、移情疗法等使患者自觉调和情志，去掉思想包袱，增强战胜疾病的信心。

⑤煎服法。药三味，以水 1200 毫升，先煮瓜蒌，取 600 毫升，去滓，纳诸药，煮取 400 毫升，分三次温服，服药后观察其效果和反应。

2. 寒实结胸证的服药护理

三物小白散的服药护理

［原文］　寒實結胸，無熱證者，與三物小陷胸湯。白散①亦可服。（141）

白散方

桔梗三分　巴豆一分（去皮心，熬黑研如脂）　貝母三分

上三味為散，內巴豆，更於臼中杵之，以白飲和服，強人半錢匕，羸者減之。病在膈上必吐，在膈下必利，不利進熱粥一杯，利過不止，進冷粥一杯。

［词解］

白散：方剂名。本条文"寒实结胸，无热证者，与三物小陷胸汤，白散亦可服"。考《金匮玉函经》《千金翼方》均无"陷胸汤"及"亦可服"六字，可从。

［原文析义］

（141）条论述寒实结胸的证治。寒邪与痰水等有形之邪相结于胸膈脘腹，无热证，相反出现因寒痰凝结伴随咳喘满闷等胸阳不振，或大便秘结等寒闭腑气不通的症状，治用三物小白散攻逐水饮，涤痰散结。

［辨证提要］

病机：寒痰水饮结聚胸脘。

辨证要点：胸中或心下硬满疼痛，或胸部闷痛，咳喘多痰，不发热，口不渴，大便秘结，苔白滑，脉沉弦。

［护治原则］　温寒逐水，涤痰破结。

［施护措施］

①本证临床可见胸中或心下硬满疼痛，或胸部闷痛，咳喘多痰，大便秘结，苔白滑，脉沉弦。

②病室向阳，空气清新，通风良好，安静整洁，温、湿度适宜，温度在 22℃～26℃，湿度在 50%～60%。

③煎服法。桔梗、巴豆、贝母三药制为散剂，和白米粥服用，小剂量开始，根据患者体质强弱增减药量，身强体健之人服半钱匕（0.75～0.9 克）。巴豆极辛极烈，药力峻猛，不可过量。

④"病在膈上必吐，在膈下必利"是服药后的反应，巴豆性热，得热则行，得冷则止，若服后利不止，应进冷粥一杯，以抑制泻下；若服后利不下，应进热粥一杯，以助药力，本方中用粥既可调节药物作用，又可借水谷以保胃气、存

津液。

（六）痞证

1. 五泻心汤证的服药护理

（1）大黄黄连泻心汤证的服药护理

[原文]　心下痞①，按之濡，其脉關上浮者，大黄黄連瀉心湯主之。（154）

大黄黄連瀉心湯方

大黄二兩　黄連一兩

上二味，以麻沸湯②二升，漬③之須臾，絞去滓，分溫再服。

臣億等看詳大黄黄連瀉心湯，諸本皆二味，又後附子瀉心湯，用大黄、黄連、黄芩、附子，恐是前方中亦有黄芩，後但加附子也，故後云附子瀉心湯，本云加附子也。

傷寒大下後，復發汗，心下痞，惡寒者，表未解也。不可攻痞，當先解表，表解乃可攻痞。解表宜桂枝湯，攻痞宜大黄黄連瀉心湯。（164）

[词解]

①心下痞：心下有窒塞感。痞指症状。

②麻沸湯（tāng，音汤）：滚沸的水。

③漬（zì，音渍）：浸泡。

[原文析义]

（154）条论述热痞的证治。胃脘部有堵闷窒塞之感，但按之却柔软，而不坚硬疼痛，其脉关上浮，系无形热邪壅聚心下，致气机痞塞，发热痞之证，治用大黄黄连泻心汤泻热消痞。

（164）条论述痞证兼表的治疗原则。外感表证误用下法，后虽经发汗，但汗下失序，易致表邪化热内陷，结于心下，形成热痞兼表证，仍见恶寒，是因表邪未解，治疗当遵循表里先后常法，先解表，表解才可攻痞，解表不可峻汗，宜予桂枝汤，表解后，再予大黄黄连泻心汤泻热除痞。

[辨证提要]

病机：气机阻滞，无形邪热痞结心下。

辨证要点：心下痞满，按之柔软而不痛不硬，心烦、口渴、小便黄赤，舌红苔黄，脉数或关脉浮。

[护治原则]　泻热消痞。

[施护措施]

①本证临床见胃脘部有堵闷窒塞之感，触诊柔软而不痛不硬，伴见心烦、口渴、小便黄赤、脉数或关脉浮。

②病室宜向阳，空气清新，通风良好，安静整洁，温、湿度适宜，温度在22℃～26℃，湿度在50%～60%。

③饮食应选清淡、易消化、富含营养、清热止渴类食物，如西瓜、苦瓜、山药、白茅根等。

④煎服法。药二味，以沸水 400 毫升渍之，分两次温服，绞汁而服，取其气之轻扬，避其味之重浊，使之利于清上部无形邪热，而避其泻下里实之力。徐灵胎云：本方之最奇者，不取煎而取泡，欲其轻扬清淡，以淡上焦之邪。又云：凡治下焦之补剂，当多煎以熟为主，治上焦之泻剂，当不煎以生为佳。

⑤服药后静卧休息，本品药性大苦大寒，过服、久服易伤脾胃，苦燥易伤阴津，故脾胃虚寒体质者忌用，阴虚津伤者慎用。

（2）附子泻心汤证的服药护理

[原文]　心下痞，而復惡寒汗出者，附子瀉心湯主之。（155）

附子瀉心湯方

大黄二兩　黄連一兩　黄芩一兩　附子一枚（炮，去皮，破，別煮取汁）

上四味，切三味，以麻沸湯二升漬之，須臾，絞去滓，內附子汁，分溫再服。

[原文析义]

（155）条论述热痞兼阳虚的证治。心下痞即热痞，复见恶寒汗出之症，本条论述较简，以方测证，其恶寒汗出，当是表阳虚，卫外不固所致，治以附子泻心汤泻热消痞，扶阳固表。

[辨证提要]

病机：胃热气滞，卫阳不足。

辨证要点：心下痞，按之濡，心烦口渴，恶寒汗出，舌红苔黄，脉微数。

[护治原则]　泻热消痞，扶阳固表。

[施护措施]

①热痞于上，阳虚于下，表阳虚而腠理不固，临床可见心下闷塞不通、恶寒反汗出、心烦、口渴，观察汗出时间、部位和口渴程度。

②保持病室环境安静、整洁，温、湿度适宜，勿汗出当风，应起居有常，劳逸适度。

③饮食以清淡、软、烂、易消化为原则，少量多餐，定时定量，避免暴饮暴食；饮食温度宜偏凉；多食清热之品，如苦瓜、西瓜、豆腐、芹菜等；忌烟酒及辛辣刺激之品。

④煎服法。将大黄、黄连、黄芩用麻沸汤 400 毫升浸渍，绞汁去滓，附子一枚（炮，去皮，破），另煮取汁，二者混合均匀，分两次温服。

（3）半夏泻心汤证的服药护理

[原文]　傷寒五六日，嘔而發熱者，柴胡湯證具，而以他藥之下，柴胡證仍在者，復與柴胡湯。此雖已下之，不為逆，必蒸蒸而振①，却②發熱汗出而解。

若心下滿而鞕痛者，此為結胸也，大陷胸湯主之。但滿而不痛者，此為痞，柴胡不中與之，宜半夏瀉心湯。（149）

半夏瀉心湯方

半夏半升（洗）　黃芩　乾薑　人參　甘草（炙）各三兩　黃連一兩　大棗十二枚（擘）

上七味，以水一斗，煮取六升，去滓，再煎取三升，溫服一升，日三服。

［词解］

①蒸蒸而振：高热寒战。蒸蒸，兴盛貌，这里形容高热；振即寒战。

②却：然后。

［原文析义］

（149）条论述柴胡证误下后的三种转归及治法。伤寒五六日，出现"呕而发热"者，是外邪已入少阳，医者以他药误下，可出现三种转归：一，柴胡证仍在，说明未因误下而变生他证，仍可予柴胡汤，服柴胡汤后，正气得药力之助而奋起抗邪，出现战汗而解；二，误下后邪热内陷，与水饮互结，形成心下满而硬痛的大结胸证，治用大陷胸汤；三，误下后损伤脾胃之气，邪气乘机内陷，致寒热错杂于中，脾胃升降失常，气机痞塞，形成心下痞，治用半夏泻心汤辛开苦降，和胃消痞。

［辨证提要］

病机：脾胃升降失常，寒热错杂于中。

辨证要点：心下痞，满而不痛，恶心呕吐，肠鸣，下利，纳呆，微渴，舌色稍淡，苔白腻或微黄，脉弦细数。

［护治原则］　和中降逆消痞。

［施护措施］

①本证临床见心下闷塞不通，满而不痛，恶心呕吐，肠鸣下利，纳呆。上见呕吐，下见大便不调，中见心下痞满，是本证的特点。

②观察呕吐是否为喷射状，呕吐物、排泄物的色、质、量、味。呕吐较甚者，可指压合谷、内关、阳陵泉等穴，以减轻症状。

③保持病室环境安静、整洁，温、湿度适宜，起居有常，劳逸适度。

④饮食清淡、软、烂，易消化，少量多餐。

⑤情志不遂易致脾胃升降失常，气机阻滞。故应保持心情舒畅，克服不良情绪，减轻情志因素对疾病的影响。

⑥煎服法。药七味，加水2000毫升，煮取1200毫升，去滓，再煎取600毫升，温服每次200毫升，日三服。"去滓再煎"，其目的在于使药性和合，不偏不烈，而利于和解。

（4）生姜泻心汤证的服药护理

［原文］　傷寒汗出解之後，胃中不和，心下痞鞕，乾噫①食臭②，脅下有水

氣，腹中雷鳴③，下利者，生薑瀉心湯主之。(157)

生薑瀉心湯方

生薑四兩（切）　甘草三兩（炙）　人參三兩　干薑一兩　黃芩三兩　半夏半升（洗）
黃連一兩　大棗十二枚（擘）

上八味，以水一斗，煮取六升，去滓，再煎取三升，溫服一升，日三服。附子瀉心湯，本云加附子。半夏瀉心湯，甘草瀉心湯，同體別名耳。生薑瀉心湯，本云理中人參黃芩湯，去桂枝、術，加黃連并瀉肝法。

[词解]

①乾噫（gān ài，音干嗳）：嗳气。

②食臭（xiù，音嗅）：食物的气味。

③腹中雷鸣：指肠鸣剧烈。

[原文析义]

(157) 条论述胃虚不化水气致痞的证治。伤寒表证，通过发汗治疗，表证已解，但胃中不和，因患者素体脾胃虚弱，或汗不如法，损伤脾胃之气，形成痞证。但心下痞硬，却按之不痛，属痞证而非结胸之证。脾虚不运，胃气上逆则干噫食臭，胃脘两侧之胁下有水气相搏，辘辘作响，水气流于胁下，或走于肠间，见肠鸣下利。治用生姜泻心汤和胃降逆，散水消痞。

[辨证提要]

病机：脾胃不和，寒热错杂，水饮食滞。

辨证要点：心下痞硬，按之不痛，噫气带有食臭味，肠鸣，泻利，舌淡苔白或黄，多滑腻，脉弦滑，关弱稍沉，或濡数。

[护治原则]　　和胃降逆，散水消痞。

[施护措施]

①本证患者自觉心下痞塞，按之则紧张而有硬感，虽痞硬但按之不痛，也非按之石硬，这是区别于结胸证的特征。

②临床患者噫气带有食臭味，肠鸣音亢进，泻利，舌淡苔白或黄，多滑腻，脉弦滑，关弱稍沉，或濡数。泄泻严重时观察时间、次数、量、色、质等，必要时留样送检。做好臀部护理，保持肛周清洁、干燥，必要时涂护臀霜或紫草油保护皮肤。

③保持病室环境安静、整洁，及时倾倒排泄物，注意开窗通风，保持室内空气清新，温、湿度适宜，起居有常，劳逸适度。

④严格控制饮食入量，少量多餐，必要时暂禁食。症状缓解后可进食清淡、易消化的流食、半流食，可适当食用山楂、萝卜、荞麦等理气消食之品。

⑤煎服法。药八味，加水 2000 毫升，煮取 1200 毫升，去滓，再煎取 600 毫升，温服，每次 200 毫升，日 3 服。服药观察患者心下痞硬，噫气，肠鸣，泻利是否好转。

（5）甘草泻心汤证的服药护理

[原文]　傷寒中風，醫反下之，其人下利日數十行，穀不化，腹中雷鳴，心下痞鞕而滿，乾嘔心煩不得安，醫見心下痞，謂病不盡，復下之，其痞益甚，此非結熱，但以胃中虛，客氣上逆，故使鞕也，甘草瀉心湯主之。（158）

甘草瀉心湯方

甘草四兩（炙）　黃芩三兩　乾薑三兩　半夏半升（洗）　大棗十二枚（擘）　黃連一兩

上六味，以水一斗，煮取六升，去滓，再煎取三升，溫服一升，日三服。

臣億等謹按：……是半夏、生薑、甘草瀉心三方，皆本於理中也，其方必各有人參，今甘草瀉心中無者，脫落之也。又按《千金》并《外臺祕要》，治傷寒䘌食用此方皆有人參，知脫落無疑。

[原文析义]

（158）条论述脾胃虚弱，痞利俱甚的证治。伤寒或中风，为病在表，本当汗解，若用下法则误也。下后损伤中气，外邪乘虚内陷，脾胃气机升降失常，形成痞证，脾胃气虚运化失职，饮食不得腐熟而下注，其人腹中雷鸣有声，下利日数十行而谷不化；胃虚气逆见干呕、心烦不得安。医者见心下痞硬满，复以下之，以致脾胃之气更虚，浊气因虚，上逆更剧，心下痞硬更加严重，并非肠胃实热阻滞，而是脾胃气虚，虚气上逆所致，治用甘草泻心汤补中消痞止利。

[辨证提要]

病机：脾胃重虚，寒热错杂，水谷不化。

辨证要点：心下痞满而硬，心烦呕逆，肠鸣，下利频作而见不消化食物，舌苔或白或黄多滑腻，脉濡或弦缓。

[护治原则]　和胃补中，消痞止利。

[施护措施]

①患者脾胃气虚痞利俱甚，临床见患者心烦呕逆，肠鸣亢进，下利频作而见不消化食物，舌苔或白或黄多滑腻，脉濡或弦缓。泄泻严重时观察时间、次数及量、色、质等，必要时留样送检。做好臀部护理，保持肛周清洁、干燥，必要时涂护臀霜或紫草油保护皮肤。

②保持病室环境安静、整洁，及时倾倒排泄物，注意开窗通风，保持室内空气清新，温、湿度适宜，起居有常，劳逸适度。

③严格控制饮食入量，少量多餐，必要时暂禁食。症状缓解后可进食清淡、易消化的流食、半流食。

④煎服法。药六味，加水 2000 毫升，煮取 1200 毫升，去滓，再煎取 600 毫升，温服每次 200 毫升，日三服，药后观察患者心下痞硬，心烦呕逆，肠鸣下利是否缓解。

2. 旋覆代赭汤的服药护理

[原文]　傷寒發汗，若吐若下，解後心下痞鞕，噫氣^①不除者，旋覆代赭湯主之。(161)

旋覆代赭湯方

旋覆花三兩　人參二兩　生薑五兩　代赭一兩　甘草三兩（炙）　半夏半升（洗）　大枣十二枚（擘）

上七味，以水一斗，煮取六升，去滓，再煎取三升。溫服一升，日三服。

[词解]

噫氣（qì，音气）：即嗳气。

[原文析义]

(161) 条论述痰气痞的证治。伤寒发汗，是正治之法，若吐若下，则为误治。表邪已解，但脾胃气伤，运化失职，痰饮内生，痰饮阻于中焦，气机升降失常，见心下痞硬；胃虚痰阻，其气上逆，见噫气频作，治用旋覆代赭汤和胃化痰，降逆消痞。

[辨证提要]

病机：胃虚痰阻，肝胃气逆。

辨证要点：频频嗳气，上腹部痞满，按之紧硬而不痛，纳差，或见呃逆、呕吐，舌苔白腻或薄白，脉缓或滑。

[护治原则]　和胃化痰，镇肝降逆。

[施护措施]

①患者胃虚痰阻，肝胃气逆，临床见频频嗳气，上腹部痞满，纳差，或见呃逆、呕吐，观察呕吐是否为喷射状，呕吐物和大便的颜色、气味、性状、量等。嘱患者呕吐时坐起，或卧位将头偏向一侧，防止发生误吸。

②保持病室环境安静、整洁，空气清新，温、湿度适宜，起居有常，劳逸适度。

③本证脾胃不和，痰气痞塞，夹有"土虚木乘"，饮食宜给予健脾化痰、疏肝理气之品，如薏苡仁、山楂、柑橘、佛手、大白菜、蘑菇、竹笋、山药、白萝卜、生姜、大枣等，可饮玫瑰花茶、茉莉花茶以疏肝理气。

④煎服法。药七味，加水 2000 毫升，煮取 1200 毫升，去滓，再煎取 600 毫升。（"去滓再煎"，目的在于使药性和合，不偏不烈，而利于和解）汤药应温服，每次 200 毫升，日 3 服。药后观察患者嗳气，上腹部痞满，纳差，呃逆，呕吐是否改善。

（七）上热下寒证

黄连汤证的服药护理

[原文]　傷寒胸中有熱，胃中有邪氣^①，腹中痛，欲嘔吐者，黄連湯主之。

（173）

黄连汤方

黄连三两　甘草三两（炙）　　乾薑三两　桂枝三两（去皮）　　人参二两　半夏半升（洗）　大枣十二枚（擘）

上七味，以水一斗，煮取六升，去滓，温服，昼三夜二。疑非仲景方[②]。

［词解］

①邪氣（qì，音气）：此指寒邪。

②疑非仲景方：《金匮玉函经》卷八、《千金翼方》卷九、《注解伤寒论》卷四均无。

［原文析义］

（173）条论述上热下寒腹痛欲呕吐的证治。伤寒胸胃有热气逆，见欲呕吐，腹中寒凝气滞，见腹中痛，治用黄连汤清上温下，和胃降逆。

［辨证提要］

病机：上热下寒，升降失调。

辨证要点：腹中冷痛，欲呕吐。

［护治原则］　清上温下，和胃降逆。

［施护措施］

①患者上热下寒，升降失调，临床见腹部冷痛，喜暖，喜按，若有呕吐，观察呕吐物的色、质、量、味，有无喷射状呕吐。呕吐时让患者坐起，或卧位将头偏向一侧，防止发生误吸。

②保持病室环境安静、整洁，温、湿度适宜，起居有常，劳逸适度。

③饮食宜清淡、易消化，选温热流食，如米汤、面汤等以温中和胃，并可给予生姜红糖饮以降逆止呕。

④煎服法。药七味，加水 2000 毫升，煮取 1200 毫升，去滓，分 5 次温服，日 3 次，夜 2 次。少量频服，防药液被呕出，保证药效持久。服后静养，观察呕吐、腹痛等症是否减轻。

⑤注意气候变化，防止受凉，注意保暖，必要时给予中药热奄包热敷腹部，以缓解腹中冷痛症状。

三、太阳病疑似证

1. 十枣汤证的服药护理

［原文］　太陽中風，下利嘔逆，表解者，乃可攻之。其人漐漐汗出，發作有時，頭痛，心下痞鞕滿，引脇下痛，乾嘔短氣，汗出不惡寒者，此表解裏未和也，十棗湯主之。（152）

十棗湯方

芫花（熬）　甘遂　大戟

上三味，等分，各别擣为散，以水一升半，先煮大棗肥者十枚，取八合，去滓，内藥末，强人服一錢匕，羸人服半錢，温服之，平旦^①服。若下少，病不除者，明日更服，加半錢。得快下利後，糜粥自養。

[词解]

平旦：指清晨。

[原文析义]

（152）条论述饮停胸胁及其与太阳中风证的鉴别。太阳中风当有恶风寒、发热、头痛、脉浮、汗出等表证，下利呕逆是表证过程中，表邪引动在内水饮所致。水饮下渍于肠，可见下利，上逆于胃，可见呕逆。证属外邪引动内饮，为表里同病。治当先表后里，不可失序，免生变证。水饮外溢肌肤，影响营卫，见微微汗出，发作有时；水饮上攻，见头痛；饮停胸胁，阻遏气机，见心下痞硬满，引胁下痛；水饮逆于胃，见干呕；水饮阻遏胸中气机，肺气不利，见气短。见症虽多，病因则一，即有形水饮停聚胸胁，上下走窜，内外充斥所致。"汗出不恶寒"强调了表解里未和，治用十枣汤攻逐水饮。

[辨证提要]

病机：水饮停聚胸胁，气机升降不利。

辨证要点：胸胁满痛，咳唾引痛，干呕短气，心下痞硬满，或兼头痛，汗出，发作有时，但不恶寒。

[护治原则]　　攻逐水饮。

[施护措施]

①本证头痛、汗出、干呕、短气，但不恶寒，且漐漐汗出，发作有时，注意将水饮停聚胸胁与太阳中风表证进行鉴别。

②保持病室环境安静、整洁，温、湿度适宜，起居有常，劳逸适度，勿汗出当风。

③饮食宜清淡、易消化、富含营养之流食，如米油、面汤、米汤等，以温中健脾、和胃止呕。

④煎服法。药三味，取三等份，捣为散剂，水 300 毫升，加大枣 10 枚，煮取 160 毫升，去滓，纳散剂 1~2 克，温服。

⑤本方作用峻猛，使用时应慎之又慎。本方后曰："强人服一钱匕，羸人服半钱"，是指用药的分量要因人而异，严格掌握。对于邪实，正气已虚的患者，尤当慎用；对早孕患者，则为绝对禁忌；由于药末对口腔及咽喉有刺激作用，现多装入胶囊服用。

⑥服药后护理。服药后向患者讲清服药的目的及可能出现的不良反应，以消除其紧张、恐惧心理，积极配合治疗。"若下少，病不除者，明日更加服半钱"，是指用药时，还要从病情出发，并考虑患者的体质差异，对药物耐受程度的不

同，宜从少量（1~2克）开始，逐渐加大剂量，于每日清晨，空腹服下。或连续使用，或隔1~2日至数日再服，亦可与补益剂交替使用；用药得畅快下利之后，需"糜粥自养"，养其胃气，调理善后，巩固疗效。服药后注意观察汗出及大小便情况，准确记录。患者服药后如出现腹痛、头痛、头晕、恶心呕吐、心悸等症状时应及时报告医师，根据情况调整用药或停药。

2. 瓜蒂散证的服药护理

［原文］　病如桂枝證，頭不痛，項不強，寸脉微浮[①]，胸中痞鞕，氣上衝喉咽，不得息者，此為胸有寒[②]也。當吐之，宜瓜蒂散。（166）

瓜蒂散方

瓜蒂一分（熬黄）　赤小豆一分

上二味，各別擣篩，為散已，合治之，取一錢匕，以香豉一合，用熱湯七合，煮作稀糜，去滓，取汁和散，溫頓服之。不吐者，少少加，得快吐乃止。諸亡血虛家，不可與瓜蒂散。

［词解］

①微浮：此处"微"，指轻度。"浮"，代表有力的阳脉。

②胸有寒："寒"，用"邪"解，此指"痰饮"；胸有寒，指胸膈有痰饮停聚。

［原文析义］

（166）条论述胸中痰食阻滞的证治及其与太阳中风证的鉴别。患者有发热、汗出、恶风等桂枝汤证，但其头不痛，项不强，只寸脉浮，则知其不是太阳表证。寸脉候上，寸脉微浮，为痰食阻滞胸膈，气机不利，见胸中痞硬，痰食停滞，肺气不利，痰随气逆，见气上冲咽喉，呼吸困难，是由于痰食阻滞胸膈，气机不利而有上越之势，治用瓜蒂散涌吐胸中痰食之邪。

［辨证提要］

病机：痰饮阻滞胸膈，气机郁而不展，有上越之势。

辨证要点：胸脘痞塞胀满，气上冲咽喉，呼吸急促，泛泛欲吐复不能吐，或有发热、恶风、汗出，但无头项强痛。

［护治原则］　涌吐痰实。

［施护措施］

①患者痰饮阻滞胸膈，气机郁而不展，见胸脘痞塞胀满、呼吸急促，或有发热、恶风、汗出。

②保持病室环境安静、整洁，温、湿度适宜，起居有常，劳逸适度，勿汗出当风。

③饮食宜清淡、易消化、富含营养之流食，如面汤、米汤等，以补胃气，存津液。

④煎服法。将甜瓜蒂（炒黄）、赤小豆两药等份，分别捣细和匀，每次服1.5～3克，用淡豆豉10克煎汤送服。

⑤服药后护理。用后药力不足，不吐者，少少加量，以吐为度。得畅快呕吐后，立即停药，以防过量伤正。本方力猛，易伤中气，须用之得当，否则会损伤脾胃，戕伐正气，故年老体弱、孕妇、产后、有出血倾向者均禁用。服药后向患者讲清服药的目的及可能出现的不良反应，以消除其紧张、恐惧心理，积极配合治疗。服药后尚未得吐者，可用消毒棉签刺激咽喉以探吐。服后若吐不止，应采取相应措施，如服姜汁少许，或针刺合谷、内关、足三里等穴以止之。患者服药后如出现脘腹不适、头晕眼花、恶心呕吐、腹泻等症状时，应及时报告医师，根据情况调整用药或停药。值得注意的是瓜蒂含毒素，该毒素可致人中枢麻痹而死，临床亦有成人以50克甜瓜蒂煎汤服用后中毒死亡的报道，故使用本方时必须慎重，且勿过量。

第六节 针灸与护理

[原文] 太陽病，頭痛至七日以上自愈者，以行其經盡①故也。欲作再經②者，針足陽明，使經不傳則愈。(8)

太陽病，初服桂枝湯，反煩不解者，先刺風池、風府，卻與桂枝湯則愈。(24)

傷寒，腹滿讝語，寸口脉浮而緊，此肝乘脾也，名曰縱③，刺期門。(108)

傷寒發熱，嗇嗇惡寒，大渴欲飲水，其腹必滿，自汗出，小便利，其病欲解，此肝乘肺也，名曰橫④，刺期門。(109)

燒針令其汗，針處被寒，核起而赤者，必發奔豚。氣從少腹上衝心者，灸其核上各一壯，與桂枝加桂湯更加桂二兩也。(117)

太陽傷寒者，加溫針必驚也。(119)

太陽與少陽併病，頭項強痛，或眩冒，時如結胸，心下痞硬者，當刺大椎第一間、肺俞、肝俞，慎不可發汗；發汗則讝語，脉弦。五日讝語不止，當刺期門。(142)

婦人中風，發熱惡寒，經水適來，得之七八日，熱除而脉遲身涼。胸脅下滿，如結胸狀，讝語者，此為熱入血室也，當刺期門，隨其實而取之。(143)

太陽，少陽併病，心下硬，頸項強而眩者，當刺大椎、肺俞、肝俞，慎勿下之。(171)

[词解]

①行其經盡：行尽本经，如太阳病不传经而病愈。

②再經：再传至另一经。

③縱：五行顺次相克的形式。

④橫：五行逆次反侮的形式。

［原文析义］

《太阳篇》论述针刺的条文有九条。从文中分析，仲景施针的基本规律是病邪窃踞三阳经，外邪初中，正气未衰的实证、热证，宜用针刺。另外，对药后无汗反烦者，用汤药加针刺同治。此种方法充分体现仲景护理的特色，是仲景护理学的精髓所在。

［护治原则］　　观证所变，随证针治，宜针慎灸。

［辨证施护］

针刺法是利用金属制成的各种不同形状、型号的针，采用一定的手法，刺激人体腧穴的一种治疗方法。此法可通过刺激腧穴，激发经络之气，调整脏腑功能，以调和阴阳、疏通经络、行气活血、扶正祛邪，而达到防病治病的目的。

①太阳病在表、在经，针药并行，可以疏风解表。风池、风府为疏风解表之要穴；风府属督脉，督脉总督一身之阳，本证药力不能胜邪，故刺风府以宣泄太阳表邪，刺风池以辅助药力之不足。

②辨证施针：太阳与少阳并病，有头项强痛，或目眩、头晕，甚至昏厥，心下痞硬不痛者，应针刺大椎第一间、肺俞、肝俞，且不可发汗。如有汗出，可给予温开水、糖盐水、温白粥饮用，及时补充水分。若误汗津伤，少阳木火炽盛，出现谵语等变证，脉弦，刺肝之募穴"期门"，以泄肝胆之热。"妇人中风，热入血室，当刺期门"，应给予疏肝解郁、调畅情志。

③（117）条是误用烧针后，一则无菌操作不当，致针处感染，发生局部红肿，二则损伤心阳而致奔豚。故用药施灸，各选其能，效果甚佳。现在临床常用灸治疗疔、疖，追其源本于此，乃为灸的变法，仲景辨证之精，针灸妙用，由此可见一斑。

④针药同治，至今仍应用于临床。护理患者时应根据病情，必要时汤药加刺法，严谨细致地做好护理，取得良好效果。

第七节　太阳病欲解时

［原文］　　太陽病欲解时，从巳至未上①。（9）

［词解］

从巳至未上：系指巳、午、未三个时辰，即从上午9时至下午3时。

［原文析义］

（9）条论述太阳病欲解时分。太阳病欲解之时即9时至15时，巳未之时。在天则属阳中之阳，太阳亦属阳中之阳，故太阳应主其时。而病到此时，不论自解或服药而解，都有可能借助于天之阳气旺盛之时而病解。

［辨证施护］

①辨证施护要重视用整体观念来调和阴阳。巳未之时为上午9时至下午3

时。故在此时间内应密切观察发热、恶寒及汗出情况，同时观察有无传经的症状。嘱患者 11 时服药，多饮温开水，安静休息，加盖衣被，助汗出邪解。

②所谓阴阳自和是指人体正常的生理功能。虽未治，但机体有自然恢复能力，患者脉息均匀，气血调和，食欲增加，二便正常，即是人体阴阳趋于平衡，其预后良好。

③护理应密切观察病情有无向愈之征象。如经治疗后正气得以恢复，阴津自复，津液四布，大便通下，胃热得泄，为欲解。太阳病误用烧针，大汗伤津，而致烦躁、谵语，为恶化。

[病案举例]

患者，女，26 岁。入院时发热恶寒，周身疼痛，汗出呕逆，舌质红、苔黄，脉细数，体温 39.5℃，脉搏 120 次/分。根据太阳病欲解时，从已至未上。可知上午 9 时至下午 3 时为其欲解时，故在此期间内，密切观察患者发热、恶寒及汗出情况，嘱 11 时服药，多饮开水，让患者安静休息，加衣覆被，令其微汗出，不可大汗淋漓，以免伤阴亡阳，并减少探视，做好患者的生活起居，饮食护理，情志护理，至 13 时测体温 36.7℃，临床观察，热退之时，恰在未时。

小　结

《太阳病篇》的护理，涉及内容非常广泛，实是《伤寒论》中关键性的一篇，为六经辨证施护之首。有关护理内容，主要体现在以下七个方面。

1. 用四诊观察病情　四诊是辨证施护的核心，是临床护理中不可缺少的内容。对此仲景论述颇多，如 153 条："……面色青黄，肤眮者，难治；今色微黄，手足温者易愈。"论述了望、闻、问、切在护理中的运用，丰富了护理学内容。

2. 覆盖护理　覆盖护理是仲景护理学的一大特色，如桂枝汤方后云："……服已须臾，啜热粥一升余，以助药力。温覆令一时许，遍身漐漐微似有汗者益佳……"桂枝汤方后调理及注意事项非常详尽，对其他方剂有深远的指导意义。不少方后注中均提到"将息"，如桂枝加附子汤"将息如前法"，桂枝加葛根汤的"余如桂枝法将息"等，意为服用这类汤剂后，要加覆衣被，以助药力。药后保温与否，发汗效果不同，覆盖护理至今仍应用于临床。

3. 煎药护理　《伤寒论》共有方剂 113 方，而太阳篇有 74 方，约占 2/3，因此掌握煎药之法，是学习本篇的关键。其煎药方法有先煎、后下、火候、水质、煎煮时间及特殊煎药方法等。如麻黄汤、麻黄附子细辛汤、麻黄连翘赤小豆汤等，含麻黄的方剂都要先煮麻黄去上沫，后纳其他药物。如炙甘草汤、猪苓汤，有胶凝药物（阿胶）均需后下；如桂枝汤、炙甘草汤，要特别注意煎药火候及煎煮时间。

4. **服药护理** 本章药物以温服为主，一则顾护胃气，二则以温助温，增强药力；注意服药时间，如十枣汤"强人服一钱匕，羸人服半钱，温服之，平旦服"。"平旦服"即清晨服；服药频次，如日二服、日三服、顿服、频服、中病即止等。仲景提出的服药方法是灵活多变的，而这些服药方法都是依据病程长短、证候缓急、病邪性质及患者体质强弱的不同来决定。

5. **服药后观察** ①药后观汗：仲景重视对"汗"的观察，如桂枝汤、麻黄汤、瓜蒌桂枝汤、大青龙汤等方，药后均宜"遍身漐漐微似有汗"，其汗不可"如水流漓"，否则就会导致伤津耗气，成为逆证。②药后观吐：药后出现呕吐，一般是拒药之象，但瓜蒂散是涌吐痰实之剂，以吐为效，"不吐者，少少加，得快吐乃止。"③药后观二便：如内有水饮、外有表证的桂枝去桂加茯苓白术汤，服后"小便利则愈，如不利而无效"；水饮停结于胸胁，用十枣汤后有"若下后病不除者，明日更服。加半钱，得快下利后糜粥自养"。

6. **饮食护理** 仲景十分重视药后调养，处处顾护胃气，强调饮食护理，如服用桂枝汤诸方后"禁生冷、黏滑、肉面、五辛、酒酪、臭恶等物"，以防损伤胃气，降低抗病能力。三物白散方后"以白饮和服……不利，进热粥一杯；利过不止，进冷粥一杯"。此处用进热粥增强巴豆泻下作用，进冷粥抑制巴豆的泻下作用，冷热粥服用非常巧妙，令人叹服。"太阳病发汗后，大汗出，胃中干，烦躁不得眠，欲饮水者少少与饮之，令胃气和则愈。"又如十枣汤为逐水峻剂，其势较猛，往往易伤胃气，故云"快下利，糜粥自养。"饮食护理对于病愈善后有重要意义。

7. **针灸护理** 汤药与针刺同治是仲景护理的精髓所在。对药后无汗反烦者可进行针刺处理，如"太阳病，初服桂枝汤反烦不解者，先刺风池、风府，却与桂枝汤则愈。"至今临床每见一些邪气较重，经气郁滞患者，药后不见汗出，反增烦躁，甚者周身不适，莫可名状者，可采用汤药加刺法同治，这是仲景对中医护理学的一大贡献。

总之，《太阳病篇》的护理是《伤寒论》中关键性的一篇，必须全面认识，深入理解，才能抓住其精神实质，为学习其他各篇打下良好基础。

思考题

1. 桂枝汤的服药后护理措施是什么？
2. 麻黄汤的服药护理措施有哪些？
3. 大青龙汤证、小青龙汤证的服药护理措施有哪些？
4. 真寒假热证和真热假寒证的护治原则与施护措施是什么？
5. 结胸证的情志护理具体措施是什么？

第3章　阳明病的辨证与护理

学习目标

　　了解

　　　　1. 麻子仁丸证的服药护理。

　　　　2. 阳明腑实证的情志护理。

　　熟悉

　　　　1. 阳明病各类型的病因病机、辨证要点。

　　　　2. 阳明病脾约证和胃家实的护治原则。

　　掌握

　　　　1. 阳明病的具体分型。

　　　　2. 阳明病的病情观察、生活起居护理、情志护理、饮食护理。

　　　　3. 承气汤证、白虎汤证的服药护理措施。

　　　　4. 导下法。

　　阳明病是外感病过程中邪入阳明，正邪相争剧烈，邪热盛极的阶段，其性质多属里、热、实证。本章的主要内容是讨论阳明病的病情观察及在整体观、辨证论思想指导下所采取的生活起居、饮食、情志、服药等施护措施。

　　阳明，指足阳明胃与手阳明大肠而言。足阳明胃腑与脾同居中州，以膜相连，且经脉相互络属，互为表里。胃主受纳，腐熟水谷，喜润恶燥，以降为顺；脾主运化，喜燥恶湿，以升为健。脾胃相关，阴阳相调，燥湿相济，升降相因，共同完成水谷的受纳、腐熟，以及营养物质的吸收、转输功能。脾胃为水谷之海，后天之本，气血生化之源。手阳明大肠经与手太阴肺经，有经脉相互络属，互为表里。六腑以通为用，以降为顺，实而不能满，饮食入胃，则胃实而肠虚，食物下传于肠，则肠实而胃虚，虚实交替，腑气得以通顺，肠中糟粕方能及时排出体外，而不滞留。然而，大肠传化物，排糟粕，又须依赖肺气的肃降、脾气的布津和胃气的降浊。可见，只有阳明、太阴相济为用，才可完成水谷的受纳、腐熟、吸收、排泄的整个过程。水谷代谢正常，水谷精微就能奉养周身，化生气血，因此说"阳明常多气多血"。

　　阳明病的成因主要有三个方面：一为太阳病失治或误治，伤津耗液，胃中干燥而转属者，谓之"太阳阳明"；一为少阳病误用发汗，利小便，伤津化燥而成者，谓之"少阳阳明"；一为素体阳旺，或有宿食，或因燥热外感，病邪直从阳明化燥成实者，谓之"正阳阳明"。

阳明病主要有两大类型：一为燥热亢盛，肠胃无燥屎阻结，临床病情观察见身热、汗出、不恶寒、反恶热、脉洪大，称为阳明热证；二为燥热之邪与肠中糟粕转结而成燥屎，腑气不通，临床观察见潮热、谵语、腹满痛硬，或绕脐痛，大便秘结，手足濈然汗出，脉沉实有力，舌苔黄燥等，称为阳明病实证。阳明病虽以热证、实证为主，但也有虚证和寒证，临床注意观察并做好鉴别。此外，阳明邪热与湿邪相合，湿热郁遏，临床病情观察可见身黄、发热、小便不利等，则为阳明发黄证；若邪热不解，侵入血分，临床见有口燥但欲漱水不欲咽、鼻衄等血热证，甚则可与宿瘀相结而成阳明蓄血证。

阳明病以热、实为主，治护以祛邪为要，"清、下"为主要护法。病情观察以"胃家实"主证为要点，辨别湿热发黄、寒湿发黄、火劫发黄证不同的临床表现；阳明脾约证、衄血证、下血证、蓄血证的患者侧重生活起居护理；阳明腑实证患者，出现谵语、郑声示病情危重，此时患者易出现恐惧、紧张等心理变化，要做好情志护理，避免精神刺激；对于中焦脾胃虚寒，运化失司，中阳不足，胃中虚冷患者的饮食调护尤为重要，阳明病的饮食调护以"保胃气，存津液"为原则，避免使用伤阴动液之品；服药护理辨清阳明热证和实证，热证用清法，实证用下法，阳明病的主要治法是以清下实热为主，护理严密观察病情，用药达到"中病即止"，勿损伤胃气，耗伤津液。

关于阳明邪气的传变和阳明病的预后，《伤寒论》中明言，"阳明居中，主土也，万物所归，无所复传"。但阳明燥热上迫肺脏，下劫肝肾，轻则伤津耗液，重则阴损及阳，由此可见，对其他经腑或经脏的影响却是客观存在的。阳明与太阴同属中土，中土热实证多为阳明病，中土虚寒证多为太阴病，阳明过用清下，损伤脾阳、脾气，病可转为太阴；若太阴病湿去邪留，邪从燥化，则又可外出阳明，故后世有"实则阳明，虚则太阴"之说。因此，阳明病的护理中应密切观察病情变化，根据四诊所搜集的临床资料进行准确辨证，采取恰当的治疗和护理措施，使用清、下法时要中病即止，防止伤胃气，损津液。在治疗护理过程中特别注意"保胃气，存津液"，促使患者尽早康复。

第一节　病情观察

一、阳明病主证的病情观察

[原文]　陽明之為病，胃家實是也。（180）

[原文析义]

（180）条为阳明病提纲。阳明为多气多血之腑，阳气昌盛，是以邪入阳明，多从燥化，胃肠燥热亢盛，病变以热实为特征，具体又有热证、实证之别。热证者，是燥热之邪尚未与肠中之糟粕相结，只是无形之邪热弥漫全身，以身热、汗自出、不恶寒、反恶热为主症；实证者，是燥热之邪与肠中糟粕相结，形成燥屎而阻于肠道，以不大便、潮热、谵语、手足濈然汗出、脉沉实有力为主症。无论是热证还是实证，均属燥热实证，故以"胃家实"统括。

　　[护治原则]　　辛寒清热，攻下腑实。

　　[施护措施]

　　这一条为辨阳明病的提纲。

　　①阳明病热证表现：无形之邪热亢盛于里，胃肠燥热，然大肠内无燥屎阻结，只是里热内蒸，燥热之邪弥漫周身，充斥内外，故主要表现为身热，汗自出，不恶寒反恶热。临床护理时应注意以下内容。

　　密切观察发热程度、汗出情况，并对观察结果及时进行细致、准确的记录。

　　出现发热时应定时测量体温，一般每 4 小时一次，如发现异常，及时处理。

　　重点观察有汗、无汗、出汗时间、部位等，并及时记录。汗出后用干毛巾擦身，更换衣被，嘱患者安静休息，并注意避风寒，以防复感。

　　清淡饮食，可给予苦寒性质的清热食物，如苦瓜、梨、冬瓜、萝卜、绿茶等，鼓励患者多饮水。

　　②阳明病实证表现：无形之邪热亢盛于内，与肠中糟粕相搏结而成燥屎，阻于胃肠，致腑气失于通降，胃肠失司，故主要表现为无大便，潮热，谵语，手足濈然汗出，脉沉实有力。临床护理时应注意以下内容。

　　观察患者有无腹胀、腹痛症状，触诊腹部有无包块，肛诊有无粪块。出现上述症状时，指导患者用手沿结肠解剖位置自右向左环形按摩，或指压肛门后端，以增加腹压，促进排便。

　　患者出现潮热、神昏谵语时，保持呼吸道通畅，去枕仰卧位，头偏向一侧，加强防护措施，保障患者安全。

　　谵语狂躁者，遵医嘱鼻饲和中药灌肠通便。

二、湿热发黄证的病情观察

　　[原文]　　陽明病，無汗，小便不利，心中懊憹者，身必發黃。（199）

　　傷寒七八日，身黃如橘子色，小便不利，腹微滿者，茵蔯蒿湯主之。（260）

　　陽明病，發熱汗出者，此為熱越①，不能發黃也。但頭汗出，身無汗，劑頸而還，小便不利，渴引水漿②者，此為瘀熱③在裏，身必發黃，茵蔯蒿湯主之。（236）

茵蔯蒿湯方

茵蔯蒿六兩　栀子十四枚（擘）　大黃二兩（去皮）

上三味，以水一斗二升，先煮茵蔯减六升，内二味，煮取三升，去滓，分三服。小便当利，尿如皂荚汁状，色正赤，一宿腹减，黄从小便去也。

[词解]

①热（rè，音热）越：热邪向外发泄。

②水浆（jiāng，音浆）：泛指饮料，如水、果汁、蔗浆之类。

③瘀热（rè，音热）：指邪热郁滞。

[原文析义]

（199）条论述阳明湿热发黄。阳明湿与热合，热因湿滞不得外泄，故无汗；湿因热阻不能下行，故小便不利。湿热蕴结中焦，气机阻滞则心烦懊侬；湿热熏蒸，影响肝胆疏泄功能，胆汁外溢而发黄。

（260）条论述茵陈蒿汤证发黄的特点，即身黄如橘子色，并补述其因湿热郁结于中，气机阻滞而当见腹满之症。

（236）条论述湿热郁蒸于里而致发黄的证治。阳明病发热汗出，是内热蒸腾，热邪向外发越，故不能发黄。若发热仅见头汗出，而颈部以下周身无汗，又见小便不利，是热为湿郁不能宣泄外达而蕴结于里。湿热熏蒸，见头汗出；湿热郁滞于里，致三焦气化失司，使无汗或汗出不畅、小便不利等症更为加剧。二者互为因果，最终导致发黄，湿热交阻，气化不利，津液不布，且热伤津液，则渴引水浆，此湿热郁滞于中所致发黄，治用茵陈蒿汤。本方是治疗湿热发黄证的代表方，方中：茵陈蒿为主药，清热利湿，疏利肝胆而退黄；栀子苦寒，清泄三焦而利小便；大黄苦寒，泻热解毒行瘀，通腑利胆退黄。三药合用，二便通利，湿去热泄，诸黄皆退。

[护治原则]　清热利湿退黄。

[施护措施]

①观察全身皮肤色泽、发黄程度，有无汗出及汗出部位等情况。皮肤瘙痒者，保持皮肤清洁，定时翻身，温水擦浴，避免抓破皮肤。

②小便不利时观察小便颜色、量，同时监测生命体征及舌脉情况。必要时给予逐水散贴敷于神阙穴。

③饮食应给予清淡、易消化半流质之品，忌食辛辣刺激、肥甘厚味之品。

④观察患者服药后的效果和反应，皮肤黄染消退情况及小便色、量变化。

三、寒湿发黄证的病情观察

[原文]　阳明病，脉迟，食难用饱，饱则微烦头眩，必小便难，此欲作谷瘅①。虽下之，腹满如故，所以然者，脉迟故也。（195）

[词解]

谷瘅（gǔ dān，谷瘅）：瘅，通疸，黄疸病之一种。详见《金匮要略·黄疸病脉证并治》。

[原文析义]

（195）条论述寒湿发黄的病机、证治及治疗禁忌。阳明病多里热实证，可见脉迟而有力，今脉迟而食难用饱，即纳差，提示脾胃虚弱，运化无力，寒湿内生，其脉必迟而无力，强食则水谷不化，郁于中焦，气机升降不利，则见微烦；清阳不升则头眩；寒湿阻滞，气机不畅则腹满；湿阻气化失司则小便难。此时若治疗得当，脾阳恢复，寒湿得去，诸证可愈；若治疗不及时，水谷不消，寒湿久郁则影响肝胆，则成谷疸。若因腹满而用攻下之法，则更伤中阳，气滞更甚，见腹满如故。之所以下后腹满不除，因本证为脾虚寒湿中阻，而非阳明里实之证。

[护治原则]　温中散寒利湿。

[施护措施]

①阳明病多里热实证，本条论述寒湿发黄证的病机、证治及治疗禁忌。寒湿发黄之所以下后腹满不除，说明本证为脾虚寒湿中阻，而非阳明里实之证。患者脾胃虚弱，水谷不消，寒湿久郁则影响肝胆疏泄，终成黄疸。

②运用四诊方法，密切观察患者全身及面部黄疸色泽程度、神志、舌脉、二便情况，以及有无腹胀、腹水、纳差、头晕、小便不利等症状，做好对症护理。

③腹胀时遵医嘱给予行气理气、温中散寒之中药热奄包进行腹部热敷，以减轻腹胀症状。

④详细记录 24 小时出入量。24 小时尿量少于 500 毫升或黄疸急骤加深时，及时报告医师，并配合处理。小便不利或量少时，可遵医嘱给予逐水散外敷神阙穴。

⑤饮食以低脂、低蛋白、清淡、半流质为宜，忌食肥腻、辛辣之品；忌烟酒。可食健脾祛湿之品。适当控制禽畜类高蛋白食物。

四、火劫发黄证的病情观察

[原文]　陽明病，被火，額上微汗出，而小便不利者，必發黄。（200）

[原文析义]

（200）条论述阳明病误用火法而致火毒发黄证。阳明病，多为里热实证，当以辛寒清泄或苦寒攻下之法治疗。若以艾灸、温针、热熨、火熏等火热疗法治疗，即"被火"，则犯实实之戒，里热得火邪之助，两阳相熏灼，则热更炽，津更伤，无津作汗，故汗不畅泄，无液成尿，故小便不利，火热熏灼肝胆，胆汁外溢，形成火毒发黄。

[护治原则]　清热凉血，生津利胆。

[施护措施]

①密切观察患者发热的时间、程度、性质和规律，全身及面部黄疸色泽程

度、神志、舌脉、二便情况。汗出较多时，用干毛巾擦拭后及时更换衣服。

②详细记录 24 小时出入量，嘱患者多饮水，每日 1500~2000 毫升。如果 24 小时尿量少于 500 毫升，及时报告医师处理。

③饮食应给予清热凉血、生津利胆类食物，如赤小豆、荸荠、冬瓜、鲜藕、荠菜、莲子、大枣、薏苡仁、山药、鲜茅根等。

第二节　生活起居护理

一、阳明病胃家实脾约证的生活起居护理

［原文］　问曰：病有太陽陽明，有正陽陽明，有少陽陽明，何謂也？答曰：太陽陽明者，脾約[①]是也；正陽陽明者，胃家實是也；少陽陽明者，發汗利小便已，胃中燥煩實，大便難是也。（179）

問曰：何緣得陽明病？答曰：太陽病，若發汗，若下，若利小便，此亡津液，胃中乾燥，因轉屬陽明。不更衣[②]，內實，大便難者，此名陽明也。（181）

本太陽初得病時，發其汗，汗先出不徹，因轉屬陽明也。傷寒發熱無汗，嘔不能食，而反汗出濈濈然[③]者，是轉屬陽明也。（185）

傷寒轉繫陽明者，其人濈然微汗出也。（188）

［词解］

①脾約（yuē，音约）：脾之转输功能为胃热所约束，不能为胃行其津液，以致肠燥便结者。

②不更衣：即不大便。成无己云："古人登厕必更衣，不更衣者，通为不大便。"

③汗出濈濈（jī，音机）然：濈，水外流；汗出濈濈然，是汗出连绵不断的意思。

［原文析义］

（179）条论述阳明病的三种成因。一是太阳病，汗不得法，或误用吐、下，或妄利小便，致使津液损伤，邪入阳明，化燥化热，约束脾的转输功能，使其不能为胃行其津液，津液不能还胃入肠，而致大便秘结，形成脾约，称为"太阳阳明"；二是外邪直犯阳明，化热成燥，形成阳明腑实证，称为"正阳阳明"；三是少阳病误用汗、吐、下诸法，损伤津液，少阳之邪由热化燥入阳明，形成胃中燥热实证而见大便难，称为"少阳阳明"。

（181）条论述太阳病误治伤津转属阳明。发汗本为太阳病正治之法，若汗不得法或汗出太过，或者太阳病误用泻下、利小便等法治疗，均可导致津液损伤，胃中津液亏损而燥热内盛，则形成阳明病。根据燥热与津伤的轻重程度不同及病

机差异，可有"不更衣""内实"及"大便难"三种证候。

（185）条论述太阳病转属阳明病的原因。其转属原因有二：一是太阳病初起，虽用汗法治疗，但发汗不当，病邪不除，致邪气入里化热而转属阳明；二是伤寒发热无汗，本为太阳表证，若见呕不能食，提示邪入里化热，为胃热气逆之证；如证由无汗而转为汗出连绵不断，则提示表寒全部入里化热，是病已转入阳明。

（188）条论述伤寒初传阳明的症状表现。太阳之邪初传阳明，里热虽成但未炽盛，太阳表邪未尽，表气尚有不畅，其证仅是微汗而非大汗。

［护治原则］　保胃气，存津液。

［施护措施］

太阳阳明，脾约证是也。

①脾约证成因如下。太阳病发汗解表之后，损伤津液，胃热肠燥，约束脾阴转输功能，而致大便秘结。脾阴不足，胃中有热，脾之转输功能为胃热所约束。不能为胃行其津液，致使津液偏渗于膀胱而不能濡润于肠道，从而使小便数、大便硬。

②脾约证以大便难为主要临床表现，特点为：经常性、习惯性大便秘结，其粪块异常干硬，虽数日不大便，但无所苦，即不见潮热、谵语、腹满痛等症。临床上应指导患者养成定时排便的习惯，并练习用手沿结肠解剖位置自右向左环形按摩，或指压肛门后端，以增加腹压，促进排便。饮食应给予富含维生素、粗纤维类食物。

③脾约证由胃热肠燥津亏所致，其主证为大便硬，但"不更衣十日，无所苦也"，宜润下法，主方用麻子仁丸。麻子仁丸即小承气汤加麻子仁、杏仁、芍药而成。方中麻子仁润肠通便为主药；杏仁降气润肠，芍药养阴和里，共为辅药；枳实破结，厚朴除满，大黄通下，共为佐药；蜂蜜润燥滑肠，用以为使。全方具有润肠通便缓下之功。其服法应采用渐加法，直至大便变软，易于排出即可。

④现代药理研究表明，麻仁含脂肪油约 31%，并含挥发油、蛋白质、维生素、磷脂等，为润滑性泻药；芍药有解痉、镇痛、镇静之效；枳实兴奋胃肠功能，增强其蠕动和收缩力；大黄泻下、利胆；厚朴解痉、健胃、镇痛；杏仁镇咳、祛痰，其所含杏仁油对蛔虫、钩虫、蛲虫有杀灭作用。

正阳阳明，胃家实是也。

①胃家实成因：外邪直犯阳明，化热成燥，因燥成实，或宿食化燥，燥结成实，而形成阳明腑实证。

②阳明为多气多血之腑，阳气昌盛，是以邪入阳明，多从燥化。胃肠燥热亢盛，其病变每以热实为特征，但分而言之，又有热证、实证之别。

阳明热证：燥热之邪尚未与肠中之糟粕相结，只是无形之邪热弥漫全身，以身热、汗自出、不恶寒反恶热为主证。

阳明实证：燥热之邪与肠中糟粕相结，形成燥屎而阻于肠道，以不大便、潮热、谵语、手足濈然汗出、脉沉实有力为主证。

无论是热证，还是实证，均属燥热实证，故以"胃家实"统括之。

③临床应将患者安排在背阴凉爽的病室内，保持病室安静、舒适，温、湿度适宜，光线应稍偏暗。指导患者饮食宜选清淡、寒凉、润肠通便之品，同时应鼓励患者多饮水。

少阳阳明，发汗、利小便已，胃中燥、烦、实，大便难是也。

①少阳阳明成因：少阳病误用汗、吐、下诸法，损伤津液，少阳之邪化燥入于阳明，形成胃中燥热实证，而见大便难，称为"少阳阳明"。

②饮食应给予新鲜、清淡、富含纤维素类食物，多食新鲜蔬菜、水果等润肠通便之品，如蜂蜜、芝麻、核桃、酸牛奶；适当进食调气之品，如佛手、荔枝，柑橘切片冲水喝。忌食辛辣刺激、过度煎炒之品，忌烟酒。

③指导患者避免久坐少动，多活动以流通气血。便前按摩迎香穴或足三里穴，以促进排便。大便难下时，勿蹲之过久，以防止中气下陷，必要时遵医嘱给予中药灌肠。

二、阳明病衄血证的生活起居护理

[原文]　脉浮發熱，口乾鼻燥，能食者則衄。（227）

陽明病，口燥，但欲漱水，不欲嚥者，此必衄。（202）

[原文析义]

（227）条论述阳明气分热盛迫血致衄证。脉浮发热，病在太阳，必与恶寒同见，且多无口干；今脉浮发热而不恶寒，伴口干鼻燥，为热在阳明气分。胃热能食，热郁阳明，不得外泄，循经上逆，破血妄行，则发为鼻衄。

（202）条论述阳明热入血分致衄血证。阳明病，若热在气分，当见大渴引饮，今病者口燥欲饮，但只以水含漱而不咽下，为热不在气分而已入血分。热在血分，灼伤血络，可致衄，甚则还可见吐血、便血、斑疹等各种出血表现。

[护治原则]　清热润燥止血。

[施护措施]

（1）阳明气分热盛迫血致衄证

①临床应将患者安排在背阴凉爽、光线偏暗的病室内，保持病室安静、舒适，温度保持在18℃~22℃，湿度以50%~60%为宜。

②患者采取平卧或坐位，头向后仰，避免头低位作业，防止诱发鼻出血。

③观察患者生命体征变化及出血量、色。如有头痛头晕、面色苍白、出冷汗、脉速、血压下降等症状时，报告医师，及时处理。出血较轻时，可给予1%麻黄素滴鼻

止血；出血较多时，可给予云南白药、田七粉药棉，或用油纱条填塞出血鼻腔。

④热在气分，中药汤剂宜凉服，观察用药后的反应与疗效，做好记录。

⑤指导患者注意锻炼身体，增强抗病能力。去除挖鼻恶习，注意调畅情志，保持心情舒畅，避免暴怒、郁闷情绪。

⑥给予高热量、易消化的半流质或软食，多食蔬菜和水果，如苦瓜、冬瓜、萝卜、莴苣等清热泻火类食物，忌食辛辣刺激之品。

（2）阳明热入血分致衄证

①临床应将患者安排在背阴凉爽、光线偏暗的病室内，保持病室安静、舒适，温度保持在18℃~22℃，湿度以50%~60%为宜。

②患者卧床休息，采取平卧位，头偏向一侧，避免吐血时发生呛咳窒息。

③观察患者生命体征变化，吐血量、色、质、味及大便性质、颜色，有无腹痛、心悸，必要时留取标本送检。如有头晕、面色苍白、出冷汗、四肢厥冷、脉速、血压下降等症状时，报告医师，及时处理。

④热在血分，中药汤剂宜温服。观察用药后的反应与疗效，做好记录。根据病情暂禁食水。

⑤做好生活护理，注意口腔卫生，保持口腔清洁，用淡盐水漱口。

⑥给予高热量易消化的流食，或根据病情暂禁食水。

⑦做好心理护理，关心、理解、体贴、同情患者，使患者保持心情舒畅。

三、阳明病下血证的生活起居护理

［原文］　陽明病，下血譫語者，此為熱入血室，但頭汗出者，刺期門，隨其實而寫之，濈然汗出則愈。（216）

［原文析义］

（216）条论述阳明热入血室的证治。阳明病谵语，若与腹满硬痛、不大便、潮热等症共见，为阳明腑实证；本证谵语而见下血，是阳明之热，内迫血室，与血相结，形成热入血室证。但头汗出，为血热互结，血中之热不能透发于外而熏蒸于上所致。治法，刺期门，随其实而泻之，因期门为肝经的募穴，且血室又隶属于肝经，故刺期门可以疏利肝胆之气，泻血室之实热，从而使气血调和，阴阳平衡，正胜邪却，热随汗泄而病愈。

［护治原则］　利肝气，泄肝热，使气机通，血脉和。

［施护措施］

①临床应将患者安排在背阴凉爽、光线偏暗的病室内，保持病室安静、舒适，温度保持在18℃~22℃，湿度以50%~60%为宜。

②针刺期门，热随汗泄而病愈。期门为肝经的募穴，且血室（胞宫）又隶属于肝经，故刺期门可以疏利肝胆之气，泻血室之实热，从而使气血调和，阴阳

平衡，正胜邪却，热随汗泄而病愈。

③在临床上应根据患者的年龄、体质、体型、病情、穴位部位，选择长短粗细适宜的针灸针。如年轻、肥胖、实证及皮厚肉多的穴位选粗针长针；而老幼、体弱、瘦小、虚证者及皮薄肉少的穴位选细针短针。针刺时斜刺 0.5~1.0 寸，得气后调节针感，留针 10~20 分钟。在针刺及留针过程中，密切观察有无晕针、滞针等异常情况，如出现意外，应紧急处理。

④给予高热量、易消化的半流质或软食，多食蔬菜和水果，如苦瓜、冬瓜、萝卜、莴苣等清热泻火类食物，忌食辛辣刺激之品。

四、阳明病蓄血证的生活起居护理

[原文]　　陽明證，其人喜忘[①]者，必有畜血[②]。所以然者，本有久瘀血，故令喜忘。屎雖鞭，大便反易，其色必黑者，宜抵當湯下之。（237）

病人無表裏證，發熱七八日，雖脉浮數者，可下之。假令已下，脉數不解，合熱則消穀喜飢，至六七日不大便者，有瘀血，宜抵當湯。（257）

若脉數不解，而下不止，必協熱便膿血也。（258）

[词解]

①喜忘：喜作"善"字解，喜忘即健忘。

②畜血："畜"与"蓄"同。指瘀血停留。

[原文析义]

（237）条论述阳明蓄血的证治。阳明证，即本证病在阳明，其人喜忘即善忘，因为心主血，又主神明，胃肠素有瘀血，瘀血不去，则新血不生，心神失养而出现健忘。阳明之热与糟粕相结，大便则硬，但离经之血与燥屎相混，因血液属阴，其性濡润，化坚为润，大便虽硬而排便却容易。"屎虽硬，大便反易，其色必黑"，这是阳明蓄血证的特征，治疗可用抵当汤。

（257）条辨阳明腑实与阳明瘀血的证治。患者既无恶寒、发热、头痛等表证，又无腹痛、谵语、潮热等里证，但患者发热持续七八日之久而不解，见浮数脉，因无表证，说明仍属阳明热盛于内，而蒸腾于外，即热在里，可用下法治疗。若下后，脉浮已去而数脉仍在，则是气分之热已去，血分之热不解，至六七日不大便；若为阳明腑实当不能食，今见能食易饥，此为阳明血热瘀结，治用抵当汤泻热逐瘀。

（258）条紧承（257）条论述下后便脓血的变证。阳明瘀血证下后脉数持续，说明热邪不去，煎迫大肠则下利不止，血热相蒸，肉腐成脓，见便脓血。

[护治原则]　　泻热逐瘀。

[施护措施]

①临床密切观察大便性质、颜色，有无腹痛心悸、出冷汗等，必要时留取标

本送检。

②病室保持安静、整洁、舒适，空气新鲜，定期消毒。做好生活护理，注意肛周卫生，保持肛周清洁，便血后予以温水洗净，加强臀部皮肤护理，勤换内裤。

③指导患者养成良好的饮食习惯，平素饮食宜选清淡、易消化软质饮食，戒烟酒。少量多餐，进食有规律，勿暴饮暴食，忌食辛辣、油腻、煎炸、生冷、硬固刺激之品。

④做好心理护理，关心、理解、体贴、同情患者，使患者保持心情舒畅。

第三节　情志护理

阳明腑实证的情志护理

[原文]　夫實則讝語，虛則鄭聲[①]。鄭聲者，重語也。直視讝語，喘滿者死，下利者亦死。（210）

發汗多，若重發汗者，亡其陽[②]，讝語。脉短者死，脉自和者不死。（211）

傷寒若吐若下後不解，不大便五六日，上至十餘日，日晡所發潮熱，不惡寒，獨語如見鬼狀。若劇者，發則不識人，循衣摸牀[③]，惕而不安，微喘直視，脉弦者生，濇者死。微者，但發熱讝語者，大承氣湯主之。若一服利，則止後服。（212）

[词解]

①鄭聲（zhèng shēng，音郑声）：语言重复，声音低微，见于虚证。

②亡其陽（yáng，音阳）：此指阳气随大汗而泄。

③循衣摸牀（chuáng，音床）：指患者昏迷时，两手无意识地反复触摸衣被、床沿。

[原文析义]

（210）条论述谵语、郑声的临证表现及预后。谵语多由邪热亢盛，扰乱心神所致，表现为声高气粗、胡言乱语，多属实证；郑声多为精气虚衰，心神无主所致，表现为声低息微，语言重复，属虚证。谵语虽属实证，但如伴见直视、喘满或下利者，则为危候，直视为里热极盛，阴液虚竭，不能上注，阴竭阳无所附，肺气上脱则喘满，中气衰败则下利，邪实正虚，故属死证，预后不良。

（211）条论述谵语属虚者，因过汗亡阳，心神失养所致，其预后取决于阳气的恢复与否。如阳衰阴竭，脉道不充，则脉短，证属危重，故曰"死"；若脉不短而平和，则证情虽重，但正气尚有恢复之机，故曰"不死"。

（212）条论述阳明腑实重证的证治和预后。伤寒表证，本当以汗法治疗，误用催吐或者攻下，以致胃肠津液损伤，邪入阳明化热化燥，遂成阳明腑实证，故见多日不大便。日晡所发潮热，是阳明腑实证典型的热型，不恶寒为表邪已解。独语如见鬼状即是谵语，为阳明浊热循经上扰心神所致。见此不大便五六日、谵语潮热之证，当用大承气汤攻下燥屎，通腑泻热，"若一服利，则止后服"，强调中病即止，避免过下克伐正气。当下不下，燥热之邪进一步耗伤阴液，使病情加剧。心阴耗损，心神失养则惕而不安，不识人；肝阴被伤，虚风内动则循衣摸床；肺肾阴亏，气不摄纳，又加腑气不通，肺气不降则喘；肝肾阴精被耗，不能上养于目则直视，并止于此，已属正伤邪实之证，若脉见弦长，为阴液未竭绝，正气犹存，尚有生机；若脉见短涩，则为正虚邪实，热极津枯，预后不良。

[护治原则]　　移情易性，顺情从欲。

[施护措施]

①密切观察患者生命体征、神志、瞳孔等变化。如发现神志不清、谵语、语声低微、循衣摸床、四肢不温等情况，应立即报告医师，采取有效措施。

②保持呼吸道通畅，患者取去枕仰卧位。

③加强口腔、皮肤护理，用淡盐水或中药行口腔护理，保持皮肤清洁，定时翻身、拍背，预防压疮发生。

④给予高热量、易消化的半流质或软食，必要时遵医嘱鼻饲，保证足够的营养及水分。

⑤阳明病在三阳经发病过程中是一个比较严重的阶段，也是正邪相争最激烈的时期，患者神志清醒时，易产生恐惧、紧张等心理变化，应为患者创造一个安全、舒适的治疗环境，避免不良精神刺激。做好情志护理，救患者以垂危，由重转轻，化险为夷，以达康复之目的。

⑥治疗护理得当后，神志渐苏，病情由重转轻，其脉弦而不燥，为阴液未竭，尚有生机，应密切观察服药后的反应，中病即止，以免过剂伤正。

⑦谵语、烦躁不安者，加床档或用约束带妥善约束，防止发生意外，有义齿应取下。

⑧临床应将郑声者安排在背阴凉爽、光线偏暗的病室内，保持病室安静、舒适，温度保持在18℃~22℃，湿度以50%~60%为宜。

⑨人在患病后，常有恐惧、紧张、悲哀等不良情绪，迫切需要医护人员的关心和照顾。因此，医护人员一定要以诚恳的态度去关心体贴、安慰同情病人。除自己的语言、态度外，还应重视病室环境和病人周围的人和事，全面进行照顾，使病人感到温暖、亲切和舒适，使其消除顾虑，积极配合治疗。对易发怒的患者，更应耐心，特别注意态度和语气，待其情绪稳定后再慢慢进行劝导和安慰。同时还可采用"五志过极，以其胜治之"的情志护理方法，即"恐胜喜""悲胜怒""怒胜思""喜胜忧""思胜恐"。

第四节　饮食护理

阳明病胃中虚冷证的饮食护理

［原文］　陽明病，不能食，攻其熱必噦，所以然者，胃中虛冷故也。以其人本虛，攻其熱必噦。（194）

陽明病，若中寒者，不能食，小便不利，手足濈然汗出，此欲作固瘕①，必大便初鞕後溏。所以然者，以胃中冷，水穀不別故也。（191）

若胃中虛冷，不能食者，飲水則噦。（226）

［词解］

固瘕（jiǎ，音假）：指胃中虚寒，水谷不消而结积的病证，临床表现为大便初头硬，后溏薄，且日久不愈。

［原文析义］

（194）条论述胃中虚冷者禁下。阳明病，不能食，有实热与虚寒之别。阳明腑实，除不能食外，伴有不大便、潮热、谵语、腹满痛等症，应选承气汤类方苦寒攻下。本证不能食，则是脾胃中气本虚，胃中虚冷，不能受纳所致，治宜温中和胃，如误用攻下，则致胃阳衰败，浊阴之气上逆，可发生哕逆之变证。

（191）条论述阳明中寒欲作固瘕之证。阳明中阳不足，不能消谷，故不能食；中阳不足，影响三焦气化功能致水液不能正常输布而见小便不利；阳明主四肢肌肉，中阳不足，阳不摄阴，则可见手足汗出连绵不断。以上诸症，若治疗及时，中阳得复，则无成固瘕之虞，若治疗不及时，寒邪更剧，则有结为固瘕之虑。所谓固瘕，是指胃中虚冷，水谷不别，复因寒邪凝结，大肠传导失职，使部分大便因寒凝而结，其特点是大便初硬后溏。之所以出现以上症状，全因中阳不足之故。

（226）条论述胃中虚冷的临床表现。因胃中虚冷，不能腐熟水谷，故不能食，如再饮水，水停胃中，与寒相搏，胃失和降，见上逆而为呃逆。

［护治原则］　温中和胃，提升中阳。

［施护措施］

此三条论述中焦脾胃虚寒，运化失司，中阳不足，胃中虚冷。

①饮食者，胃家之能事也。胃气右降，上脘清虚，而善容受，是以能食。阳莫盛于阳明，阳盛而土燥，则胃降而善纳，阳虚而土湿，则胃逆而不食。胃主受盛，脾主消克，食谷不化者，脾家之弱，绝粒不食者，胃家之虚。

②患者症见纳呆腹胀、脘腹喜温喜按、畏冷喜热、口淡不渴、四肢不温、大便稀溏、小便清长或不利等，常因天气变冷而加剧。

③根据自然界和人体阴阳消长、气机升降、五脏盛衰的不同时间、特点、状态而制订起居规律。指导患者顺应四时气候变化，春夏养阳、秋冬养阴。将患者安排在向阳温暖的病室内，保持病室安静、舒适，温度保持在 22℃~26℃，湿度以 50%~60% 为宜。

④不能食，饮水则哕者，遵医嘱可给予隔姜灸神阙穴 20~30 分钟，每日两次，亦可给予生姜片口含止呕。胃脘不适、小便不利及便溏者，遵医嘱给予中药热奄包热敷胃脘部和下腹部，每次 30 分钟，每日 3~4 次。治疗过程中注意观察治疗部位皮肤情况，防止烫伤。及时进行疗效评价并记录。

④饮食宜给予高营养、高热量、易消化饮食，少量多餐，忌生冷油腻、肥甘厚味、辛辣刺激之品。如鲫鱼、鲤鱼、糯米、豆腐等。

⑤嘱患者安静休息，协助生活起居护理，给予精神安慰，消除紧张心理。呕吐时轻拍患者背部，吐后用温水漱口。呕吐后，避免立即进食，症状减轻后给予清淡流质或半流质饮食。

第五节　服药护理

一、阳明病热证

（一）栀子豉汤证的服药护理

[原文]　陽明病，脉浮而緊，咽燥口苦，腹滿而喘，發熱汗出，不惡寒反惡熱，身重。若發汗則躁，心憒憒①反讝語。若加溫針，必怵惕②煩躁不得眠。若下之，則胃中空虛，客氣動膈，心中懊憹，舌上胎③者，栀子豉湯主之。（221）

陽明病，下之，其外有熱，手足溫，不結胸，心中懊憹，飢不能食④，但頭汗出者，栀子豉湯主之。（228）

[词解]

①心憒憒（kuì，音溃）：憒，糊涂，昏乱。心憒憒，即形容心中烦乱不安之状。

②怵（chù，音触）惕：怵，害怕，恐惧。怵惕，即恐惧不安之状。

③舌上胎（同苔）：指舌上有黄白薄腻苔垢。

④飢（jī，音饥）不能食：言懊憹之甚，似饥非饥，心中嘈杂似饥，而又不能进食。

[原文析义]

（221）条论述阳明病栀子豉汤证的证治。阳明病，脉浮而紧，虽与太阳伤寒的脉象相似，但发热汗出，不恶寒反恶热，则不属太阳伤寒，而属阳明热证。浮主阳明热盛，紧主邪气盛；咽燥为胃热循经上熏，灼伤津液所致；口苦为胃火上炎的表现；热壅于里，气机壅滞则见腹满；阳明气机壅滞，迫使肺气不得肃降而见喘；阳热充斥经脉，气机不畅见身重，发热汗出，不恶寒反恶热，是阳明热盛，逼迫津液外越的表现。以下连用三"若"字，言误治后的不同变证。若误用辛温发汗，必然伤津助热，燥热上扰心神，见心神浮躁，烦乱不安，反增谵语的变证；若误用火针强发其汗，以火治热，心神被扰，则见惶恐不安、烦躁不得眠的变证；若误用苦寒攻下，因腑实未成，徒伤正气，使胃中空虚，邪热乘虚上犯胸膈，见胸中懊恼，心烦郁闷而无可奈何之状。舌象见舌苔薄黄，或黄白相兼郁热之象，治以栀子豉汤清宣胸膈之郁热。

（228）条是对阳明热郁胸膈的栀子豉汤证证治的补充。阳明病虽腑实未成而早用下法，虽病邪可因攻下而去，但余热尚存，可使邪热郁留胸膈，阳明余热未除，故见外有热，手足温；不结胸说明下后热邪未与痰水相结。热邪扰及心神，见心中懊恼；热邪影响于胃，胃气不和，故饥不能食；热郁胸膈不得外散，故不见全身汗出，只是郁热上蒸而见但头汗出。本病之重点为热郁胸膈，故仍用栀子豉汤清宣郁热。

［辨证提要］

病机：热扰胸膈。

辨证要点：虚烦不得眠，心中懊恼，饥不能食，但头汗出，舌苔薄黄。

［护治原则］　清宣郁热。

［施护措施］

①阳明热证误治导致热扰胸膈，临床见患者咽燥、口苦、腹满而喘、身体沉重、虚烦不得眠，心中懊恼，饥不能食，但头汗出，舌苔薄黄、脉浮紧。该脉轻取有余，按之亦有余，太阳脉浮紧为轻循固为有余，而按之略呈衰减，脉象必与其证候所合，方可断为太阳或阳明，属太阳者，必发热恶寒，头项强痛；属阳明者必见燥热之象。

②保持病室安静，空气清新，温、湿度适宜，光线不宜太强，可用窗帘遮挡光线或安排患者于向阴的房间。

③患者嘈杂易饥，胃气呆滞，因此饮食宜清淡易消化，少食多餐，可食清热生津之品，如梨、西瓜、苦瓜、紫菜、白萝卜、香蕉等。

④患者虚烦不得眠，心中懊恼，根据患者的具体情况采用说理开导法、释疑解惑法、顺情从欲法等方法对患者进行情志护理，使患者保持良好的精神状态。

⑤煎服法。加水 800 毫升，先煮栀子至 500 毫升，纳豉，煮取 300 毫升，去滓即成。温服 150 毫升，日二服。

⑥服药后观察患者烦躁不得眠是否缓解，记录病情变化。

（二）白虎汤证的服药护理

［原文］　傷寒脉浮滑，此以表有热，裏有寒[①]，白虎湯主之。（176）

白虎湯方

知母六兩　石膏一斤（碎）　甘草二兩（炙）　粳米六合

上四味，以水一斗，煮米熟湯成，去滓，温服一升，日三服。

臣億等謹按：前篇雲，熱結在裏，表裏俱熱者，白虎湯主之。又雲其表不解，不可與白虎湯。此雲脉浮滑，表有熱，裏有寒者，必表裏字差矣。又陽明一證云，脉浮遲，表熱裏寒，四逆湯主之。又少陰一證云，裏寒外熱，通脉四逆湯主之。以此表裏自差，明矣。《千金翼》云白通湯。非也。

三陽合病，腹滿身重，難以轉側，口不仁②面垢③，譫語遺尿。發汗則譫語。下之則額上生汗，手足逆冷。若自汗出者，白虎湯主之。（219）

[词解]

①表有熱（rè，音热），裏（lǐ，音里）有寒：宋·林亿等在原文下有按语云："前篇云，热结在里，表里俱热者，白虎汤主之。又云，表不解，不可与白虎汤。此云脉浮滑，表有热，里有寒者，必表里之字差矣。又阳明一证云，脉浮迟，表热里寒，四逆汤主之。又少阴一证云，里寒外热，通脉四逆汤主之，以此表里自差明矣。"据此理校，"表有热，里有寒"句，当作表里俱热解为是。

②口不仁：口中感觉失常，食不知味，语言不利。

③面垢：面部如蒙油垢，此因阳明热浊之气上熏所致。

[原文析义]

（176）条论述阳明病白虎汤证的证治。脉浮滑，浮主热盛于表，滑主热炽于里。故其证当为胃热弥漫，邪热充斥内外，表里俱热，本条叙症过简，以方测症，当有身热、汗自出、不恶寒反恶热、心烦、舌干、口渴等。"表有寒，里有热"为论中存疑之一，综合注家观点，当"表里俱热"理解为是，治用白虎汤。方中生石膏味辛甘寒，辛能解肌，寒能清热，故可清解表里上下内外之热，尤以治胃热弥漫见长；知母苦寒而润，既能清热，又能滋阴养液，与石膏相配，既清阳明独盛之热，又能养护津液；炙甘草、粳米甘温益气，滋养后天之源，又可以监制石膏、知母之寒凉，使其清热而不损脾胃之阳，共成辛寒清热之重剂。

（219）条论述三阳合病阳明热盛的证治。三阳合病是言太阳、阳明、少阳三经同时发病，以阳明热盛为主。阳明邪热壅滞气机，腹部气机不畅致腹满；邪气弥漫三阳，三阳经气不利见身重，难以转侧；口中麻木，食不知味，面色不泽，如蒙尘垢，是因为阳明经脉绕口、过面部，阳明之热循经上熏所致；谵语，是由于阳明经别上涌于心，胃热循经上扰心神，使心主神志和心主言的功能失调所致；遗尿是热盛神昏，膀胱失约所致。若误用辛温发汗，必更伤津液，而使胃家燥热益甚，谵语加重；若误用苦寒泻下，因其里未成实，必伤伐正气，使阴竭于下，阳脱于上，见额上汗出、手足厥冷之症。自汗出，为阳明热盛，迫津外泄的表现。本证虽为三阳合病，但以阳明热盛为主，因此治宜用白虎汤辛寒清热。

［辨证提要］

病机：无形邪热炽盛，充斥表里。

辨证要点：发热，汗出，口渴，或腹满，身重，口不仁，面垢，谵语，遗尿，脉浮滑（但无阳明里实证）。

［护治原则］　辛寒清热。

［施护措施］

①本证临床见患者发热，汗出，口渴，或腹满，身重，食不知味，语言不利，面色垢晦如油妆，谵语，遗尿，脉象浮滑。如发现患者神志不清、谵语、语声低微、循衣摸床、四肢不温等情况，应立即报告医师，采取有效措施。

②保持病室安静、清洁、凉爽，温、湿度适宜，光线不宜太强，可用窗帘遮挡光线或安排患者于向阴的房间。

③阳明热盛气壅，患者腹满，饮食清淡易消化，营养丰富，少食多餐，可食清热生津之品，如梨、西瓜、苦瓜、紫菜、白萝卜、香蕉等。忌食生冷硬固及壅滞气机之品，如红薯、土豆、豆制品、牛奶等。

④患者邪热炽盛，表里俱热，烦躁不安，辗转反侧，根据患者临床表现采用说理开导法、释疑解惑法、顺情从欲法等，对患者进行情志护理，使患者保持良好的精神状态。

⑤煎服法。加水 2000 毫升，以米熟汤成为度，去滓即成，温服 200 毫升，日三服。

⑥服药后观察患者体温、口渴、汗出、脉象等变化，若患者服药后微汗而出，脉静、身凉，病已向愈，汗后注意更换衣被，擦干汗液，防止当风受凉。

（三）白虎加人参汤证的服药护理

［原文］　傷寒若吐若下後，七八日不解，熱結在裏，表裏俱熱，時時惡風，大渴，舌上乾燥而煩，欲飲水數升者，白虎加人參湯主之。（168）

白虎加人參湯方

知母六兩　石膏一斤（碎）　甘草二兩（炙）　人參二兩　粳米六合

上五味，以水一斗，煮米熟湯成，去滓，溫服一升，日三服。此方立夏後、立秋前乃可服。立秋後不可服。正月二月三月尚凜冷，亦不可與服之，與之則嘔利而腹痛。諸亡血虛家亦不可與，得之則腹痛利者，但可溫之，當愈①。

傷寒無大熱，口燥渴，心煩，背微惡寒者，白虎加人參湯主之。（169）

傷寒脈浮，發熱無汗，其表不解，不可與白虎湯。渴欲飲水，無表證者，白虎加人參湯主之。（170）

若渴欲飲水，口乾舌燥者，白虎加人參湯主之。（222）

［詞解］

此方立夏後……但可溫之，當愈：《傷寒論》中其他有關白虎加人參湯條文的附方及《金匮要略》中白虎加人参汤后均无此 62 字，疑是后人所加。

[原文析义]

（168）条论述白虎加人参汤的证治。伤寒误治，迁延不解，表邪入里化热，阳明胃热炽盛，故曰"热结在里"。里热外蒸，邪热弥漫周身，充斥内外，形成"表里俱热"。热盛津伤，胃中干燥，故口大渴；欲饮水数升，是言渴饮之甚；舌上干燥而烦，是言津伤之甚；热盛汗出多，津气两伤，且汗出腠理疏松，不胜风袭，见时时恶风。本证属阳明胃热弥漫，津气两伤，治宜白虎加人参汤。方中白虎汤辛寒清热，加人参益气生津。

（169）条同（168）条论述白虎加人参汤的证治。上条是表里俱热，本条无大热，且背微恶寒，易误为表未解，但口燥渴、心烦，说明热结在里，因热聚于里，不能外达，故身无大热，背微恶寒，为阳明里热太盛，汗出肌疏，津气两伤，不胜风袭所致，与上条病机相同，故治用白虎加人参汤。

（170）条论述白虎汤的禁忌证及白虎加人参汤证的辨证要点。伤寒脉浮，发热无汗，为太阳伤寒，当用辛温发表之法；其表不解，即使兼有内热，也当在发汗解表后再清里，而不可径用白虎汤，若误用之，极易造成变证，故前人有"无汗不得用白虎，有汗不得用麻黄"的戒语。只有外无表寒，里热已盛，且伴津气两伤的渴欲饮水等诸证时，用白虎加人参汤，清里热，益气津。

（222）条承（221）条，论述阳明热证误下后，不仅邪热未除，而且耗伤气津，出现渴欲饮水、口干舌燥的见证，治以清胃热、益气津，用白虎加人参汤。

[辨证提要]

病机：邪热炽盛，津气两伤。

辨证要点：发热，汗出，舌燥而口渴甚，伴见时时恶风或背微恶寒。

[护治原则]　清邪热，益气津。

[施护措施]

①本证临床见患者发热、汗出、口燥渴、心烦、时时恶风或背微恶寒。

②保持病室安静、清洁、凉爽，温、湿度适宜，避免对流风，光线不宜太强，可用窗帘遮挡光线或安排患者于向阴的房间。

③邪热炽盛，津气损伤严重，热扰心神，患者心烦，护理人员语言要亲切，根据患者临床表现采用说理开导法、释疑解惑法、顺情从欲法等，对患者进行情志护理，使患者保持良好的精神状态。

④煎服法。加水 2000 毫升，以米熟汤成为度，去滓即成，温服 200 毫升，日三服。素有吐血、咳血的患者，以及体虚、失血患者慎用。

⑤药后若患者烦躁不安，给予安慰及劝说疏导，高热者严密监测体温变化、汗出热退时间、口渴的改善程度并及时记录。

（四）猪苓汤证的服药护理

[原文]　若脉浮發熱，渴欲飲水，小便不利者，猪苓湯主之。（223）

豬苓湯方

豬苓（去皮）　茯苓　澤瀉　阿膠　滑石（碎）各一兩

上五味，以水四升，先煮四味，取二升，去滓，內阿膠烊消，溫服七合，日三服。

陽明病，汗出多而渴者，不可與豬苓湯，以汗多胃中燥，豬苓湯復利其小便故也。（224）

[原文析义]

（223）条论述阳明热盛阴伤水气不利的证治。阳明病热盛于外，见脉浮发热；渴欲饮水一是由于热与水结，津液不化，二是由于热盛津伤，津液不足；小便不利，为水热结于下焦，气化不利所致。证属阴虚水热互结，治用猪苓汤清热利水育阴。方中猪苓、茯苓、泽泻甘淡渗泄以利水；滑石甘寒，通窍利水，导热下行；阿胶属血肉有情之品，甘平育阴润燥，滋养真阴，诸药共成清热利水育阴之剂。

（224）条论述猪苓汤的使用禁忌。阳明病汗出多而渴，为阳明胃热弥漫、迫津外泄、津气耗伤所致，治当用白虎加人参汤。此证因汗多胃燥，化源不足，也可能会出现小便少，切不可因小便少而误用猪苓汤利小便，以防利水伤津。

[辨证提要]

病机：阴伤有热，气化不利。

辨证要点：发热，口渴，小便不利，脉浮，或见下利，咳而呕，心烦不得眠。

[护治原则]　　清热滋阴利水。

[施护措施]

①本证临床见脉浮发热，渴欲饮水，小便不利，咳而呕，心烦不得眠。其中：脉浮发热，说明上焦热；渴欲饮水者，中焦热；小便不利者，邪客下焦。临床病情观察做到脉证相合。

②保持病室安静、清洁、凉爽，光线不宜太强，可用窗帘遮挡光线或安排患者于向阴的房间。

③做好情志护理，根据患者临床表现采用说理开导法、释疑解惑法、顺情从欲法等对患者进行情志护理，使患者保持良好的精神状态。

④煎服法。加水 800 毫升，先煮四味，煮取 400 毫升，去滓，入阿胶烊化即成，温服 140 毫升，日三服。

⑤服药后应重点观察脉浮发热、口渴饮水、小便不利的改善情况，详细记录小便的次数和量，为治疗提供依据。

二、阳明病实证

（一）承气汤证的服药护理

1. 调胃承气汤证的服药护理

[原文]　　陽明病，不吐不下，心煩者，可與調胃承氣湯。（207）

調胃承氣湯方

甘草二兩（炙）　芒消半升　大黃四兩（清酒洗）

上三味，切，以水三升，煮二物至一升，去滓，內芒消，更上微火一二沸，溫頓服之，以調胃氣。

太陽病三日，發汗不解，蒸蒸發熱[1]者，屬胃[2]也，調胃承氣湯主之。（248）

傷寒吐後，腹脹滿者，與調胃承氣湯。（249）

[词解]

①蒸蒸發熱（fā rè，音发热）：形容发热从内达外，如蒸笼中热气蒸腾之状。

②屬（shǔ，音属）胃：指转属阳明病。

[原文析义]

（207）条论述调胃承气汤的证治。阳明病未经吐、下治疗，见心烦是由胃肠实热壅结，灼热循经上扰心神所致。本证论述较简，以方测证应有不大便、躁动不安等，治用调胃承气汤泻下燥热，调畅胃气。方中大黄苦寒，攻积导滞，荡涤肠胃，泻热去实；芒硝咸寒辛苦，润燥软坚，泻热导滞。二药合用，清胃热，和胃燥，泻热通便；但是二药合用，泻下之力峻猛，直下肠胃，所以方中又加甘草，甘缓和中，使黄、硝峻下之力缓缓发出，也使药效持续时间延长，以达到泻热为主的作用。

（248）条论述调胃承气汤的证治。太阳病，发汗病不解，伤胃中津液，邪气化热入里，里热外蒸而见"蒸蒸发热"，说明病已转属阳明，因为邪结不深，并未出现其他的阳明里证，故治疗仍用调胃承气汤。

（249）条论述调胃承气汤的证治。太阳伤寒，不用汗法，用吐法，吐后邪不外散，反因吐伤津液，邪陷阳明；邪热内结，胃肠之气不得通顺，见大便不通，腹胀满，腹虽满，但不疼痛，说明病邪尚浅，大便也未硬，治疗仍用调胃承气汤。

[辨证提要]

病机：燥热内盛，腑实初结，气滞不甚。

辨证要点：大便不通，蒸蒸发热，心烦，腹胀满。

[护治原则]　　泻热和胃，润燥软坚。

[施护措施]

①由于燥热内盛，腑实初结，气滞不甚，临床见患者蒸蒸发热，濈然汗出，大便不通，心烦，腹胀满。

②保持病室环境安静、卫生，空气流通而凉爽，不宜直接吹风。病室内温、湿度适宜，光线不宜太强，可用窗帘遮挡光线或安排患者于背阴的房间。

③患者通下后可用糜粥调理1~2日，以养胃气。患者饮食要清淡、易消化，以软食和流质、半流质为主，宜食新鲜的蔬菜、水果等清热生津、润肠通便的食

物，忌食辛辣炙煿之品。

④煎服法。大黄、甘草切碎，加水 600 毫升，浸泡 60 分钟，煎药时先武火后文火，煎至 200 毫升，去滓，加入芒硝，微火一二沸，空腹顿服之，清晨服效果更佳。

⑤服药前告知患者服药后会出现轻微腹痛，一般便后腹痛即消失。观察患者泻下之物的色、量、质，以及汗出情况、体温变化等。若泻下太过，腹痛剧烈、出现虚脱，应及时通知医师，采取相应的救治措施。

（1）小承气汤证的服药护理

［原文］　　陽明病，其人多汗，以津液外出，胃中燥，大便必鞕，鞕則讝語；小承氣湯主之；若一服讝語止者，更莫復服。（213）

小承氣湯方

大黃四兩（酒洗）　　厚朴二兩（炙，去皮）　　枳實三枚（大者，炙）

上三味，以水四升，煮取一升二合，去滓，分溫二服。初服湯當更衣，不爾者盡飲之，若更衣者，勿服之。

陽明病，讝語發潮熱，脉滑而疾①者，小承氣湯主之。因與承氣湯一升，腹中轉氣②者，更服一升，若不轉氣者，勿更與之。明日又不大便，脉反微濇者，裏虛也，為難治，不可更與承氣湯也。（214）

太陽病，若吐若下若發汗後，微煩，小便數，大便因鞕者，與小承氣湯和之愈。（250）

［词解］

①脉滑而疾：指脉象圆滑流利快速。

②轉氣（zhuǎn qì，音转气）：即腹中有矢气转动。

［原文析义］

（213）条论述阳明病便硬谵语的成因与治疗。阳明病里热炽盛，迫津外泄见多汗；汗出过多，津液外泄，以致胃肠内津亏干燥而结实，见大便必硬；因大便硬结，腑气不通，热灼上攻，扰乱心神，见谵语。治用小承气汤泻热通便，行气和胃。若服后硬便下，谵语止，腑气通，燥实热结已去，即当停服，若再服再下，则有下伤正气之虞。方中大黄苦寒，泻热去实，推陈致新；厚朴苦辛而温，行气除满；枳实苦而微寒，理气消痞。三药合用，共成通便导滞之剂。

（214）条论述述阳明腑实轻证的证治及注意事项。阳明病，燥结成实，腑气不通，浊热上扰见谵语；阳明经气旺于申酉之时，当阳明燥热内盛时，每于日晡前后正邪斗争激烈，而见定时发热；大承气汤证脉象当见沉实，但这里的阳明病，谵语发潮热，虽是大承气汤的见证，只是本证脉滑而疾，不是大承气汤的沉实脉象，故不敢贸然投用大承气汤，于是试投小承气汤来治疗，但毕竟谵语、潮热皆见，燥实已结，故将小承气汤的服药量由常规药量的每次服六合，增至每次服一升。用小承气汤一升后，如见腹中转气，是肠中燥屎已动，因药轻病重而未致泻下，因此可以再服一升，以便通热泄为愈。如果不见转气，提示腑实未成，不可再服承气汤。如便通热泄后，第二天又出现不大便，脉反见涩滞不利之象，这是气血津液大亏又有结滞的表现，正衰邪结，攻补两难，故为难治，就不能再用承气汤了。

（250）条论述太阳病误治而致热结成实的证治。太阳病当以汗解，如误用吐、下或发汗太过，均会损伤津液，使表邪入里，邪从燥化，燥热内结而转为阳明实证。邪热上扰则心烦，燥热结实故大便硬；阳明燥邪内盛，迫津偏渗，见小便数多；小便数多，津液不能还入胃肠，大便必然硬结。然而心烦尚微，大便虽硬，并非大实之证，故治用轻下之法，用小承气汤破滞除满，通便泻热。

[辨证提要]

病机：实热内结，腑气不通。

辨证要点：大便硬，潮热或发热微烦，腹大满，脉滑而疾。

[护治原则]　　泻热通便，消滞除满。

[施护措施]

①小承气汤用于阳明病多汗伤津液，致便硬谵语证、阳明腑实轻证及太阳病误治伤津致热结成实证，临床见汗出，大便硬，腹大满，潮热，或发热微烦，甚者谵语，脉滑而疾。

②阳明病，发热多汗，津液耗伤，则病室环境应保持合适的湿度，宜在45%~65%；患者有潮热微烦，故房间宜保持安静凉爽，温度不宜过高，光线不宜太强，可用窗帘遮挡光线或安排患者于向阴的房间。

③患者饮食宜清淡、软烂、新鲜、生津多汁，以软食和流质、半流质为主，可多食新鲜的蔬菜、水果等有利于润肠通利的食物，如菠菜、黄瓜、萝卜、芹菜、蜂蜜、花生、苹果、梨、香蕉等。鼓励多饮水、凉果汁或蔬菜汁，忌食辛辣炙煿之品。身体虚弱的患者，得出燥屎后易出现虚脱之症，应及时服果子汁或面汤，以防伤阴亡阳之危象出现。

④煎服法。取三味药同煎，不分先后，加水800毫升，煮取240毫升，去滓，凉服120毫升，日二服。本方属泻下清热药，作用的脏腑属肠胃，按子午流注肠胃之气旺于卯时和辰时，即上午的5点至9点，服用时机应在清晨，空腹凉服。

⑤服药前告知患者服药后会出现轻微腹痛，一般便后腹痛即消失。本方属缓下药物，过服易致克伐而伤正气，故服药时要严密观察患者服药后腹中转气的情况。服药后若腹中转气，宜再服，将余药尽饮，至大便解出为度，以去其邪热宿滞，若不转气，则不可再服。同时还要连续观察患者脉象变化情况，若由脉滑而疾转为微涩，则为里虚之证，不可再服本药，否则正气将败，断不可更虚其虚。

汗出后应多饮温开水，或根据汗出的多少，适量服用淡盐水。

（2）大承气汤证的服药护理

[原文]　陽明病，下之，心中懊憹而煩，胃中^①有燥屎^②者，可攻。腹微滿，初頭鞕，後必溏，不可攻之。若有燥屎者，宜大承氣湯。（238）

大承氣湯方

大黃四兩（酒洗）　厚朴半斤（炙，去皮）　枳實五枚（炙）　芒消三合

上四味，以水一斗，先煮二物，取五升，去滓，内大黃，更煮取二升，去滓，内芒消，更上微火一兩沸，分溫再服，得下餘勿服。

陽明病，讝語有潮熱，反不能食者，胃中必有燥屎五六枚也；若能食者，但鞕耳，宜大承氣湯下之。（215）

大下後，六七日不大便，煩不解，腹滿痛者，此有燥屎也。所以然者，本有宿食^③故也，宜大承氣湯。（241）

病人小便不利，大便乍難乍易，時有微熱，喘冒^④不能臥者，有燥屎也，宜大承氣湯。（242）

二陽併病，太陽證罷，但發潮熱，手足漐漐汗出，大便難而讝語者，下之則愈，宜大承氣湯。（220）

傷寒六七日，目中不了了^⑤，睛不和^⑥，無表裏^⑦證，大便難，身微熱者，此為實也，急下之，宜大承氣湯。（252）

陽明病，發熱汗多者，急下之，宜大承氣湯。（253）

發汗不解，腹滿痛者，急下之，宜大承氣湯。（254）

腹滿不減，減不足言，當下之，宜大承氣湯。（255）

陽明少陽合病，必下利，其脉不負者，為順也。負者，失也^⑧，互相剋賊^⑨，名為負也。脉滑而數者，有宿食也，當下之，宜大承氣湯。（256）

汗出讝語者，以有燥屎在胃中，此為風也。須下者，過經乃可下之。下之若早，語言必亂，以表虛裏實故也。下之愈，宜大承氣湯。（217）

[词解]

①胃中：胃泛指胃肠，此处当指肠中。

②燥屎：结聚肠内异常干硬之粪块。

③宿食：停积于胃肠内未尽消化的食物。

④喘冒：气喘且头目昏眩。

⑤目中不了了：视物不清。

⑥睛不和：眼球转动不灵活。

⑦表裏（lǐ，音里）：表，指表证；里指大便秘结，腹满疼痛拒按等病状。

⑧其脉不负（fù，音负）者，為（wéi，音为）顺也。負（fù，音负）者，失也：阳明病之脉当见滑数而大，少阳病之脉当见弦直，阳明属土，少阳属木。

今阳明少阳合病而见下利，若纯见少阳弦脉，则木旺土虚，木来克土，病情为逆，即"负者，失也"；若纯见阳明滑数之脉，则土气旺，木不克土，病情为顺，即"其脉不负者，为顺也"。

⑨剋贼（kè zéi，音克贼）：戕害，伤害。

[原文析义]

（238）条辨阳明病可攻与否及燥屎内结的证治。阳明病下后见心中懊恼而烦，多为阳明浊热泄而未尽，上扰神明所致；胃中有燥屎者，可以再攻，方用大承气汤。如果下后只见腹部轻微胀满，则燥屎尚未形成，大便必初硬后溏，故不可攻下。方中大黄苦寒，攻积导滞，荡涤肠胃，泻热去实；芒硝咸寒辛苦，润燥软坚，泻热导滞；枳实辛而微寒，理气消痞；厚朴苦辛而温，利气消满。四药相合，共成攻下实热、荡涤燥结之峻剂。

（215）条以能食不能食辨阳明腑实燥热之微甚，并补充不能食亦为燥屎内结之外候。阳明病，谵语、发潮热，是腑实已成，但燥结程度，当结合能食不能食来分辨。一般而言，胃有燥热当消谷引食，今反不能食，必是燥屎结滞，腑气壅滞不行所致，故言"胃中必有燥屎五六枚也"。既然燥屎已成，则当用大承气汤攻下。"宜大承气汤"应接在"有燥屎五六枚"句下，此处为倒装。若谵语、潮热而饮食尚可，则知大便虽硬，尚未至燥结坚硬，此证不宜大承气汤，可予小承气汤或调胃承气汤。

（241）条论述大下后燥屎复结的证治。阳明病大下后又六七日不大便，烦不解，腹满痛，这是下后余热未清，宿食未尽，燥热与宿食又重新结聚形成燥屎，常见阻塞，属一下不解，仍可再下之证，故宜用大承气汤泻热通腑，下其燥屎。

（242）条论述燥屎形成的另一种情况。本证由于阳明腑实，燥屎内结，腑气不通，故大便乍难，即大便硬而难出；又因小便不利，津液未至枯竭，部分津液尚能还与胃肠，所以燥屎虽结，但有时大便乍易；因燥屎内结，邪深伏于里，不能发泄于外，故时有微热；腑气不通，浊邪上干于肺则喘，上犯清空则眩冒；因喘冒症状严重，故不能卧寐，治宜用大承气汤攻下燥屎。

（220）条论述二阳并病，转属阳明腑实的证治。太阳与阳明并病，太阳证罢，只见潮热、大便难、谵语，是邪气已转属阳明。四肢禀气与脾胃，阳明燥热逼迫津液外泄，则可见手足汗出不断等外候。此外候和潮热、谵语、大便难并见，为阳明燥热成实的确证，因此宜用大承气汤泻下燥屎。

（252）条论述伤寒见目中不了了，睛不和者，治当急下。伤寒六七日，既无发热恶寒之表证，又无潮热谵语之里证，仅见大便困难，身有微热，病似不甚急，但是见"目中不了了，睛不和"，也就是视物模糊，目睛不能转动，说明邪热深伏，阴精被劫。既已燥热内实，为何不见潮热、谵语、腹满疼痛等里实之证？这是因为阴精欲竭，正气已衰，无力与邪气抗争，故症状反而隐匿不显。此时当以大承气汤急下阳明燥热，保存肝肾之阴液。

（253）条论述阳明病见发热汗多者，治当急下。汗出本是阳明病外证，是里热炽盛逼迫津液外泄所致。如见发热汗出过多，如不急下其热，则必致津液过耗，陷真阴欲竭之危境，故须大承气汤急下燥热实邪，以救将亡之阴液。

（254）条论述阳明腑实之势急者，治当急下。发汗不解，津液外夺，迅速出现腹满疼痛，可知燥热结滞之势迅速，故应当机立断，用大承气汤急下阳明燥实，顾护阴液。

（252）（253）（254）条论述阳明急下三证。

（255）条辨腹满当下的证治。阳明病，腹满持续存在，没有减轻的时候，即使偶尔有减轻，这种减轻的程度也是微不足道的。这是热实腹满的特征，此种腹痛必伴有不大便、腹痛拒按、舌苔黄厚干燥等见证，故治当攻下，宜大承气汤。

（256）条论述少阳阳明合病的证治。少阳阳明合病，邪热盛实，热迫津液下泄，见下利；阳明热盛，脉应滑数；少阳受邪，脉应弦直。今阳明少阳合病而见下利；若见阳明滑数之脉，则土气旺，木不乘土，病情为顺。脉滑而数者，滑主宿食，数主有热，为阳明有宿食之象，当通因通用，用大承气汤泄热导滞。

（217）条论述表虚里实的证治。本文为倒装句，"下之愈，宜大承气汤"应接在"过经乃可下之"后。汗出多属中风表虚，多伴恶寒、发热、头痛等表证，故曰"此为风也"。谵语属阳明里实，多伴腹满痛、拒按、不大便等里证，故曰"以有燥屎在胃中"。此表证不解而里有燥屎，按法当先解表而后攻里，即原文"须下者，过经乃可下之"，只有表证已罢，纯为里实，方可用大承气汤以泻热去实。如表证未除，下之过早，则表邪内陷，化热化燥，使胃热更盛，必致神志昏迷，谵语更甚。

［辨证提要］

病机：燥屎内结，阳明热实。

辨证要点：潮热，谵语，大便秘结，腹胀满绕脐痛，拒按，手足絷絷汗出，脉沉实有力。重者不识人，循衣摸床，惕而不安，微喘直视。

［护治原则］　荡涤燥结。

［施护措施］

①患者燥屎内结，阳明热实，临床可见潮热，谵语，大便秘结，腹胀满绕脐痛，拒按，手足汗出，脉沉实有力，重者不识人，循衣摸床，惕而不安，微喘直视。做好病情观察和记录，防止出现危重症。

②阳明病热盛伤津，保持病室安静、凉爽，光线柔和，可用窗帘遮挡光线或安排患者于向阴的房间。治疗和护理尽量集中进行，尽量少打扰患者。患者热盛伤津易生口疮，可协助患者在晨起、睡前、饭后漱口，口唇干燥者可涂香油或甘油。意识模糊、谵语者要加强安全护理，加设护栏，加强巡视，防止坠床。

③患者饮食宜清淡、软烂、新鲜、生津多汁，以软食和流质、半流质为主，可多食新鲜的蔬菜、水果等有利于润肠通利的食物，鼓励多饮水、凉果汁或蔬菜汁，如西瓜汁、梨汁、橘汁等，不能饮水者可给予静脉输液或鼻饲，忌食辛辣、油腻、厚味食品。对于身体虚弱的患者，得出燥屎后易出现虚脱之症，应及时服果子汁或面汤，以防伤阴广阳之危象出现。

④煎服法。加水 1000 毫升，先煎枳实、厚朴，煎至 500 毫升，后纳大黄，煎至 400 毫升，去滓，再纳芒硝（亦可冲服），更上微火一二沸。得大便下，余勿服。本方属泻下清热药，作用的脏腑是肠胃，按子午流注肠胃之气旺于卯时和辰时，即上午的 5 点至 9 点，服药时机应在清晨，空腹凉服。

⑤本方属峻下药，过服易致克伐而伤正气。若得大便下，勿再服；若不下，可再服。同时还要观察患者脉象的转归，若由脉滑而数转为弦直，病情为逆，其病不易治愈。

2. 麻子仁丸证的服药护理

［原文］　趺阳脉①浮而涩，浮则胃氣强，涩则小便數，浮涩相搏，大便則鞭，其脾為約，麻子仁丸主之。（247）

麻子仁丸方

麻子仁二升　芍藥半斤　枳實半斤（炙）　　大黄一斤（去皮）　　厚樸一尺（炙，去皮）
杏仁一升（去皮尖，熬，別作脂）

上六味，蜜和丸如梧桐子大，飲服十丸，日三服，漸加，以知②為度。

脉陽微③而汗出少者，為自和也，汗出多者，為太過。陽脉實④，因發其汗，出多者，亦為太過。太過者，為陽絕於裏⑤，亡津液，大便因鞭也。（245）

脉浮而芤，浮為陽，芤為陰，浮芤相搏，胃氣生熱，其陽則絕。（246）

［词解］

①趺阳（yáng，音阳）脉：为足背动脉，在冲阳穴处，属足阳明胃经。

②知：愈也。

③脉陽（yáng，音阳）微：指脉浮取时微弱和缓。

④陽（yáng，音阳）脉實（shí，音实）：指脉浮取时充实有力。

⑤陽（yáng，音阳）絕（jué，音绝）於（yú，音于）裏（lǐ，音里）：指阳气盛极于里。绝，极度之意。

［原文析义］

（247）条论述脾约证的证治。若患者趺阳脉，即足背动脉，相当于足阳明经冲阳穴部位，浮而涩，浮为阳气偏盛，涩是阴液偏衰，说明其病为阳明胃气强，太阴脾阴衰，以胃阳之强，加于脾阴之衰，使脾为之约束，不能为胃行其津液，津液不能还入胃中，导致胃肠失润而干燥，则大便硬；胃气强，燥热逼迫津液偏渗而从小便下夺，故小便反数多。像这种胃强脾弱的证候，当以麻子仁丸泻胃兼以资脾。本方以小承气汤加麻子仁、杏仁、芍药组成。以小承气汤为底方，用其去实通便、行气导滞的作用；麻子仁滋燥润肠、通利大便，为本方主药；杏仁降肺气、润肠道；芍药缓急解痉、和营养血。诸药合用，共成润肠通便之剂。制成蜜丸，用量渐加，皆取缓、润、通下之意。

（245）条论述汗多津伤所引起的便硬证。脉浮取为阳，阳脉微指脉浮取而微，提示邪气微而表证轻，只要适当发汗，即可痊愈，即"汗出少者，为自和也"。但若汗出太多，反伤正气，即"汗出多者，为太过"。阳脉实，提示邪气盛而表证重，故用汗法治疗，以遍身汗出为佳；如汗出太多，也属太过，必然损伤津液，使阳热盛于里，更伤津液，致肠中津亏化燥，出现大便硬结，及"太过者，为阳绝于里，亡津液，大便因硬也"。治用麻子仁丸润肠通便。

（246）条论述阳明胃热津亏的脉证。脉见浮而芤，浮主阳明热盛，芤主阴液亏，阳盛阴亏，胃生燥热，热盛阴亏，大便则硬，治用麻子仁丸。

［辨证提要］

病机：胃热肠燥津亏。

辨证要点：大便硬，小便数，腹无所苦。

［护治原则］　　泻热润肠通便。

［施护措施］

①脾约证临床见大便硬结不通，且不大便十日而无满痛之苦，或虽满痛而甚微者，小便量增多或如常人，饮食无特殊变化，趺阳脉浮涩相搏。趺阳脉为脾胃之脉，诊浮为阳，知胃气强；涩为阴，知脾为约。饮食入胃，游溢精气，上输于脾，脾气散精，上归于肺，通调水道，下输膀胱，水精四布，五经并行，是脾为胃行津液，今胃强脾弱，约束津液，不得灌溉四旁，津液偏渗于膀胱，致小便数，大便难。

②阳明病胃热津亏肠燥，房间宜安静、凉爽，光线柔和。指导患者养成每日定时排便的习惯，可利用结肠反应的原理在每餐后半小时内试排便，会有较好的效果。患者每日可在右下腹顺结肠走向顺时针按摩，每次 20～30 分钟，以调畅气机，健脾助运，可加强腹肌的锻炼，以利于排便。

③患者饮食调理要求清淡、多汁，可多食新鲜的蔬菜、水果、坚果等有利于润肠通便的食物，如松子、杏仁、芝麻、蜂蜜、香蕉等，忌食辛辣、油腻、厚味食品。

④煎服法。以上六味药，用蜜和丸如梧桐子大小。饮服十丸，日三服，逐渐增加剂量，以有效为度。该丸用蜜和是取其润下缓行之意；又曰"丸如梧桐子大小，饮服十丸，日三服"，知药量甚小，取缓而又缓之意；"渐加，以知为度"，说明服用该药要看病情之轻重，禀赋之厚薄，以决定投量多少，然多少之间，必以效为度，不使太过与不及。

⑤本方属润下药，泻下之力较三承气汤为缓，但此证患者或津液亡耗，大便燥结，或年迈体弱，阴血素亏，大便干涩难下，故服药后要严密观察燥屎排出情况、小便量的变化及病情转归。

3. 导下法

[原文]　陽明病，自汗出，若發汗，小便自利者，此為津液內竭，雖鞕不可攻之，當須自欲大便，宜蜜煎導①而通之。若土瓜根②及大豬膽汁，皆可為導。（233）

蜜煎方

食蜜③七合

上一味，於銅器內，微火煎，當須凝如飴狀，攪之勿令焦著，欲可丸，併手捻作挺，令頭銳，大如指，長二寸許。當熱時急作，冷則鞕。以內穀道④中，以手急抱，欲大便時乃去之。疑非仲景意，已試甚良⑤。

又大豬膽一枚，瀉汁，和少許法醋⑥，以灌穀道內，如一食頃⑦，當大便出宿食惡物，甚效。

[词解]

①導（dǎo，音导）：導有因势利导之义。用润滑类药物纳入肛门，引起排便，叫做导法。

②土瓜根：土瓜又名王瓜，气味苦寒无毒，其根呈长块状，富于汁液，将其捣汁灌肠可通便。《肘后备急方》："治大便不通，土瓜采根捣汁，筒吹入肛门中，取通。"

③食蜜：即供食用之蜂蜜。

④穀（gǔ，音谷）道：指肛门。

⑤疑非仲景意，已试甚良：《金匮玉函经》卷八、《千金翼方》卷九、《注解伤寒论》卷五均无。

⑥法醋：按官府法定标准酿造的食用米醋。

⑦一食頃（qīng，音顷）：约吃一顿饭的时间。顷，少时。形容时间短。

[原文析义]

（233）条论述津伤便硬自欲大便时的外导法。若自汗出，本为津液外越，再用发汗的方法劫其津液，致使津液内竭，此时虽大便燥结坚硬，也不能用攻下的方法以通其大便。因为津液既已内竭，再行攻下，必更伤津液，大便更加燥结不下，患者欲大便而不得下，小便又数利而多，津液不能还入胃中以润燥，当用蜜煎导法。蜜煎导法是用蜜放入铜器内，微火煎熬成饴糖状，待其凝结成丸时做成二寸长的蜜挺，趁热纳入肛门内即可。若不用蜜煎导法，也可用土瓜根或大猪胆汁灌肠。《伤寒论》中土瓜根方已佚，猪胆汁灌肠法是取大猪胆一枚，泻出胆汁，加少量醋灌肠，取其酸苦涌泄而又不致伤津。

［辨证提要］

病机：阴虚液亏，肠燥失润。

辨证要点：大便硬结，自欲大便而不能出。

［护治原则］　滋阴润肠，外导通便。

［施护措施］

①阴虚液亏，肠燥失润，大便硬结，便意频繁，欲解不能，以干结之大便，近于肛门，时欲下趋，而终为无水舟停，不能排出，故病者十分痛苦。

②阳明病阴虚液亏，肠燥失润，房间宜安静、凉爽，温度不宜过高，湿度可稍增。指导患者养成每日定时排便的习惯，可利用结肠反应的原理在每餐后半小时内试排便，会有较好的效果。患者每日可在右下腹顺结肠走向顺时针按摩，每次 20～30 分钟，以调畅气机，健脾助运。可加强腹肌的锻炼，以利于排便。

③患者饮食调理要求清淡、多汁，可多食新鲜的蔬菜、水果等有利于润肠通便的食物，忌食辛辣、油腻、厚味食品。适当活动，以促进肠蠕动。

④煎用法

蜜煎方：食蜜一味适量，放于容器内，微火加热、浓缩，当煎至凝如饴（麦芽糖）状，边加热边搅拌，勿使焦著，至可用筷子挑起能做成团即可，用手揉成像小指样条状，使一头尖，4～5 厘米长，放凉备用。用时尖头用少量温水融化，纳肛即可。

猪胆汁方：取猪胆 1 枚，泻出其汁，与少许醋混合，灌入肛门内，以因势利导而通大便。

⑤本条论述导下药。蜜煎方主要用于治疗津枯便秘，尤以老人、小儿或体虚者为宜；猪胆汁方主治津亏有热而便结难解者，用药后观察患者排便与否、生命体征变化、舌苔脉象，有心脑疾病者不宜用力排便。

三、阳明病寒证

［原文］　陽明病，若能食，名中風；不能食，名中寒。（190）

陽明病，若中寒者，不能食，小便不利，手足濈然汗出，此欲作固瘕[①]，必大便初鞕後溏。所以然者，以胃中冷，水穀不別故也。（191）

若胃中虛冷，不能食者，飲水則噦。（226）

食穀欲嘔，屬陽明也，吳茱萸湯主之。得湯反劇者，屬上焦也。（243）

吳茱萸湯方

吳茱萸一升（洗）　人參三兩　生薑六兩（切）　大棗十二枚（擘）

上四味，以水七升，煮取二升，去滓，溫服七合，日三服。

［词解］

固瘕（jiǎ，音假）：指胃中虚寒，水谷不消而结积的病证，临床表现为大便初头硬，后溏薄，且日久不愈。

[原文析义]

（190）条论述阳明中风中寒的辨证。风为阳邪而主动，阳能化谷，故能食，名中风；寒为阴邪而主静，阴不化谷，故不能食，名中寒。外邪伤阳明，成中风者，多胃阳素旺，成中寒者，多胃阳素虚。

（191）条论述阳明中寒欲作固瘕之证。阳明中阳不足，不能消谷，故不能食；更因中阳不足，影响三焦气化功能致水液失于正常输布，见小便不利；阳明主四肢肌肉，中阳不足，阳不摄阴，可见手足汗出连绵不断。以上见证，若治疗及时，中阳得复，则无成固瘕之虞，若治疗不及时，寒邪更甚，则有结为固瘕之虑。所谓固瘕，是指胃中虚冷，水谷不别，复因寒邪凝结，大肠传导失职，而使部分大便因寒凝而结，其特点是大便初硬后溏，之所以出现以上见证，是因为中阳不足导致，即条文结语"所以然者，以胃中冷，水谷不别故也"。

（226）条补述胃中虚冷的临床表现。因胃中虚冷，不能腐熟水谷，故不能食，如再饮水，水停胃中，与寒相搏，胃失和降，则必上逆而为呃逆。

（243）条论述中寒欲呕证治及上焦热呕的证治。若中阳亏虚，寒饮内停，或中焦阳虚，浊阴上逆，不仅食不下，而且可有食谷欲呕之证，此皆可用吴茱萸汤温中和胃、降逆止呕。如上焦有热，胃气上逆致食谷欲呕者，用吴茱萸汤之辛温，以热助热，必拒而不纳，反使呕逆加剧。

[辨证提要]

病机：胃阳不足，浊阴上逆。

辨证要点：不能食，食即呕吐，呕吐物无酸腐之气味，或呕吐痰涎清水，或伴有胃脘疼痛不适，喜温喜按，甚则手足厥冷。

[护治原则]　温中散寒，和胃降逆。

[施护措施]

①由于胃阳不足，中焦虚寒，胃中冷而不能食，水谷不别而小便不利，胃脘疼痛不适，喜温喜按，甚则手足厥冷，汗出不断，本证手足汗出为冷湿之汗；浊阴上逆，患者呕吐，观察呕吐物的色、质、量、味，必要时留样送检，有无伴随症状。

②若患者病情较重，应卧床休息，勿过多翻身。呕吐时宜右侧卧位，吐后用温水漱口，意识不清的患者可将头转向一侧，以免误吸。呕吐频繁者可在舌面上滴2~3滴姜汁，及时更换污染的衣被，呕吐严重者要及时补充体液。

③阳明病胃阳不足，中焦虚寒，病室宜温暖、安静，阳光充足，保持室内空气新鲜，无异味。注意胃脘部保暖，可热敷、艾灸或热熨胃脘部，重症患者卧床静养，轻症患者可适当活动，以不疲劳为度。

④患者饮食宜热宜软，以半流质或软食为主，定时定量，少食多餐。忌食生

冷瓜果及肥腻不宜消化的食物。

⑤煎服法。药四味，以水 1400 毫升，煮取 200 毫升，去滓，温服，日三服，呕吐严重者，可少量频服。

⑥服药后观察呕吐是否减轻，若见患者呈喷射状呕吐，伴剧烈头痛，甚至神昏，或呕吐渐重，伴腹部胀痛，拒按，大便不通，无矢气，病情均属危重，应立即报告医师进行处理。

第六节　针灸与护理

［原文］　陽明病，下血譫語者，此為熱入血室，但頭汗出者，刺期門，隨其實而寫之，濈然汗出則愈。（216）

陽明中風，脉弦浮大而短氣，腹都滿，脇下及心痛，久按之氣不通，鼻乾不得汗，嗜臥，一身及目悉黃，小便難，有潮熱，時時噦，耳前後腫，刺之小差，外不解，病過十日，脉續浮者，與小柴胡湯。（231）

［原文析义］

（216）条论述阳明热入血室的证治。热入血室证，虽病变部位主要在胞宫，但与冲脉和肝脏均有关联。期门为肝经的募穴，且血室又隶属于肝经，故刺期门可以疏利肝胆之气，泻血室之实热，从而使气血调和，阴阳平衡，正胜邪却，热随汗泄而病愈。

（231）条论述少阳阳明郁热发黄的证治，本证为阳明少阳同时受邪而经腑同病，以邪热壅滞经脉为重，所以用针刺法，以疏通经脉，泻热排浊。由于邪气盛，病情重，故针刺后，出现脉证稍平，而外邪仍不解。病过十日，脉续浮，即脉弦浮大未变，说明病程虽长，邪仍在两阳之经表，治疗给予小柴胡汤疏透和解。

［辨证提要］

病机：（216）条——气机不通，血热乘心，血热不能外透而熏蒸于上，或血热妄行；（231）条——阳明少阳两经受邪，邪热内郁。

辨证要点：（216）条——血热上扰神明则谵语，血热妄行则下血、便血或阴道出血；（231）条——湿热相合，热既不得外越，湿又不能下泄，则症见"不得汗，小便难"。

［护治原则］

（216）条：刺期门穴，使气机通、血脉和，则汗出邪达而病愈。

（231）条：用针刺法，以疏通经脉，排泄浊热。

［施护措施］

仲景在阳明篇的针刺疗法中，以辨证论治为主导，究病之源，辨病之证，随证立法，善于刺期门，以治热邪入里之证，并随其病情而灵活运用，且将脏腑与经络密切联系起来，融会贯通。

期门穴在胸部，当乳头直下第 6 肋间，前正中线旁开 4 寸。斜刺 0.5～1 寸。针刺时，操作者衣帽整齐，洗手，戴口罩。协助患者采取平卧位，正确选穴，掌握进针角度、深度及幅度，进针得气后调节针感，一般留针 10～20 分钟。在针刺及留针过程中，密切观察有无晕针、滞针等异常情况，如出现意外，应紧急处理。

少阳阳明郁热发黄，本证为阳明少阳同时受邪而经腑同病，以邪热壅滞经脉为重，所以用针刺法，以疏通经脉，泻热排浊。

如患者无汗，取穴合谷、经渠；小便不利者取穴水分、阴陵泉、肾俞；腹胀胁痛者取穴足三里、承山；鼻干者取穴合谷、经渠；嗜卧者取穴合谷、曲池、风府；身及面黄者取穴膈俞、公孙；潮热者取穴支沟、承山；干呕者取穴足三里、脾俞。耳前后肿胀者取穴液门、小海。

第七节　阳明病欲解时

[原文]　　陽明病欲解時，從申至戌上①。(193)

[词解]

從（cóng，音从）申至戌上：系指申、酉、戌三个时辰。即从 15 时至 21 时。

[原文析义]

(193) 条论述阳明病欲解时分。阳明病欲解之时，即 15 时至 21 时，是太阳逐渐西下，自然界的阳气逐渐衰减的时候。阳明病属阳热亢盛之证，随着自然界阳气衰减，阳热之邪亦有减退，有利于泻热于外，病情向愈。

[施护措施]

①六经为病，均有一个欲解时间，这反映人与自然是一个有机的整体。古人认为：人在自然环境中，外界的温热寒凉与朝夕光热的强弱对人体的气血和阴阳的盛衰有着直接的影响，而人体对其影响则相应地产生"节奏反应"。阳明之气，旺于申戌，此时正能胜邪。舒驰远说："申酉戌时，阳明之旺。"凡病解之时，必从其经气之旺，以正气的所旺之时则能胜邪，故病解。

②严格掌握服药时间。申、酉、戌三个时辰为 15 时至 21 时，为加速病情康复，要在上述时辰内给药，使药力发挥在阳气最旺之时。此时应让患者安静休息，不宜任何干扰，促其正气逐渐充实，邪气逐渐衰退。

③及时准确地观察病情。服白虎汤药后汗出、脉静、身凉为佳，此时除观察"四大一黄证"的改善情况外，在辨别阴阳脉象的基础上，应特别注意战汗与脱

证的区别；战汗后患者虽然肤冷出汗，但神清安卧，脉象和缓；脱证则烦躁不安，脉微欲绝，面色苍白，这是辨证和观察病情的关键。前者应让患者安静休息，后者立即配合医师进行抢救，二者切不可混淆。腑证攻下，药后关键要辨析脘腹痞满，热实内结的程度，而采用相应的护理措施，以"保胃气，存津液"为原则，起到"腹气以通为用""釜底抽薪，急下存阴"，而防患于未然。

[病案举例]

患者，男，17 岁，主证发热 40 余日，每日下午 3 时开始恶寒，继之壮热，体温 39.8℃，持续至晚 9 时许热退，口渴欲饮、腹胀、神疲体倦、脉洪数、舌质红、苔黄腻，辨证属阳明经证。申至戌时为下午 3 时至晚上 9 时，为阳明经气旺盛之时，既是发潮热之时，又是缓解之时。为加速病情康复，此时应使患者充分休息，不宜有任何干扰，以促其正气逐渐充实，邪气逐渐衰退。护理人员要严格掌握服药时间，要在下午 5 时左右给药，使药力发挥在阳气最旺之时——戌时。此时应密切观察病情变化及退热情况，体温由 3 时 39.8℃，5 时 37.5℃，6 时 36.8℃，9 时 36.5℃，逐渐恢复正常，次日能进半流质饮食，病情趋于稳定。此例阳明经热降之时，正是酉后。

小　结

阳明病是疾病过程中邪入阳明，正邪相争剧烈，邪热盛极的阶段，其性质多属里、热、实证。

由于阳明多气多血，阳气昌盛，所以一旦受邪发病，邪正相争剧烈，多表现为大实、大热之象。阳明热证主要表现为发热、汗出、烦渴、脉浮滑或洪大等证，基本病机是无形之邪热弥漫、亢盛。阳明实证主要表现为潮热、谵语、腹满痛，或绕脐痛、不大便、脉沉实有力等证，基本病机是阳明邪热与肠中糟粕等病邪积聚肠胃，又有脾约证之津液内竭而见不大便者，亦属阳明实证范畴。

阳明病以祛邪为要，以清下二法为主要治法。阳明热证治法用清法。白虎汤类的辛寒清热法为主要治法，要领会掌握阳明病热证白虎汤的护理要点；药后除重点观察身大热、口大渴、汗大出、脉洪大、舌苔黄燥改善情况外，还需结合全身症状进行辨证护理。阳明实证宜用下法，三承气汤类的通腑泻热、攻下实邪法是为主要治法，除要掌握三承气汤科学的煎服法，还要做好腑气通后，热退汗止，脉静身凉，诸证豁然的辨证及护理。其他如麻子仁丸的滋津通便润下法、蜜煎导方及猪胆汁的外导法，是仲景最早发明，迄今临床上仍在沿用的有效给药途径，也是最基本的护理技术操作之一。追其源则本于此，现代药物灌肠术就是在此基础上发展起来的。

总之，阳明有经、腑二证之分。有热无积之无形，实热者为经证，其治疗原则为清热；有热有积之有形，实热者为腑证，其治疗原则为攻下。但应注意，中病即止，以"保胃气，存津液"为其基本原则。辨证护理，应根据证的不同，而采取不同的护理措施，以达预期治疗的效果。

思考题

1. 阳明病脾约证和胃家实的护治原则与施护措施有哪些？
2. 阳明病各证型的辨证要点是什么？
3. 阳明热入血室的施护措施有哪些？
4. 白虎汤的服药护理措施是什么？
5. 阳明病蓄血证的护治原则与施护措施有哪些？

第4章　少阳病的辨证与护理

学习目标

了解

1. 柴胡桂枝干姜汤证的辨证要点。
2. 太阳少阳并病的施护措施。

熟悉

1. 大柴胡汤、小柴胡汤的组成与方解。
2. 少阳中风误治后和少阳误汗后的施护措施。

掌握

1. 少阳病的分型。
2. 少阳病的病情观察、生活起居护理、情志护理、饮食护理。
3. 柴胡汤证的服药护理。

少阳病是邪气侵犯少阳，枢气不利，胆火内郁所致的疾病，是外感热病发展过程中病邪由表入里的中间阶段。少阳病病性属热，其病性既不在太阳之表，又不阳明之里，而在半表半里之位，因而少阳病的性质为半表半里热证。本章的主要内容是讨论少阳病的病情观察及在整体观辨证论思想指导下所采取的生活起居、饮食、情志、服药等施护措施。少阳包括手少阳三焦、足少阳胆两经，分别与手厥阴心包经、足厥阴肝经相表里。少阳的生理功能特点如下。①阳气始生，正气较弱：《素问·阴阳类论篇》本有太阳为三阳，阳明为二阳，少阳为一阳之说。所以少阳又称"一阳""稚阳""小阳"。少阳乃阳气初生，虽生机勃发，应春生之气，然初生者阳气必少，其气尚微。又《素问·血气形志篇》云："夫人之常数，太阳常多血少气，少阳常少血多气，阳明常多气多血……此天之常数。"是言人体中气血分布的多少，少阳应为少血多气。总之，少阳阳气始生，气血不足，抗病能力较弱。②疏利气机，通调水道：《素问·灵兰秘典论篇》云："胆者，中正之官，决断出焉。"又云："三焦者，决渎之官，水道出焉。"是言胆性正直，善于决断，与人体情志有关。而三焦则主疏通水道。胆与三焦经脉相联，功能相关，胆腑疏泄正常，则枢机运转，三焦通利，水火气机得以升降自如，可使上焦如雾，中焦如沤，下焦如渎，各有所司。③三阳离合，少阳为枢：《素问·阴阳离合论篇》云："是故三阳离合也，太阳为开，阳明为阖，少阳为枢，不得相失……命为一阳。"是言三阳经的离合：太阳主表，是敷布阳气，以卫于外，故为开；阳明主里，受纳阳气以支援内脏，故为阖；少阳居于半表半里之间，转枢内外，故为枢。这三经开阖枢的作用，是相互为用，调合统一而不能相失。所以少阳为枢，居半表半里之位，为人身阴阳气机升降出入开阖的枢纽。

少阳病成因，主要有本经受邪，或他经传入两种。本经受邪，多因素体虚弱，抗邪无力，外邪侵袭，直犯少阳而来；他经传入，多为太阳病失治、误治，邪气内传而成。亦有三阴病正气来复，邪气转出少阳者。

少阳病临床病情观察以"口苦，咽干，目眩"为提纲，做好三阳合病和少阳传三阴之证的病情观察；在生活起居护理过程中严密观察疾病是否发生传变，注意疾病的传变应以脉证为凭，不能拘于日数；少阳中风，法当和解，如误用吐、下之法，势必耗伤心血，患者临床常出现心悸、惊惕等精神症状。另外，少阳误汗致津液外泄，化燥伤津，胃中干燥，促使邪气内传阳明，邪热上扰心神而见烦躁，甚则谵语。少阳病误治、误汗，出现变证时，情志护理尤为重要；少阳为病，常因肝失于疏泄，横逆犯胃导致脾胃功能失常，出现口苦、不欲饮食等症状，以及表病里虚误治而致中气大伤，寒湿内生，脾虚不运之变证均应重视饮食调护；药后病情的观察是少阳病服药护理的重点，如服小柴胡汤后观察往来寒热、胸胁苦满、心烦喜呕等是否缓解。

少阳病转归，大致有三种情况。①痊愈：少阳病虽正气不足，抗邪无力，但邪亦不甚，若治疗得法，多能表解里和而愈。②传经：少阳病失治、误治，每多转变，或伤津化燥邪入阳明，或误下伤阳传入太阴，或表里相传而入厥阴，变化多端，并无定势。③变证：少阳病误治邪陷，热与痰水相结而成结胸；或误治伤正，热与气相结而成痞证；或用吐、下，耗伤气血，以致心失所养，胆气虚损，而出现心悸、烦惊等变证。因此，少阳病的护理应密切观察病情变化，根据四诊所搜集的临床资料进行辨证，采取恰当的治疗和护理措施，防止疾病发生传经及变证，促使病人尽早康复。

第一节　病情观察

一、少阳病变证的病情观察

[原文]　若已吐下發汗溫針[①]，讝語，柴胡湯證罷，此為壞病[②]，知犯何逆，以法治之。(267)

[词解]

①温针(zhēn，音针)：应用针法的同时附加以温热刺激的一种疗法。一般多在针入皮下的毫针柄上或针体部用艾绒燃烧，使热通过针体传入体内，达到治

疗目的。

②坏（huài，音坏）病：指伤寒病因治疗错误，病情变坏。由于身体的强弱，发病时间的长短及误治程度的轻重等不同，表现为不同的变证。

［原文析义］

（267）条论述少阳病误治后的变证与治则。少阳病经吐、下、发汗、温针等误治后形成坏病，自不能再用小柴胡汤，须根据患者的脉证，审证求因，依据一般的治疗法则进行治疗。

［护治原则］　审因辨证，以法论治。

［施护措施］

①对于少阳误吐、下、发汗、温针，导致坏病时，当认真观察判断。

②若见汗出不止、心下和脐下悸动等症，可知是误汗所致，护理上当以补津液为原则。

③若出现饥而不能食，或朝食暮吐，或恶寒，或不恶寒，心中烦热不欲近衣等现象，可知是误吐而致，当做好呕吐护理和情志疏导。

④若发生心下胀闷作痛、泄泻、腹部胀满、食不消化等，可知是误下所致，当做好饮食和生活起居护理。

⑤若出现全身发黄，大便下血，或四肢寒冷，大汗淋漓，濒于虚脱或气从少腹上冲心下等症，可知是误温针火熏所致，应做好急救工作。

二、三阳合病的脉证观察

［原文］　三陽合病，脈浮大，上關上，但欲眠睡，目合則汗。（268）

［原文析义］

（268）条论述三阳合病的脉证。浮为太阳之脉，大为阳明之脉，"上关上"是说其脉端直以长，即弦脉，为少阳之脉，"脉浮大，上关上"是三阳受邪之脉。此三阳脉虽共见，但从"但欲眠睡，目合则汗"来看，其病之重在于阳明里热。内有里热，扰及心神，神识昏蒙，但欲眠睡，目合则汗，为阳气入里所致。阳既入里，内热转盛，迫液外泄，则为盗汗。

［护治原则］　辛寒清热。

［施护措施］

①本条讲三阳合病的脉证。太阳、阳明、少阳三经同时受邪而出现脉浮大而弦直，但欲眠睡，目合则汗。

②脉浮大，浮为太阳之脉，大为阳明之脉，上关上指脉形弦长，为少阳之脉。但欲眠睡，颇似阴盛阳虚的少阴病，但少阴阴盛阳虚，脉必沉而微细；本症脉浮大弦长，可见绝非少阴，而是枢机不和。且少阴病必是无热恶寒，本症必有阳热见症，不难区别。

③目合则汗，缘于少阳半里之热，目合时卫气行于阴而里热甚，表阳不足，因而热迫液泄，腠理开而盗汗出。少阳为枢，外邻太阳，内接阳明，三阳合病，以少阳为主，所以盗汗责之少阳胆热，而与阳明热盛的自汗出，病机有着浅深轻重的不同。

④观察出汗的部位、时间、量等情况，注意体温、心率、血压、舌脉、精神、面色、皮肤等变化。

⑤盗汗者，遵医嘱给予五倍子、枯矾研末，加醋调成糊状，入睡前敷于肚脐处。饮食可给予酸性饮料及滋补之品。

三、少阳传三阴之证的病情观察

[原文]　傷寒六七日，無大熱，其人躁煩者，此為陽去入陰①故也。（269）

[词解]

陽（yáng，音阳）去入陰（yīn，音阴）：即去表入里之意。

[原文析义]

（269）条辨伤寒表病入里之证。伤寒六七日，今无大热，是指表无大热，即发热恶寒、头痛、脉浮等表证已不存在。今见患者躁烦，是因为病邪已离太阳之表，内传入里的缘故。

[护治原则]　辨伤寒表病入里之证。

[施护措施]

①阳去入阴，即太阳表邪已去而入里的意思。"里"包括阳明病、少阳病及三阴病。

②本条论述表病入里之证。伤寒六七日，一候已过，按照传变规律，病情处于可愈或传变之期。患者身无大热，是指表无大热，邪热已入里，里热盛而外热较轻。又增躁烦，躁烦之症，阴证、阳证均可出现。若伴见口渴汗出、腹胀便秘、脉沉实等，则躁烦为邪入阳明，阳热亢盛，扰及心神所致；若伴有吐利、肢厥，脉微等，则为邪入阴经，阳衰阴盛，虚阳浮越之躁烦。不论内传阳明还是邪陷三阴，均是表病入里。

第二节　生活起居护理

少阳病不传三阴的生活起居护理

[原文]　傷寒三日，三陽為盡，三陰當受邪，其人反能食而不嘔，此為三陰不受邪也。（270）

[原文析义]

（270）条辨伤寒不传三阴之证。伤寒三日，是指外感病过了三天，若按

《黄帝内经》理论，三阳为尽，三阴当受邪，但是否发生传经，绝不可以日数为凭，而应以脉症为据。如果患者表现为能食不呕，说明正气相对较旺，胃气尚和，疾病没有发生传变，故曰"此为三阴不受邪也"。本条总的精神是再次强调疾病是否发生传变，应以脉症为凭，不能拘于日数之说。

[护治原则]　　凭脉辨证，辨其传变。

[施护措施]

①此条揭示了病传次序，以及经的传不传、邪的受不受趋势情况，让人可以把握住重心，甚至预计未来病情。认真领悟，可以在此体会出三阳的出入，甚至三阴三阳的出入皆可在此条体会。

②本条总的精神是再次强调疾病是否发生传变，应以脉症为凭，不能拘于日数之说。三阴受邪，关系不在太阳、少阳，而在阳明。

③少阳之为病，常因肝失疏泄，横逆犯胃，导致脾胃功能失常，而出现口苦、不欲饮食等症状。病情观察时应重点询问患者饮食情况，如食欲和食量等有无变化。加强饮食、生活起居护理，饮食应以清淡易消化、营养均衡、食物多样化为原则，做到饮食有节、起居有常、动静结合，以利于康复。

第三节　情志护理

一、少阳中风误治后的情志护理

[原文]　　少陽中風，兩耳無所聞，目赤，胸中滿而煩者，不可吐下，吐下則悸而驚。(264)

[原文析义]

(264) 条论述少阳中风证的症状、治禁及误治后的变证。少阳中风，为风邪侵袭少阳之经，少阳主相火，又为风邪所犯，风火相煽，循经上扰，清窍不利，故耳聋、目赤；邪滞少阳经脉，枢机不利，胆火内郁，则胸中满而烦。本证是无形之风火上扰少阳经脉所致，应治以和解枢机，清降胆火之法。若误认为胸满而烦为实邪阻滞，而用吐、下之法，势必耗伤气血，导致胆气内虚，心失所养，而出现心悸、惊惕等变证，故少阳病禁用吐、下之法。

[护治原则]　　和解枢机，清降胆火。

[施护措施]

①少阳中风，是风邪侵犯少阳经，法当和解。如误认为胸中烦满为有积滞而用吐、下之法，势必耗伤心血，以致心失所养出现心悸、惊惕等精神症状，应加强情志护理，避免情志波动或劳累过度而发作。

②安排患者在安静、舒适的病室中休养，设法消除嘈杂之声，保持室内空气

清新，使患者感到舒适、心静，利于养病。

③加强情志护理，做好思想疏导工作，关心体贴患者，解除其恐惧心理，避免不良精神刺激，使其配合治疗，以促进康复。

二、少阳误汗后引起变证的情志护理

［原文］　傷寒，脉弦細，頭痛發熱者，屬少陽。少陽不可發汗，發汗則讝語，此屬胃。胃和則愈，胃不和，煩而悸。（265）

［原文析义］

（265）条论述少阳病禁用汗法及误汗后的变证与转归。邪犯少阳，胆热内郁，疏泄不利则脉弦，正气不足，抗邪无力则脉细。胆火上扰，清窍不利，故头痛发热，脉症合参，为病属少阳。邪在少阳，胆火上炎，枢机不利，治宜和解。不可发汗，误汗则津液外泄，化燥伤津，胃中干燥，促使邪气内传阳明，邪热上扰心神则谵语。此乃误治变证，宜看胃气能和与否。若胃气和，为热除津复，谵语自止；若胃气不和，则热盛津伤，阴血不足，心失所养，故见烦、悸之证。此为少阳误汗所致，故少阳病禁用汗法。

［护治原则］　治宜和解，禁用汗法。

［施护措施］

①本条论述头痛、发热、脉弦细属少阳，故不可发汗。

②误汗则津液外泄，胃中干燥，津伤热炽，故发谵语。此时应做好情志护理，并配合药物、食物，如可多食莲子、山药、白术、大枣、桂圆等和胃气之品，以达到和其胃气，使患者情绪平稳，减轻症状。

③胃热津伤可引起口渴，患者因渴而烦。当津伤较重时，邪入内化热，又可出现"烦渴引饮"，阳热内盛，扰于神明而见烦躁，甚则谵语。因此，首先要观察其精神症状的变化，做好情志护理，使肝气调达，疏泄正常。同时，宜清淡饮食，生津止渴，可用芦根、白茅根、天花粉、生石膏、知母、生葛根、淡竹叶等泡水，既能清热，又能生津止渴，达到七情畅通、胃气调和而避免"烦而悸"的发生，促病痊愈。

第四节　饮食护理

表病里虚误治的变证饮食护理

［原文］　得病六七日，脉遲浮弱，惡風寒，手足溫。醫二三下之，不能食，而脇下滿痛，面目及身黃，頸項强，小便難者，與柴胡湯，後必下重[①]。本渴飲水而嘔者，柴胡湯不中與也，食穀者噦[②]。（98）

［词解］

①下重：指大便时肛门有重坠感。

②哕（huì，音哕）：指呃逆。

［原文析义］

（98）条辨表病里虚误下后的变证及小柴胡汤的禁例。本条可分两段理解。自"得病六七日"至"后必下重"为第一段。得病六七日而见脉浮弱、恶风寒，知风寒未罢，表证未解，又见脉迟且手足温，知非纯属在表，而是兼太阴之里证。若医者不能详察病机，辨证施治，误以手足温为阳明病而屡用攻下，必致攻伐太过，中气大伤，脾阳受损，寒湿内生。脾失健运，受纳无权则不能食；脾虚不运，寒湿郁滞，气机不利，则胁下满痛；寒湿内郁，则面目及身黄；脾失转输，水不下行，见小便难。颈项强乃是表证未解，邪郁经脉所致。治疗应以温中散寒除湿为主，若因胁下满痛，误认为邪犯少阳，投以小柴胡汤，则苦寒伤中，必致脾气虚弱、中气下陷而见泄利下重之证。

自"本渴饮水而呕者"至"食谷者哕"，为第二段，论脾虚失运、寒饮内停者禁用小柴胡汤。本证之渴因脾虚失运，寒饮内停，气不化津，津不上奉所致，因饮邪犯胃，胃气上逆则呕，治宜温阳化气、健脾化饮。若误以寒饮之呕为少阳胆木横逆犯胃之呕，妄投小柴胡汤，苦寒伤阳，必致胃气衰败，则见食谷者哕。

［护治原则］　温阳化气，健脾利水。

［施护措施］

①根据自然界和人体阴阳消长、气机升降、五脏盛衰的不同时间、特点、状态而制订起居规律。指导患者顺应四时气候变化，春夏养阳，秋冬养阴。将患者安排在向阳温暖的病室内，保持病室安静、舒适，温度保持在 22℃~26℃，湿度以 50%~60% 为宜。

②患者症见不能食，胁下满痛，苦寒伤阳则见食谷则哕，面目及身黄，颈项强，小便难。遵医嘱可给予隔姜灸神阙穴 20~30 分钟，每日两次，亦可给予生姜片口含止呕。胃脘不适、小便不利及便溏者，遵医嘱给予中药热奄包热敷胃脘部和下腹部，每次 30 分钟，每日 3~4 次。治疗过程中注意观察治疗部位皮肤情况，防止烫伤。及时进行疗效评价并记录。

③饮食宜给予高营养、高热量、易消化饮食，少量多餐，忌生冷油腻、肥甘厚味、辛辣刺激之品。如鲫鱼、鲤鱼、糯米、豆腐等。

第五节　服药护理

一、小柴胡汤的服药护理

［原文］　　傷寒五六日中風，往來寒熱①，胸脇苦滿②，嘿嘿③不欲飲食，心

烦喜呕，或胸中烦而不呕，或渴，或腹中痛，或胁下痞鞕，或心下悸、小便不利，或不渴、身有微热，或欬者，小柴胡汤主之。(96)

小柴胡汤方

柴胡半斤　黄芩三兩　人参三兩　半夏半斤（洗）　甘草（炙）　生薑各三兩（切）大棗十二枚（擘）

上七味，以水一斗二升，煮取六升，去滓，再煎取三升，温服一升，日三服。若胸中烦而不呕者，去半夏、人参，加栝樓實一枚；若渴，去半夏，加人参合前成四兩半、栝樓根四兩；若腹中痛者，去黄芩，加芍藥三兩；若胁下痞鞕，去大棗，加牡蠣四兩；若心下悸、小便不利者，去黄芩，加茯苓四兩；若不渴，外有微热者，去人参，加桂枝三兩，温覆微汗愈；若欬者，去人参、大棗、生薑，加五味子半升、乾薑二兩。

[词解]

①往來（lái，音来）寒熱（rè，音热）：即恶寒与发热交替出现。

②胸胁（xié，音胁）苦滿（mǎn，音满）：苦，作动词用，即患者苦于胸胁满闷不适。

③嘿嘿（mò，音默）：嘿嘿，形容词，即表情沉默，不欲言语。

[原文析义]

(96)条论述少阳病的主症、治疗方药及药物加减法。太阳病，伤寒或中风，经过了五六日之后，出现往来寒热、胸胁苦满、嘿嘿不欲饮食、心烦喜呕等症，说明太阳表证已罢，邪入少阳。少阳受邪，枢机不利，正邪纷争，正胜则发热，邪胜则恶寒，邪正交争，互有胜负，呈现寒去热来，寒热交替，即往来寒热。往来寒热是少阳病主要热型，此种热型为少阳病所独有，也是少阳病主症之一。邪犯少阳，经气不利，故见胸胁苦满；肝胆气郁，疏泄失职，故神情默默而寡言；胆热内郁，影响脾胃，脾失健运则不欲饮食；胆火内郁，上扰心神则心烦；胆热犯胃，胃失和降则喜呕。以上四症，充分反映少阳病胆热内郁、枢机不利、脾胃失和的病理特点，治当和解少阳，畅达气机，方用小柴胡汤。

少阳病变可及表里内外、上下三焦，且少阳病势不定，变化多端，因此，少阳病多见或然之症。如邪郁胸胁，未犯胃腑，则胸中烦而不呕；邪热伤津则口渴；少阳胆腑气郁较甚，经气郁结较重则胁下痞硬；邪犯少阳，三焦不利，气化失职，水停心下则心下悸；水停下焦则小便不利；表邪未解，津液未伤则不渴，身有微热；寒饮犯肺，肺气上逆则咳。以上诸症，总的病机是胆热内郁，枢机不利，脾胃失和，治疗当用小柴胡汤加减化裁治之。

小柴胡汤为和解少阳之主方。方中柴胡气质轻清，味苦微寒，可疏解少阳；黄芩苦寒，气味较重，清泄少阳胆腑邪热。柴、芩合用，外透内泄，可以疏解少阳半表半里之邪。半夏、生姜调和胃气，降逆止呕；人参、炙甘草、大枣益气和中，扶正祛邪。方中既有柴、芩苦寒清降，又有姜、夏辛开散邪，复有参、枣、草之甘补调中，七药共用，相辅相成，升降协调，攻补兼施，有疏利三焦、调达上下、宜通内外、和畅气机之功效，为和解之良方。

本方用去滓再煎之法，是因方中药性有寒温之差，味有苦、辛、甘之异，功用又有扶正祛邪之别，去滓再煎可使诸药气味醇和，有利于透邪外达，而无敛邪之弊。由于少阳病势不定，变化多端，出现许多或然之症，故仲景设小柴胡汤加减方。如胸中烦而不呕，是邪气扰心，胃气尚和，故去甘壅之人参以免留邪；不呕去半夏，加瓜蒌以清心除烦；如口渴因邪热伤津，故去温燥之半夏，加重人参量以益气生津，并伍用天花粉清热生津；如腹中痛是土被木乘，脾络失和，故去黄芩之苦寒，加芍药于土中泻木，和络缓急以止痛；如胁下痞硬，是邪气郁遏少阳较甚，去大枣以免增壅满，加牡蛎软坚散结，消滞除痞；如心下悸，小便不利，是三焦决渎失职，水饮内停，故去苦寒之黄芩，加淡渗之茯苓；如不渴，外有微热，是太阳表邪未除，无里热伤津之象，则去人参壅补，加桂枝以解外；如咳者，属寒饮犯肺，去人参、大枣及生姜等干温辛散之品，加干姜温中化饮，加五味子敛肺止咳。

［辨证提要］

病机：邪犯少阳，胆火内郁，枢机不利。

辨证要点：往来寒热，胸胁苦满，心烦喜呕，默默不欲饮食，口苦，咽干，目眩，脉弦细。

［护治原则］　和解少阳，调达枢机。

［施护措施］

①由于邪犯少阳，胆火内郁，枢机不利，临床见寒热往来，胸胁苦满，呕吐，不欲饮食，心烦不安，表情默默，不欲言语，口苦，咽干，目眩，脉弦细。

②保持病室环境干净、整洁、安静，向阳，温度在 18℃～20℃，湿度在 50%～60%。根据病情指导患者适当活动，如散步、打太极拳。

③饮食清淡，多食疏肝理气解郁之品，可用橘皮、佛手、玫瑰花、绿萼梅等泡茶饮用，也可食梅花粥、橘皮粥、荔香散等。慎食油腻，忌辛辣刺激之品，忌烟酒。

④少阳病病情变化多受情志影响，故治疗少阳病，护理上应重视调和情志。针对临床常见的情绪异常表现，开展相应的说理开导、以情胜情、移情却病，如听轻柔舒缓的音乐，转移注意力。

⑤煎服法。药七味，加水 2400 毫升，煎取 1200 毫升，去滓，再煎至 600 毫升即成；温服 200 毫升，日三服。

⑥服药后嘱患者安静休息，观察往来寒热、胸胁苦满、心烦喜呕、不欲饮食、口苦咽干等是否缓解，详细记录。

二、柴胡桂枝汤证的服药护理

［原文］　　傷寒六七日，發熱微惡寒，支節煩疼①，微嘔，心下支結②，外證未去者，柴胡桂枝湯主之。（146）

柴胡桂枝湯方

桂枝一兩半（去皮）　黃芩一兩半　人參一兩半　甘草一兩（炙）　半夏二合半（洗）芍藥一兩半　大棗六枚（擘）　生薑一兩半（切）　柴胡四兩

上九味，以水七升，煮取三升，去滓，溫服一升。本云人參湯，作如桂枝法，加半夏、柴胡、黃芩，復如柴胡法。今用人參作半劑。

［词解］

①支節（jié，音节）煩（fán，音烦）疼：支，通肢。即四肢关节烦疼。

②心下支結（jié，音结）：即患者觉心下有物支撑结聚。

［原文析义］

（146）条论述少阳兼表的证治。伤寒六七日，今见发热、微恶寒、肢节烦疼，知太阳证未罢，风寒犹留连于表；微呕与心下支结并见，是邪犯少阳，胆热犯胃，经气不利。本证为太阳少阳并病，宜太少两解之法。治以小柴胡汤、桂枝汤合方减半，合为柴胡桂枝汤，以桂枝汤调和营卫，以解太阳；以小柴胡汤和解枢机，以治少阳。

［辨证提要］

病机：邪犯少阳，表证未解。

辨证要点：发热，微恶风寒，肢节烦疼，微呕，胸胁、心下微满，伴有舌苔薄白、脉浮弦。

［护治原则］　　和解少阳，兼以解表。

［施护措施］

①保持病室环境干净、整洁、安静，向阳，温、湿度适宜，温度在18℃～20℃，湿度在50%～60%。根据病情指导患者适当活动，做到起居有常，动静结合，以利于康复。

②饮食清淡，易于消化，营养丰富，饮食有节，慎食油腻，忌辛辣刺激之品，忌烟酒。

③护理上应重视调和情志，针对临床常见的情绪异常表现，开展相应的说理开导、以情胜情、移情却病，使气和志达，以利于康复。

④煎服法。药九味，加水1400毫升，煎取600毫升，去滓即成，温服200毫升，日三服。

⑤服药后嘱患者适当活动，勿汗出当风，及时测体温，观察临床症状是否缓解。

三、大柴胡汤证的服药护理

[原文]　　太陽病，過經①十餘日，反二三下之，後四五日，柴胡證仍在者，先與小柴胡湯。嘔不止，心下急②，鬱鬱微煩者，為未解也，與大柴胡湯，下之則愈。（103）

大柴胡湯方

柴胡半斤　黃芩三兩　芍藥三兩　半夏半升（洗）　　生薑五兩（切）　　枳實四枚（炙）　大棗十二枚（擘）

上七味，以水一斗二升，煮取六升，去滓，再煎，溫服一升，日三服。一方加大黃二兩。若不加，恐不為大柴胡湯。

傷寒發熱，汗出不解，心中痞鞕，嘔吐而下利者，大柴胡湯主之。（165）

[词解]

①過經（guò jīng，音过经）：邪离本经，传入他经，名曰过经。

②心下急：即胃脘部拘急不快或疼痛的感觉。

[原文析义]

（103）条论述少阳病误下后出现的少阳阳明并病，用大柴胡汤的机制。太阳表证已罢，邪已传入少阳，即"过经"，病入少阳，当以和解为主，汗、吐、下之法均属禁忌。今反二三下之，是为误治，误治可能产生变证，但从后四五日柴胡证仍在，表明邪气并未因下而下陷，邪仍在少阳，故先与小柴胡汤和解少阳。服小柴胡汤后，如枢机运转，病即可愈；若服后病未控制，而反加重，出现"呕不止"，乃邪热不解，内并阳明，热壅于胃，气机阻滞，胃气上逆所致；出现"心下急"，是邪入阳明，胃热结聚；出现"郁郁微烦"是气机郁遏，里热渐甚。总之，从呕不止、心下急、郁郁微烦说明少阳热聚成实，兼入阳明。少阳证不解，则不可下，而阳明里实，又不得不下，治用大柴胡汤和解与通下并行，和解少阳、阳明之邪。

大柴胡汤为小柴胡汤与小承气汤合方加减而成。方中柴胡、黄芩疏利少阳，清泄郁热；芍药缓急止痛；半夏、生姜降逆止呕；枳实、大黄利气消痞，通下散结；大枣和中。诸药配合，共奏和解少阳、通下里实之功，为少阳阳明双解之剂。

（165）条论述少阳兼阳明里实的治法。伤寒发热，若得汗出，则表解而热已，而本证汗出不解，热仍不减，见心下痞硬，呕吐而下利，是邪深入少阳，并兼阳明里实之证。邪犯少阳，枢机不利，气机阻滞，见心中痞硬；病兼阳明，热壅气滞，胆热犯胃，见呕吐；热邪迫津下泄，故下利。本证为少阳郁火内炽，兼有阳明里实，治用大柴胡汤和解少阳、宣展枢机、通下里实。

[辨证提要]

病机：少阳郁热兼有阳明里实。

辨证要点：寒热往来，胸胁苦满，郁郁微烦，呕不止，心下急或痞硬，大便难下或下利不畅，伴见小便色黄，苔黄少津，脉弦数。

［护治原则］　和解少阳，通下里实。

［施护措施］

①病室环境干净、整洁，温、湿度适宜。及时清理呕吐物，保持室内空气清新。根据病情指导患者适当活动，做到起居有常，动静结合，以利于康复。

②饮食清淡，易于消化，营养丰富，饮食有节，忌食油腻、辛辣刺激之品，忌烟酒。

③护理上应重视调和情志，针对临床常见的情绪异常表现，尤其患者郁郁微烦、胸胁苦满、心下急时应及时开展相应的说理开导，以情胜情、移情却病等使患者保持精神愉悦，以利气和志达。

④煎服法。药七味，加水 2400 毫升，煎取 1200 毫升，去滓，再煎至 600 毫升即成，温服 200 毫升，日三服。

⑤服药后嘱患者安静休息，及时测体温，观察临床症状是否改善。

四、柴胡加芒硝汤证的服药护理

［原文］　傷寒十三日不解，胸脅滿而嘔，日晡所①發潮熱，已而微利，此本柴胡證，下之以不得利，今反利者，知醫以丸藥下之，此非其治也。潮熱②者，實也，先宜服小柴胡湯以解外，後以柴胡加芒消湯主之。（104）

柴胡加芒消湯方

柴胡二兩十六銖　黃芩一兩　人參一兩　甘草一兩（炙）　生薑一兩（切）　半夏二十銖（本云五枚，洗）　大棗四枚（擘）　芒消二兩

上八味，以水四升，煮取二升，去滓，內芒消，更煮微沸，分溫再服，不解更作。

臣億等謹按：《金匱玉函經》方中無芒消。別一方云，以水七升，下芒消二合，大黃四兩，桑螵蛸五枚，煮取一升半，服五合，微下即愈。本云，柴胡再服，以解其外，餘二升加芒消、大黃、桑螵蛸。

［词解］

①日晡所：即下午 3~7 时（即申酉时）。

②潮热（rè，音热）：发热定时增高，如潮水之至，涌作有时。

［原文析义］

（104）条论述少阳兼里实误下的证治。分三段理解。

自"伤寒十三日不解"至"已而微利"为第一段，论述伤寒多日不解，有向里传变之势。今见胸胁满而呕，知邪传少阳，胆火内郁，枢机不利，胆逆犯胃；日晡所发潮热，知邪入阳明，腑实已成。此为少阳兼阳明里实之证，应见大

便燥结难下，可投以大柴胡汤，诸证可除，今却见下利，是与病情发展趋势不符，须探究其原委。

自"此本柴胡证"至"此非其治也"为第二段，论述下利的原因。今下利者，是治不如法，乃医者不明其理，误用攻下丸药所致，丸药性缓力轻，但作用持久，不仅不能荡涤肠胃燥实，泻下之性却留中而致微利，故虽下利而潮热不除。

自"潮热者"至"柴胡加芒硝汤主之"为第三段，讨论误治后的治法。此证虽经误治，但病证未除，潮热未罢，仍为少阳兼阳明里实之证。但有误下微利，正气已伤，故先用小柴胡汤和解少阳，畅达枢机，透达表里之邪。若燥实较甚，服汤不愈者，再以柴胡加芒硝汤和解少阳，泻热润燥。

本方是以小柴胡汤为基础，剂量为原方的 1/3，加芒硝 2 两而成，其组方意义为：小柴胡汤和解少阳，运转枢机；芒硝泻热去实，软坚通便。诸药合用，共奏和解泻热之功，因药量较轻，故为和解泻热之轻剂。

[辨证提要]

病机：邪犯少阳，兼阳明里实。

辨证要点：胸胁满而呕，日晡所发潮热，伴有下后微利。

[护治原则]　　和解少阳，泻热去实。

[施护措施]

①由于邪犯少阳，胆火内郁，枢机不利，胆逆犯胃，临床见患者胸胁满而呕。观察呕吐物的色、质、量，患者呕吐时应协助其头偏向一侧，防止呛咳，并及时告知医师进行处理。邪入阳明，腑实已成，可见患者日晡所发潮热，注意患者的发热时间、持续时间、热型，及时测量、记录体温变化。

②保持病室环境干净、整洁、安静，温、湿度适宜。及时清理呕吐物，保持病室空气清新。根据病情指导患者适当活动，做到起居有常，动静结合，以利于康复。

③饮食清淡，易于消化，营养丰富，饮食有节。呕吐严重者可暂禁食，忌食油腻、辛辣刺激之品及烟酒。

④护理上应重视调和情志，针对临床常见的情绪异常表现，开展相应的说理开导、以情胜情、移情却病，使气和志达，以利于康复。

⑤煎服法。药八味，以水 800 毫升，煮取 400 毫升，去滓，纳芒硝，再煮微沸，分两次温服。

⑥服药后嘱患者安静休息，及时测体温，观察患者胸胁满、呕吐及发热是否缓解。

五、柴胡桂枝干姜汤证的服药护理

[原文]　　伤寒五六日，已发汗而复下之，胸胁满微结，小便不利，渴而不

嘔，但頭汗出，往來寒熱，心煩者，此為未解也，柴胡桂枝乾薑湯主之。（147）

柴胡桂枝乾薑湯方

柴胡半斤　桂枝三兩（去皮）　乾薑二兩　栝樓根四兩　黃芩三兩　牡蠣二兩（熬）
甘草二兩（炙）

上七味，以水一斗二升，煮取六升，去滓，再煎取三升，溫服一升，日三服，初服微煩，復服汗出便愈。

［原文析义］

（147）条论述少阳病兼水饮内结的证治。伤寒五六日，用汗法解表，又用下法攻里，而病不解，可见汗、下均属误治。误治伤正，邪气内传，邪犯少阳，邪正交争，互有胜负则往来寒热；胆火上炎，枢机不利，经气郁结，结而不甚见胸胁满微结。以上诸证，可知邪犯少阳，胆火上炎，枢机不利，三焦决渎失职，以致水饮内结。水饮内结，气化不行，津液不能下行则小便不利；津液不能上承则口渴；胃气尚和，病在胸胁则不呕；水饮与邪热内结于里，不能外达而上冲则头汗出。本证为少阳枢机不利，水饮内结，治宜和解枢机、温化水饮，方用柴胡桂枝干姜汤。

柴胡桂枝干姜汤即小柴胡汤去半夏、人参、生姜、大枣，加桂枝、干姜、瓜蒌根、牡蛎而成。柴、芩合用，清解少阳之热；不呕，去半夏、生姜；胸胁满微结，故去人参、大枣之壅滞，加瓜蒌根、牡蛎逐饮开结；桂枝、干姜温阳散寒，温化水饮；甘草调和诸药。诸药相合，寒温并用，攻补兼施，既可和解枢机，又可宣化寒饮。"初服微烦"是正气得药力之助，与邪相争，郁阳得伸，但气机暂时还未通畅所致；"复服汗出愈"是续服药后，气机得以宣通，郁阳得伸，表里得和，故周身汗出，邪去病除，阳气畅达而愈。

［辨证提要］

病机：少阳枢机不利，水饮内结。

辨证要点：往来寒热，心烦，胸胁满微结，小便不利，口渴，但头汗出。

［护治原则］　　和解少阳，温化水饮。

［施护措施］

①保持病室安静、整洁，空气清新，温、湿度适宜。

②患者饮食宜清淡，多食疏肝行气利水之类的食物，可用橘皮、玫瑰花、佛手、绿萼梅等泡茶饮用。慎食油腻，忌食辛辣刺激、生冷之品，以免助湿生痰。

③少阳病病情变化多受情志的影响，加之本证多为太阳病误治而来，病情多日不见好转，患者易产生焦虑情绪，加强对患者情志疏导，多陪伴，多倾听，多鼓励患者，使之树立信心，以达到"气和志达、气机调畅"，促进早日康复。

④煎服法。药七味，加水2400毫升，煮取1200毫升，去滓，再煮取600毫升，温服200毫升，日三服。"初服微烦者"乃服药后正邪交争之故，复服，药力所致，阳气宣通，汗出便愈。

⑤服药后要严密观察大小便、口渴、胸胁苦满及心烦改善的情况。

六、柴胡加龙骨牡蛎汤证的服药护理

[原文]　　伤寒八九日，下之，胸满烦惊，小便不利，谵语，一身尽重，不可转侧者，柴胡加龍骨牡蠣湯主之。（107）

柴胡加龍骨牡蠣湯方

柴胡四兩　龍骨　黃芩　生薑（切）　鉛丹　人參　桂枝（去皮）　茯苓各一兩半　半夏二合半（洗）　大黃二兩　牡蠣一兩半（熬）　大棗六枚（擘）

上十二味，以水八升，煮取四升，内大黃，切如碁子①，更煮一兩沸，去滓，温服一升。本云，柴胡湯，今加龍骨等。

[词解]

碁子：即棋子（围棋子）。

[原文析义]

（107）条论述太阳病因误治邪陷，邪气弥漫，虚实夹杂，表里俱病之变证的证治。伤寒八九日，误用下法，伤其正气，邪气乘虚而入，变证由生。邪入少阳，枢机不利，胆热内郁则胸满而烦；胆火上炎，胃热上蒸，心神被扰则惊惕谵语；三焦不利，决渎失职，膀胱气化不利则小便不利；阳气内郁，不得宣达，气机壅滞，则一身尽重而难于转侧。本证因表证误下，邪气内陷，三焦不利，表里同病，虚实互见，治宜柴胡加龙骨牡蛎汤以和解少阳，通阳泄热，重镇安神。

柴胡加龙骨牡蛎汤是由小柴胡汤去甘草，加龙骨、牡蛎、桂枝、茯苓、铅丹、大黄而成。因邪入少阳，故用小柴胡汤以和解少阳，宣畅枢机，扶正祛邪；加桂枝通达郁阳；加大黄泄热和胃；加龙骨、牡蛎、铅丹重镇安神；加茯苓渗淡利水，宁心安神；去甘草，免其甘缓留邪。诸药相合，寒温并用，攻补兼施，安内解外，使表里错杂之邪，得以速解。

[辨证提要]

病机：邪犯少阳，弥漫三焦，表里俱病，虚实互见。

辨证要点：胸胁苦满，烦惊谵语，小便不利，一身尽重，不可转侧，心悸。

[护治原则]　　和解少阳，通阳泄热，重镇安神。

[施护措施]

①病室宜干净、整洁，无异味。有心悸、烦惊谵语者，应卧床休息，不宜活动，专人护理，要加设床档，以防坠床。

②患者饮食宜清淡，多食疏肝行气利水及养胃之类的食物，如可用橘皮、玫瑰花、佛手、绿萼梅等泡茶饮用，慎食油腻，忌食辛辣刺激、生冷之品，以免助湿生痰。

③加强对患者的情志疏导，多陪伴、多倾听、多鼓励患者，使之树立信心，以达到"气和志达、气机调畅"，促进早日康复的目的。

④煎服法。药十二味，加水 1600 毫升，煮取 800 毫升，纳入大黄（切如棋子大小），再煮一两沸，去滓，温服 200 毫升，日三服。方中铅丹虽能镇静安神，然本品有毒，文献中曾有中毒的病例报道，用时谨慎，若小剂量暂时之用尚可，若需久服或大剂量应用者，则以生铁落、磁石等代替，较为稳妥，且疗效仍佳。

⑤服药后观察胸胁苦满、烦惊谵语、小便不利、一身尽重、不可转侧、心悸等的改善情况。

七、黄芩汤、黄芩加半夏生姜汤证的服药护理

[原文]　太陽與少陽合病，自下利者，與黄芩湯；若嘔者，黄芩加半夏生薑湯主之。（172）

黄芩湯方

黄芩三兩　芍藥二兩　甘草二兩（炙）　大棗十二枚（擘）

上四味，以水一斗，煮取三升，去滓，温服一升，日再夜一服。

黄芩加半夏生薑湯方

黄芩三兩　芍藥二兩　甘草二兩（炙）　大棗十二枚（擘）　半夏半升（洗）　生薑一兩半 一方三兩（切）

上六味，以水一斗，煮取三升，去滓，温服一升，日再夜一服。

[原文析义]

（172）条论述太阳少阳合病下利或呕的证治。太阳与少阳合病，因疾病偏重于少阳，少阳邪热内迫阳明，以致胃肠功能失职，而见下利或呕吐。以方测证，当有发热、口苦、小便短赤、大便利而不爽，并有热臭气、腹痛、脉弦数等症。方用黄芩汤，清热坚阴，和中止利。若呕，兼胃气上逆，则加半夏、生姜以降逆止呕。

[辨证提要]

病机：少阳邪热内迫阳明，胃肠功能失职。

辨证要点：发热，口苦，小便短赤，下利灼肛，或大便利而不爽，有热臭气，腹部疼痛，脉弦数。

[护治原则]　清热止利，或兼和胃降逆。

[施护措施]

①由于少阳邪热内迫阳明，胃肠功能失职，临床见发热，口苦，小便短赤，下利灼肛，或大便利而不爽，有热臭气，腹部疼痛，脉弦数。观察大便的性质、次数、量、气味，观察腹痛的性质、部位及持续时间。

②保持病室干净、整洁，及时清除排泄物。注意开窗通风，保持病室空气清新。保持床单位整洁干净，及时更换汗湿或污染的衣物。加强肛门处皮肤的护理，可于每晚给予肛周处温水坐浴并擦干，后给予黄连膏或金霉素油膏涂抹。肛门灼热疼痛者，可用苍术、黄柏煎水坐浴，擦干后再涂以黄连膏，避免感染。若

患者年老体弱或下利较多者，要注意防津伤阴脱之变，必要时静脉补液。

③患者饮食宜清淡爽口，多予水果汁或以瓜果煎汤饮，慎食油腻，忌食辛辣刺激、生冷之品。

④煎服法

黄芩汤：药四味，加水 2000 毫升，煮取 600 毫升，去滓，日间两次，夜间一次，每次温服 200 毫升。

黄芩加半夏生姜汤：药六味，加水 2000 毫升，煮取 600 毫升，去滓，日间两次，夜间一次，每次温服 200 毫升。

⑤本证患者为少阳邪热内迫阳明，致肠胃失职，而见下利或呕吐，因此服药后要严密观察排便情况，本方药多苦寒，易伤胃阴，宜中病即止，以免克伐过度。

第六节　针灸与护理

［原文］　婦人中風，發熱惡寒，經水適來，得之七八日，熱除而脉遲身涼。胸脇下滿，如結胸狀，讝語者，此為熱入血室①也，當刺期門②，隨其實而取之。（143）

［词解］

①血室：指胞宫，即子宫。

②期门：肝经之募穴，在乳中线上，乳头下二寸，当第 6 肋间隙取之。

［原文析义］

（143）条论述热入血室的证治。妇人中风，发热恶寒，是表证，经水适来，则血室空虚，在表之邪乘机内陷，热与血搏结于血室，称为热入血室证。因得之七八日，邪已内传，表证已罢，肌表之热已除而身凉；邪已入里，热与血结，气血运行不畅，脉道瘀滞不利，故脉迟。胸胁是肝胆经脉所循行的部位，肝藏血，主疏泄，今热与血结，经脉不利，疏泄失职，故胸胁下满如结胸状，后世称为"血结胸"。因血热上扰，神明不安，故谵语。因期门穴为肝之募穴，肝藏血，今热与血相结，故刺期门，以泄血分之实热，使热去瘀解而病愈。

［护治原则］　刺期门，泄血分之实热。

［施护措施］

期门为肝之募穴，在胸部，当乳头直下第 6 肋间，前正中线旁开 4 寸。肝藏血，又与少阳为表里。此阳病阴治，从肝之募穴针引阳气出，以泻少阳之邪热。

［原文］　太陽少陽併病，心下鞕，頸項强而眩者，當刺大椎、肺俞、肝俞，慎勿下之。（171）

［原文析义］

（171）条论述太阳少阳并病的证治及禁忌。太阳与少阳并病，邪在太阳未解，经脉不利，故颈项强；少阳受邪，经气郁滞，胆热上炎，则心下硬，头目昏弦。治当用刺法，取大椎、肺俞，以解太阳之邪；取肝俞以解少阳之邪。心下痞硬一症，宜用泻心汤类，而不可攻下；若太阳少阳并病，经气不利兼胆热内郁者，宜用针刺，亦不可下；若属少阳兼阳明里实热证，则可以大柴胡汤和解少阳，兼通下里实。此条心下硬非阳明里实，故仲景提出"慎勿下之"，否则引邪内陷，变生他证。

[护治原则]　　取大椎、肺俞，以解太阳之邪；取肝俞，以解少阳之邪。

[施护措施]

①仲景的针刺疗法，以辨证论治为主导，究病之源，辨病之证，随证立法，以治热邪入里之证，并随其病情而灵活运用，且将脏腑与经络密切联系起来，融会贯通。

②针刺法是利用金属制成的各种不同形状、型号的针，采用一定的手法，刺激人体腧穴的一种治疗方法。此法可通过刺激腧穴，激发经络之气，调整脏腑功能，以调和阴阳、疏通经络、行气活血、扶正祛邪，而达到防病治病的目的。

③肝俞在背部，当第 9 胸椎棘突下，旁开 1.5 寸。肺俞穴位于背部第 3 胸椎棘突下（身柱）旁开 1.5 寸处，左右各一穴，相距 3 寸，约与肩胛冈内侧端相平。大椎位于背部正中线上，第 7 颈椎棘突下凹陷中，斜刺 0.5~1 寸。针刺时，操作者应衣帽整齐，洗手，戴口罩。协助患者采取平卧位，正确选穴，掌握进针角度、深度及行针幅度，进针得气后调节针感，一般留针 10~20 分钟。在针刺及留针过程中，密切观察有无晕针、滞针等异常情况，如出现意外，应紧急处理。

第七节　少阳病欲解时

[原文]　　少陽病欲解時，從寅至辰上[①]。（272）

[词解]

①从寅至辰上：指寅、卯、辰三个时辰。即从 3 时至 9 时。

[原文析义]

（272）条论述少阳病欲解的时间。少阳属木，其气通于春，春建于寅，是阳气生发之始。从一日来看，子时为阴极之时，阴极之后，寅、卯、辰时为阳气生发之际，值此三时，少阳气旺，得自然界阳气之助，抗邪有力，故其病易解。但欲解时不等于其病必解，临证时应趁这有利之机，及时施治，和解少阳，扶正祛邪，以加速疾病向愈。

[施护措施]

①少阳属木，配四时则旺于春，配一日则旺于寅、卯、辰，即凌晨 3 时至上

午 9 时。寅、卯、辰时为阳气生发之时，值此三时，少阳气旺，得自然界阳气之助，抗邪有力，故其病易解。张隐庵曰："日出而阳气微，少阳之所主也。"少阳乃阴中之初阳，乘阳春之木气，从寅至辰上，乃寅卯属木，而又得少阳气旺之时而病解也。

②少阳病欲解时，从寅至辰上，指出少阳病欲解时为早上 3 时到上午 9 时，此时为少阳经气旺盛之时，又是缓解之时。但欲解时仅是促进少阳病好转或痊愈的有利条件之一，并非决定因素，也并不等于其病必解。为加速疾病康复，嘱患者安静休息，避免一切干扰，我们应以高度的责任心认真观察其寒热往来、口苦、咽干、目眩、饮食、脉象等变化，严格掌握服药时间，观察服药反应，并及时处理。少阳病欲解时宜在晨 5-6 时给药，使药力发挥在少阳经气最旺之时（7时左右），以促使在辰时（7-9 时）达到病解。

③少阳之为病，常因肝失疏泄，横逆犯胃导致脾胃功能失常，出现口苦、不欲饮食等症状，在疾病欲解之时要加强饮食及生活起居护理。饮食以清淡、易于消化、营养丰富为原则，同时指导患者做到饮食有节，起居有常，动静结合，以利于康复。

[病案举例]

患者，女，59 岁，自述入院前寒热往来一周，入院时低热，有时感上腹痛、口苦、咽干、不欲饮、纳差，舌质红，苔黄腻，脉弦细，属少阳证。服药后体温稳定，无寒热往来证。少阳病传与不传决定于脉与证。如证无大热而燥烦者是向三阴病发展的趋势，经治疗后无燥烦，于入院后第五日卯时以后，已能少量饮食，排便一次，便通热退（低热），次日饮食增加，睡眠好，上腹痛减轻，病情好转。其病情欲解之时正是第五日的辰时。

小　结

本篇主要论述少阳病本证及其兼变证的病因病机、辨证论治、护治原则和施护措施，揭示了外感疾病处于发展过渡阶段的病情观察、生活起居、情志、饮食、服药等辨证及其施护措施，具有重要的临床指导意义。

少阳病有本证与兼变证之不同。本证即小柴胡汤证。其主证有往来寒热、胸胁苦满、嘿嘿不欲饮食、心烦喜呕等，同时当见少阳提纲证口苦、咽干、目眩及脉弦等。其病机正如自注所云："血弱气尽，腠理开，邪气因入，与正气相搏，结于胁下。"以致少阳枢机不利，进而影响脾胃功能，治以和解少阳，用小柴胡汤。如原文所述"胸满胁痛者""胸胁满而不去者""呕而发热者""续得寒热发作有时"者，均予小柴胡汤，皆可证明其说。因此，服小柴胡汤前后应指导患者正确服药，认真细致地观察病情变化，为治疗提供可靠的依据。

少阳病除本证外，也有因失治、误治，或体质、宿疾等原因，病情发生传变，而出现一些兼变证。若太阳病不解，传入少阳，以致太少并病，出现发热，微恶寒，肢节烦痛，微呕，心下支结；外证未去者，治以太少两解，用柴胡桂枝汤；若太阳与少阳并病，经脉不利者，宜用针刺法；若少阳病不解，传入阳明，出现呕不止，心下急，郁郁微烦，或发热，汗出不解，心中痞硬，呕吐而下利者，为少阳病兼阳明里实，治宜和解少阳，通下里实，用大柴胡汤；若误下后，由少阳传入阳明，出现潮热为主证者，宜先服小柴胡汤以解外，后以柴胡加芒硝汤主之；若因汗、下后，邪入少阳，三焦水道不利，水饮内停，出现胸胁满微结，小便不利，渴而不呕，但头汗出，往来寒热，心烦，治以和解少阳，温化水饮，用柴胡桂枝干姜汤；若因表病误下，邪气内陷，弥漫全身，虚实互见，出现胸满烦惊，谵语，一身尽重，不可转侧者，宜用柴胡加龙骨牡蛎汤和解泄热，镇惊安神。少阳邪热内传阳明，胃肠功能失职者，宜用黄芩汤清热止利；若见胃气上逆者，宜黄芩加半夏生姜汤和胃降逆。热入血室证是妇女感受外邪，适逢月经来潮，病邪乘虚内陷血室而成。其主证有热除而脉迟身凉，胸胁下满如结胸状；或七八日续得寒热，发作有时，经水适断；或昼日明了，暮则谵语，治以刺期门，随其实而泻之；或用小柴胡汤和解枢机，俾枢机运转，邪去病愈。

少阳为病，往往因肝失疏泄而出现精神症状，因此，必须在做好情志护理的同时，密切观察病情变化，指导患者正确服药。同时以和解清热为原则，做好饮食和生活起居护理。少阳病治之得法，护理措施得当，枢机运转，少阳之邪得去，表解里和，其病自愈。其解多在少阳气旺时，"少阳病欲解时，从寅至辰上"，均说明这一点。故治疗亦可抓住这一规律，乘少阳气旺之时以药物扶助正气，祛除邪气，促其病愈。

思考题

1. 少阳病小柴胡汤证的辨证特点及护治原则是什么？
2. 柴胡桂枝汤证的服药护理措施有哪些？
3. 三阳合病脉证的表现与病机是什么？
4. 少阳之热入血室的病机与辨证要点是什么？

第5章　太阴病的辨证与护理

学习目标

掌握

　　1. 太阴病主证的服药护理。

　　2. 太阴病虚寒腹痛的特点及施护措施。

　　3. 太阴寒湿发黄病的施护措施。

熟悉

　　1. 太阴病辨证要点。

　　2. 太阴寒湿发黄病、阳复自愈的施护措施。

　　3. 四逆汤的功效及方解。

了解

　　1. 太阴寒湿发黄病的辨证要点及病机。

　　2. 太阴病的成因与转归。

　　太阴病是由中阳不足、寒湿内盛而引起的疾病。本章主要内容是讨论太阴病的病情观察，以及在整体观念、辨证论治思想指导下所采取的生活起居、饮食、情志、服药等施护措施。

　　太阴包括手、足太阴二经和肺、脾二脏，足太阴脾经与足阳明胃经互为表里，脾胃二者关系密切，同居中焦，脾主运化，升清阳，主四肢，胃主受纳，腐熟水谷，与脾合称为后天之本。脾胃为人体气机升降之枢纽，脾主升，胃主降，脾以升为顺，胃以降为和，脾胃各项功能协调，则清阳得升，浊阴得降，水精四布，五脏俱荣。若脾胃虚弱，或被邪气所犯，以致中阳不足，运化无力，寒湿内停，升降失常则形成太阴病。

　　太阴病的成因大致分为三种情况。第一，六淫之邪，主要是寒湿之邪直接侵犯中焦，或七情中的忧思伤脾，或饮食劳倦所伤，从而使脾胃虚弱，运化失职。第二，先天禀赋不足，脏气虚弱，脾之阳气不足而自病；亦可因脾胃素虚，复被邪气所犯而发病。第三，三阳病失治、误治，损伤中阳，脾胃受损从而转为太阴病。

　　太阴病的病情观察以"腹满而吐，食不下，自利益甚，时腹自痛"为提纲。此提纲不仅概括太阴病的基本特点，同时作为整个太阴病的诊断标准，反映了太阴病脾胃阳虚，寒湿内盛，升降失常的基本病理机制。太阴病亦分为太阴病本证和太阴病兼变证。太阴病本证即太阴病提纲证，以腹满而吐、食不下、自利益甚、时腹自痛，且自利不渴为基本临床表现，临床病情观察不但重视主证病情观察，同时对太阴兼表证、太阴兼腹痛证、太阴发黄证及太阴病阳复自愈候的临床表现进行观察和鉴别，对生活起居、情志、饮食施以恰当护理；太阴病的治疗，仲景提出"当温之"治疗大法，服药护理尤为重要，特别注意药液的温度、服药期间饮食的选择及药后的病情观察，临床中辨证应用"温法"护理措施，如灸法、中药热奄包、红外线治疗等以助药力，促病向愈。

太阴病的转归主要有以下三个方面。第一，经过恰当治疗护理或自身阳气恢复，其病得愈。第二，太阴之邪入腑，由太阴而转出阳明；或太阴病寒湿郁滞，影响肝胆疏泄功能，而致寒湿发黄。第三，病邪内传，太阴病由于失治、误治，脾阳更虚，或太阴病日久不愈，转入少阴或厥阴。因此，太阴病的护理中应密切观察病情变化，根据四诊所搜集的临床资料进行准确辨证，采取恰当的治疗和护理措施，防止疾病发生传变，促使病人尽早康复。

第一节　病情观察

太阴病阳复自愈的病情观察

[原文]　傷寒脉浮而緩，手足自溫^①者，繫在太陰^②；太陰當發身黃，若小便自利者，不能發黃；至七八日，雖暴煩下利日十餘行，必自止，以脾家實^③，腐穢^④當去故也。（278）

[词解]

①手足自温：手足温温发热。

②繫（xì，音系）在太陰（yīn，音阴）：繫，联系之意，即病属太阴。

③脾家實（shí，音实）：实，此指正气充实，即脾阳恢复之义。

④腐穢（huì，音秽）：指肠中腐败秽浊之物。

[原文析义]

（278）条论述太阴病下利自愈的临床表现和机制。伤寒，脉浮而缓，手足自温，是伤寒脉由浮紧而变为浮缓，但无发热、汗出和头项强痛等症，知此证已非太阳病。症见手足自温，则为太阴受邪之兆，因太阴为至阴，其阳气抗邪之力不足，感邪后一般不出现全身的发热，但本证以邪盛伤阳为主，而非阳虚正衰为主，故脾阳尚能达于四肢末，而表现为手足自温。太阴当身发黄，若小便自利者，不能发黄，是指邪入太阴，与太阴之湿相合，若小便不利而湿不得下泄，寒湿郁滞在里，影响肝胆疏泄而发黄；若小便自利，则湿有出路，寒湿不能郁滞，故不能发黄。湿由小便去其大半，虽不能发黄，但湿浊腐秽不可能尽随小便而去，于是存留体内和肠道，至七八日当脾阳恢复的时候，正气驱邪外出，腐秽湿浊之邪通过下利从大便而去，腐秽去净，下利自止，其病自愈。

［护治原则］　腐秽去，阳气复。

［施护措施］

①伤寒脉浮而缓，手足自温者，为太阳邪转入太阴之证。主动观察有无身体发热、发黄和小便不利的病状，对观察结果要及时进行细致、准确的记录。

②太阴病引起黄疸，如果小便利，则不发黄。经过七八日以后，突然烦躁，并下利十余次，是脾阳恢复，推荡积滞，正胜邪去，是疾病向愈的佳兆。

③做好情志护理，消除其紧张、忧虑、烦恼等不良精神刺激，帮助患者树立战胜疾病的信心。并告诉患者，这种下利，其特点是一面下利，一面病情随之好转。减少患者的恐惧心理，配合治疗。

④如果病情加重，下利不能自止，同时伴有手足不温、神疲畏寒、苔腻不化等症。观察大便颜色、量、性质、气味及次数，有无里急后重及脱水等情况。嘱患者卧床休息，忌食生冷、辛辣刺激及肥甘厚味之品。

⑤中药热奄包热敷下腹部，注意温度不可过高，避免烫伤，观察疗效。

第二节　生活起居护理

［原文］　傷寒發汗已，身目為黃，所以然者，以寒濕在裏不解故也。以為不可下也，於寒濕中求之。（259）

［原文析义］

（259）条论述太阴寒湿发黄的证治。伤寒过汗，损伤脾阳，使之运化失职，寒湿内生；或素有寒湿内停，虽发汗，寒湿不去而阳气反伤，以致寒湿中阻，影响肝胆疏泄功能，使胆汁不循肠道，溢于周身，而致身目为黄。因本证属太阴脾虚，寒湿中阻，故禁用下法，否则更伤脾胃，加重病情，治疗可"于寒湿中求之"，即温中散寒，除湿退黄。仲景未出方剂，但根据治疗大法，后世多用茵陈术附汤、茵陈五苓散治之。因本证属太阴脾虚，寒湿中阻，故禁用下法，以防加重病情。

［护治原则］　温中健脾，散寒除湿。

［施护措施］

①密切观察黄疸色泽、程度、体温、血压及舌脉情况。

②发病期间宜卧床休息，注意保暖。应安排患者居向阳房间，保持病室空气流通，并指导患者饮食清洁、有节，慎起居，适劳逸，保持心情舒畅。

③饮食以低脂、低蛋白、清淡、半流质为宜，忌食肥腻、辛辣、烟酒之品，

可食健脾祛湿类食物。

健脾祛湿汤：怀山药 10 克，土茯苓 10 克，溪黄草 10 克，猪胰（猪横脷）300 克，清水适量。将怀山药、土茯苓、溪黄草、猪横脷洗净，一同放进砂煲中，加适量清水煲开，然后转小火煲 1 小时即可饮用。

和中化湿汤：木棉花 30 克，鸡蛋花 30 克，槐花 30 克，薏苡仁 30 克，瘦肉 100 克，炒扁豆 30 克，陈皮或砂仁 12 克。将木棉花、鸡蛋花、槐花、薏苡仁、瘦肉、炒扁豆、陈皮或砂仁洗净，一同放入砂煲中，加清水适量，用大火煲开，再转小火煲 1 小时即可。

④湿困脾胃，脾阳损伤，可遵医嘱，用葱熨法热敷腹部，以温中散寒、除湿退黄。

第三节　情志护理

[原文]　伤寒脉浮而缓，手足自温者，是为繫在太陰。太陰者，身当發黄，若小便自利者，不能發黄。至七八日大便鞕者，为陽明病也。（187）

[原文析义]

（187）条论述太阴邪传阳明证的临床表现和机制。伤寒，脉浮而缓，手足自温，是伤寒脉由浮紧而变为浮缓，但无发热、汗出和头项强痛等症，知此证已非太阳病。症见手足自温，则为太阴受邪之兆，因太阴为至阴，其阳气抗邪之力不足，感邪后一般不出现全身的发热，但本证以邪盛伤阳为主，而非阳虚正衰为主，故脾阳尚能达于四肢末，而表现为手足自温。太阴当身发黄，若小便自利者，不能发黄，是指邪入太阴，与太阴之湿相合，若小便不利而湿不得下泄，寒湿郁滞在里，影响肝胆疏泄而发黄；若小便自利，则湿有出路，寒湿不能郁滞，故不能发黄。湿由小便去其大半，虽不能发黄，但湿浊腐秽不可能尽随小便而去，于是存留体内和肠道，至七八日出现大便硬，这是由于脾阳虽然恢复，但太阴湿浊腐秽未去，在肠道郁积七八日后，从阳明化燥，出现了大便硬，于是病证由阴出阳，脏邪还腑，形成阳明病，这就需要按照治疗阳明病的方法来治疗。

[护治原则]　太阴病转出阳明病的情志护理。

[施护措施]

①伤寒脉浮而缓，手足自温者，为太阳邪转入太阴之证。主动观察有无身体发热、发黄和小便不利的病状，对观察结果要及时进行细致、准确的记录。

②做好情志护理，消除其紧张、忧虑、烦恼等不良精神刺激，帮助患者树立战胜疾病的信心。

③湿浊虽由小便去其大半，但不可能尽随小便而去，于是存留体内和肠道，到七八日时出现大便硬，这是由于脾阳虽然恢复，但太阴湿浊腐秽未去，在肠道

郁积七八日后，从阳明化燥，出现大便硬，形成了阳明病。临床应将患者安排在背阴、凉爽、光线偏暗的病室内，保持病室安静、舒适，温度在 18℃～22℃，湿度在 50%～60% 为宜。

④大便硬时应观察大便颜色、量、性质、气味及次数等情况。嘱患者卧床休息，适当运动，饮食宜清淡，多食粗纤维类食物，保持大便通畅。

第四节　饮食护理

［原文］　太陰之為病，腹滿而吐，食不下，自利益甚，時腹自痛。若下之，必胸下結鞕^①。（273）

［词解］

胸下結鞕（jié yìng，音结硬）：胸下即胃脘部，指胃脘部痞结胀硬。

［原文析义］

（273）条论述太阴病辨证提纲。太阴病是中阳不足，运化失职，寒湿内停，升降失常所致。中焦阳虚，寒凝气滞，或因运化失职，寒湿内阻，气机不畅，故见腹满；脾胃为人体升降之枢纽，由于中阳不足，升降失职，浊阴上逆则呕吐；中气下陷，寒湿下渗则见自利，所谓自利，是指没有用过泻下的药物，病证本身自发出现的下利；"自利益甚"指下利逐渐加重，是由于呕吐而食不下，使脾胃更伤，气陷更甚所致；脾胃虚弱，受纳腐熟运化功能失职，故食不下；时腹自痛，是太阴虚寒腹痛的特点，乃因中焦阳虚，寒凝气滞，或寒湿内阻，气机阻滞所致，常表现为时作时止，喜温喜按。治疗当以温中散寒、健脾燥湿为主，方用理中汤或理中丸。若将腹满、呕吐、不欲食、腹痛误认为阳明里实证而误用下法，使中阳更伤，脾胃更弱，运化无力，水停食阻，寒凝气滞更甚，可导致胸下结硬。

［护治原则］　温中散寒，健脾燥湿。

［施护措施］

①时腹自痛，是太阴虚寒腹痛的特点，常表现为时作时止，喜温喜按。应嘱患者注意保暖，护理上密切观察腹痛的发作时间，发作时及时处理，给予中药热奄包热敷局部，以缓解腹痛症状。

②呕吐时宜侧卧位，轻拍背部，吐后用温水漱口。

③腹泻时应观察大便的性状、次数、颜色、有无腹痛等全身症状，并留大便标本化验。

④饮食宜少量多餐，少食肥腻辛辣之品，根据病情可给予半流质或者软食，忌食生冷瓜果、硬固类食物。

⑤适当休息，避免过度疲劳，注意气候变化，防止受凉。

第五节 服药护理

一、太阴病主证的服药护理

［原文］ 自利不渴者，屬太陰，以其藏有寒①故也，當溫之，宜服四逆輩②。(277)

［词解］

①藏有寒：藏同脏，指脾脏虚寒。

②四逆輩（bèi，音辈）：指四逆汤一类方剂，包括理中汤。

［原文析义］

（277）条论述太阴病的主证、病机和治则。自利为太阴病最主要症状之一，乃由于脾阳虚弱，运化失职，寒湿内停，水湿下渗所致；因无热邪，仅是脾胃阳虚，寒湿内停于中焦，且下利轻，津未伤，故口不渴。自利不渴是太阴病的典型症状之一。太阴病总的病机为脾脏虚寒，故称"脏有寒"，治疗当温之，即温中散寒、健脾燥湿，文中未言具体方药，而曰"宜服四逆辈"，即四逆汤、理中汤一类的方剂。

［辨证提要］

病机：中阳不足，脾胃虚弱，寒湿内盛，升降失常。

辨证要点：自利不渴，同时应伴有太阴病提纲中的证候。

［护治原则］ 温中散寒，健脾燥湿。轻者用理中汤，重者用四逆汤。

［施护措施］

①本证中阳不足，脾胃虚弱，寒湿内盛，临床见腹满，自利不渴，腹痛、呕吐、不思饮食。观察患者进食情况，如食欲、寒热喜好、是否口渴，腹胀痛发生的部位、性质、诱因、持续时间、缓解方式，呕吐物及排泄物的色、质、量、味，必要时留标本化验。

②寒为阴邪，其性凝滞，得阳则散，保持病室环境整洁，温暖向阳，患者注意保暖，避免腹部受凉。

③饮食清淡、易消化，营养丰富，宜温、热、软、烂，如羊肉、狗肉、葱、姜、胡椒、卷心菜、芥菜、荔枝、樱桃等，忌生冷寒凉、不洁变质之品，进餐定时定量，避免暴饮暴食。可食大枣胡椒汤、高良姜粥等（《太平圣惠方》），还可饮用大麦汤（《饮膳正要》），以温补脾胃，散寒止痛。泄泻量多者应增加饮水量，必要时静脉补液。

④鼓励、安慰患者，腹痛时用移情易性之法转移注意力，做深呼吸等，缓解疼痛，使气和志达，血脉通利，以利于身体康复。

⑤理中汤、四逆汤宜热服，服药后宜静卧休养，观察大便次数、性质、量及腹痛、呕吐的缓解情况。

⑥寒主收引，寒邪客于胃，则阳气被遏，气机阻滞，胃痛暴作，在服用中药汤剂时配合以下方法温中健脾，散寒止痛。如针刺内关、章门、中脘、脾俞、肾俞、足三里等穴，或灸中脘、内关、足三里等穴；或用热水袋置于痛处，或用小茴香、大青盐、葱白炒热，布包熨痛处。

二、太阴病兼表证的服药护理

[原文]　太陰病，脉浮者，可發汗，宜桂枝湯。(276)

[原文析义]

(276) 条论述太阴兼表的证治。原文举脉略证，既冠以太阴病，脉当缓弱，今脉不缓弱而反浮，说明里虚不甚，且病机向外。此证除脉浮外，还伴发热恶寒、四肢疼痛等症，故以桂枝汤治之，既可调脾胃，又可和营卫，从而达到扶正祛邪的目的。

[辨证提要]

病机：脾阳不足，风邪袭表，营卫不和。

辨证要点：以太阳中风为主，伴有轻度太阴病证候，辨证要点是脉浮、发热、下利等。

[护治原则]　调和营卫，温阳和里。

[施护措施]

①患本证者脾阳不足，寒湿内盛，伴风邪袭表，营卫不和，病室环境应整洁、温暖、安静，向阳，注意腹部保暖。

②饮食宜清淡、易消化，宜温热熟食，忌生冷寒凉，避免不洁变质之品。日常生活中可选用葱、姜、胡椒作调料，多食补中温胃之品，如大枣、山药、薏苡仁、羊肉、狗肉等。

③鼓励患者树立战胜疾病的信心，腹痛时用移情易性之法转移注意力，深呼吸可缓解紧张情绪，使气和志达，血脉通利，以利于身体康复。

④煎服法。药五味，加水 1400 毫升，煮取 600 毫升，去滓，即成，温服 200 毫升，日三服。

⑤本证患者脾虚，服药后短时间内可进热粥、加盖衣被以助药力，以遍身微微汗出为宜。严密观察汗出、体温、二便及脘腹胀满的改善情况。发病期间，应静卧休养，避免过度劳累。

三、太阴腹痛证的服药护理

[原文]　本太陽病，醫反下之，因爾腹滿時痛者，屬太陰也，桂枝加芍藥

湯主之；大實痛者，桂枝加大黃湯主之。（279）

桂枝加芍藥湯方

桂枝三兩（去皮）　芍藥六兩　甘草二兩（炙）　大棗十二枚（擘）　生薑三兩（切）

上五味，以水七升，煮取三升，去滓，溫分三服。本云，桂枝湯，今加芍藥。

桂枝加大黃湯方

桂枝三兩（去皮）　大黃二兩　芍藥六兩　生薑三兩（切）　甘草二兩（炙）　大棗十二枚（擘）

上六味，以水七升，煮取三升，去滓，溫服一升，日三服。

太陰為病，脉弱，其人續自便利，設當行大黃芍藥者，宜減之，以其人胃氣弱，易動故也。（280）

[原文析义]

（279）条论述太阳病误下邪传太阴经脉的证治。太阳病当用汗法，禁用攻下，今不当下而误下，故曰"反"。误下伤脾，脾伤运化失职，气机壅滞则腹满；血脉不和，经络不通则腹痛，因病位在脾，故曰"属太阴也"。本证病变在太阴经脉，是经脉气血不和，非脾脏阳虚寒盛，故治疗以通阳益脾、活络止痛，方用桂枝加芍药汤。若出现"大实痛"即腹痛剧烈，腹痛拒按，可在上方基础上加大黄二两，增强化瘀通络导滞之功，即桂枝加大黄汤。

（280）条论述太阴经脉气血不和治疗的注意事项。太阴病，脾阳虚弱，鼓动无力，见脉弱。若阳虚加重，使脾胃升降失常，脾气不升，寒湿下注，可出现下利。此时即使出现络脉不和、气滞血瘀的腹满时痛或大实痛，当用桂枝加芍药汤或桂枝加大黄汤时，其大黄、芍药的用量宜轻，因有脾阳虚弱，若苦寒药用量过大，更伤脾阳，易生变证，故曰"易动故也"。本条强调应根据患者的体质及脉证来增减药量，使方药更适合于病情。

桂枝加芍药汤是由桂枝汤原方倍用芍药组成。重用芍药取其双重作用，一者与甘草配伍，缓急止痛，二者活血通络，经络通则满痛止，故用于腹满时痛十分恰当。

桂枝加大黄汤即桂枝加芍药汤再加大黄组成，加大黄亦有双重作用。其一，因气血经络瘀滞较甚，腹满痛较重，故加大黄增强其活血化瘀、通经活络之功；其二，因气滞不通，亦可导致大便不行，加大黄能导滞通便，邪气去则络脉和，其病自愈。

[辨证提要]

病机：桂枝加芍药汤证为脾伤气滞络瘀；桂枝加大黄汤证为脾伤气滞络瘀，郁滞较甚。

辨证要点：桂枝加芍药汤证以腹满时痛为主症，无食不下、呕吐、下利等明显脾虚寒湿证。桂枝加大黄汤证是在上证基础上腹痛剧烈，或伴便秘。

［护治原则］

桂枝加芍药汤证：通阳益脾，活络止痛。

桂枝加大黄汤证：通阳益脾，活络止痛，化瘀导滞。

［施护措施］

①本证误下伤脾，脾伤运化失职，气机壅滞，经络不通，经脉气血不和，非脾脏阳虚寒盛，临床见腹满疼痛，轻者腹满时痛，重者腹部"大实痛"。应观察腹满胀痛发生的部位、性质、诱因、持续时间及缓解方式，未明原因前勿随便使用止痛剂，如胃痛剧烈，并见腹肌紧张、压痛、反跳痛，应警惕胃-十二指肠穿孔。

②保持病室环境整洁、温暖、安静，向阳，腹痛急性发作时应卧床休息，腹痛缓解，适当活动，以不感觉疲劳为度。

③饮食宜清淡、易消化，营养丰富，不偏不嗜，少量多次，避免暴饮暴食，忌食生冷油腻、辛辣刺激之品，以免助湿生痰，妨碍脾运。腹痛发作时宜流质、半流质饮食，如牛奶、藕粉、米汤、面汤、稀饭、肉末等；误下伤脾，土虚木乘，易致肝气犯脾，饮食兼顾疏理肝气、行气活血，可饮佛手玫瑰茶和山楂红糖茶。

④对患者进行情志疏导，多陪伴、多倾听，保持心情舒畅，使气和志达，营卫通利，以利于康复。

⑤煎服法、

桂枝加芍药汤：药五味，加水 1400 毫升，煮取 600 毫升，去滓，即成，温分三服。

桂枝加大黄汤：药六味，加水 1400 毫升，煮取 600 毫升，去滓，即成，温分三服。

⑥服桂枝加芍药汤，药后应观察腹部胀满及腹痛有否减轻，以及呕吐情况；大实痛为阳明燥结不行，里有实邪，大便排出后，观察腹痛拒按缓解情况，并记录大便次数及量。

第六节　太阴病欲解时

［原文］　太陰病，欲解時，從亥至丑上①。(275)

［词解］

從（cóng，音从）亥至丑上：指亥、子、丑三个时辰。即从 21 时至次日 3 时之前。

［原文析义］

(275) 条论述太阴病欲解的时间。按阴阳消长规律，阴尽则阳生，太阴为阴中之至阴，阴极于亥，阳生于子，至丑时阳气渐增。《黄帝内经》曰："脾为阴中之阴，亥子丑为阴消阳长之时。"此时脾气来复，阳气渐增，正胜邪却，则疾病有欲解之机。

治疗太阴病应抓住此有利时机，采用温阳健脾的方法，扶助正气，祛除病邪，治疗护理措施得当，促进早日康复。

[施护措施]

①临床太阴中风，是因脾胃虚寒，感受风邪。脾主四肢时，故四肢烦痛，风脉本浮，脉浮取而微，虽是风邪欲解之象，但沉取而涩，则为阴之气不足，其证难以自愈，若转而见长脉者，方为正气来复，邪气将退，为欲愈之象。

②为促疾病欲解，应在子时加服中药。护理密切观察大便次数、性质及量，并做好服药后病情观察及饮食护理。饮食给予清淡可口、富于营养的温热食物，以促疾病欲解。

③注意保暖，避免过度劳累，注意气候变化，防止外感。

[病案举例]

患者，男，41 岁，主证间断性腹痛，腹泻，每日 4~7 次，泻下清稀或完谷不化，反复发作，腹中发凉，舌淡苔薄白，脉缓而无力。此属太阴脾胃虚寒，当温中散寒，健脾化湿。为促疾病欲解，应在子时加服中药。护理中应密切观察大便的次数、性质及量，并做好服药后的病情观察及饮食护理。应多食清淡可口、富于营养及温性的食物，一周后腹泻逐渐停止，于第 8 日丑时有饥饿感，病情好转。"至夜能食者，得脾阴之旺气故也"。子时阳生、阴得生阳之气而解也。此例病机亦与"太阴病欲解时，从亥至丑上"吻合。

小　结

本篇主要论述太阴病的辨证论治、生活起居、饮食调护、情志护理、服药护理及其预后转归。

太阴病的性质为脾虚寒证。其病因是脾阳素虚，外受风寒，内伤生冷，寒湿直犯太阴，或三阳病失治、误治，损伤脾阳，转属太阴。太阴病的病机为脾阳虚损，运化失职，寒湿内盛，升降失常所致。以腹满而吐、食不下、自利益甚、时腹自痛、口不渴为辨证要点，治当温中散寒，健脾燥湿，治宜四逆辈，禁用苦寒攻下。

太阴病除本证外，亦有一些兼变证。若兼表证，里虚不重，以表证为主，脉见浮者，可用桂枝汤温经通阳，调和营卫。若太阴病邪陷太阴，导致脾伤络瘀，气血失和，轻者见"腹满时痛"，治宜桂枝加芍药汤通阳益脾，活络止痛；重者见"大实痛"，治宜桂枝加大黄汤通阳益脾，化瘀通络。因太阴本虚寒，脉弱，下利，即使当用大黄、芍药者，药量宜减轻，以防苦寒损伤脾胃。服药前后除做好病情观察，更要掌握药物的剂量、服药时间及服药后病情的转归。

太阴发黄属于阴黄，乃寒湿郁阻中焦，影响肝胆疏泄功能所致，除见身目发黄、黄色晦暗外，当伴有太阴虚寒、湿邪内阻之证，密切观察患者全身发黄程度，并做好皮肤护理。

太阴病为脾虚寒湿所致，其治疗原则为温中散寒、健脾燥湿。护理中均以保暖为主，病室宜向阳，饮食宜温热，静卧休养，避免过度疲劳，注意气候变化，防止外感。

思考题

1. 太阴病虚寒腹痛的特点及饮食护理措施有哪几方面？
2. 太阴病主证的服药护理措施有哪些？
3. 太阴病阳复自愈的辨证要点是什么？

第6章　少阴病的辨证与护理

学习目标

掌握

1. 少阴病危候的病情观察及施护措施。
2. 少阴寒化，阳虚寒饮内生与胸中实邪阻滞两大病证的施护措施。
3. 少阴病阳虚水泛的施护措施。
4. 少阴滑脱不禁便脓血的护治原则及服药护理措施。
5. 少阴客热咽痛与少阴客寒咽痛的病因病机及护治原则。

熟悉

1. 少阴病危候病因病机及辨证要点。
2. 四逆散汤方组成及作用。
3. 复阳通脉及少阴病下利施灸的护理措施。
4. 少阴病阴盛阳亡脉证机制。

了解

1. 少阴病本证、变证的病因病机及辨证要点。
2. 少阴阳虚寒饮内生与胸中实邪阻滞两证的辨证要点。
3. 少阴病里虚兼表的服药护理措施。

少阴病是以心肾虚衰、水火不交为主要病理变化的疾病，其中又以阳虚化寒的虚寒证为重点。少阴，即阴气较少之意，故少阴有阴中之"小阴"之说。本章的主要内容是讨论少阴病的病情观察，以及在整体观念、辨证论治思想指导下所采取的生活起居、饮食、情志、服药等施护措施。

少阴包括手、足少阴二经和心、肾两脏。少阴的生理功能：手少阴属火，主藏神，主血脉，为一身之主；足少阴肾属水，主藏精，主水液，为先天之本。所以少阴心肾对人体的生命起着至关重要的作用。肾阴肾阳又称真阴真阳，是五脏六腑阴阳之根本，心火在上，肾水在下，因通属少阴，关系十分密切。心火下蛰于肾以暖肾水，使水不寒，肾水上济于心以制心火，使火不亢，所谓心肾相交，水火既济，以维持人体的阴阳动态平衡。少阴和太阳表里互通，太阳主表，少阴主里，两者互依为用，维持人体的正常生命活动。

少阴病的成因有二：一是素体少阴心肾不足，病邪直犯少阴而发病；二是其他经疾病误治、失治，邪气入里，损伤心肾而发病。其中因太阳和少阴互为表里，故太阳病最易转入少阴。另外，脾阳赖肾阳温煦，故太阴虚寒易传入少阴，成为脾肾阳虚证。少阴病以心肾虚衰、水火不交为主要病机，以脉微细、但欲寐为主要脉证特点。

由于致病因素、感邪轻重及体质不同，少阴病有阳虚化寒与阴虚化热的病理变化，故少阴病主要分为寒化证和热化证两大类。寒化证临床病情观察以恶寒、蹉卧、小便清长、手足厥冷、下利清谷、脉微等一派虚寒征象为其表现特点；热化证临床病情观察以心烦不寐、舌红少苔、脉象细数等一派阴虚火旺征象为其表现特点。少阴病涉及人体根本，病多危重，复杂多变，不但要严密观察病情，及时发现患者出现的变证、疑似证和危重证，而且要做好病人生活起居、饮食、情志的护理，如病室选择、光线、温度及饮食的寒热温凉，服药时注意药物的煎煮方法、时间、温度及药后饮食调护，严密观察药后病情变化。

少阴病的转归与体质强弱、感邪程度、治疗、护理措施是否得当有密切关系。少阴病多属危重病证，治护得法及时，病可转危为安，但由于本病涉及人体根本，与他经病相比，预后多不良，尤其是少阴寒化证，阳气的存亡，常常是决定预后的关键，其基本规律是阳回则生、阳亡则死。因此，少阴病的护理中应密切观察病情变化，根据四诊所搜集的临床资料进行准确辨证，采取恰当的治疗和护理措施，防止变证、危候的发生，促使病人尽早康复。

第一节　病情观察

一、少阴病主证的病情观察

［原文］　少陰之为病，脉微细，但欲寐①也。（281）

［词解］

但欲寐：精神萎靡，呈似睡非睡状态。

［原文析义］

（281）条论述少阴病脉证提纲。少阴为病，阳气虚，鼓动无力，见微脉；阴液虚，阴血虚，脉道不充，见细脉。心虚神不充则精神萎靡，肾虚精不足则体力疲惫，因此患者呈似睡非睡、闭目倦卧的衰弱状态。

［护治原则］　密切观察病情变化，救患者以垂危。

［施护措施］

①本条论述少阴病脉证提纲。少阴病是六经中最后层次和最危重的阶段，多出现精神极度衰惫、欲睡不得、似睡非睡的昏迷状态。

②少阴病是邪在心肾的病变，分寒化、热化二种。少阴病的治疗原则，以扶阳育阴为主法。寒化则扶阳，宜温补法；热化则育阴，宜兼清热法。少阴兼表，用温经发汗法；实热内结，用急下存阴法。

③寒化证在少阴病中较多见，其症状是无热恶寒，脉微细，但欲寐，四肢厥冷，下利清谷，呕不能食，治疗当以回阳救逆为急务，宜四逆汤。护理上应安排患者居向阳房间，避免潮湿阴冷，绝对卧床休息。定时测量生命体征，密切观察患者面色、神志、寒热、食欲、四肢温度、舌脉等情况，出现精神恍惚、四肢厥冷、血压下降等异常现象时，及时通知医师，配合处理。饮食宜清淡、易消化、富营养。宜多食温热助阳之品，如羊肉、狗肉、韭菜等。忌辛辣、肥甘厚味、烟酒等刺激之品。

④热化证以阴虚阳亢和阴虚火热相搏二种为主。心烦、不得卧、口燥咽干、舌尖红、脉细数，属阴虚阳亢，宜清热育阴的黄连阿胶汤；下利、小便不利、咳嗽、呕吐、口渴、心烦不得眠，用猪苓汤滋阴清热，分利水气。护理上应安排患者病室清洁、安静，温、湿度适宜，患者应卧床休息。定时测量生命体征，密切观察患者神志、睡眠、口渴、舌脉等情况，如出现烦躁不安、精神恍惚、神昏谵语、欲睡不能等异常情况时，及时通知医师，配合处理。饮食宜清淡、易消化、富营养。宜多食滋阴益肾安神之品，如山药、枸杞子、大枣等。忌辛辣、肥甘厚味、烟酒等刺激之品。

二、少阴病变证的病情观察

[原文]　少陰病，但厥無汗，而強發之，必動其血，未知從何道出，或從口鼻，或從目出者，是名下厥上竭①，為難治。（294）

[词解]

下厥上竭：因阳气虚于下而厥逆，故称下厥；因阴血出于上而耗竭，故称上竭。

[原文析义]

（294）条论述少阴病强汗动血的变证。少阴肾阳虚衰，外不能温煦四肢则手足厥逆，内不能蒸津作汗故无汗，治当温补肾阳。今但厥无汗，并无表证，而强发其汗，元阳大伤，阴寒益盛，虚阳浮躁，激动营血，血随虚阳上溢，所有孔窍都可能出血，形成阴血上出的上竭危候。阳气厥于下焦，阴血竭于上出，故曰"下厥上竭"。下厥非温不可，血气冲逆，又不宜辛热，故此则失彼，故曰难治。

[护治原则]　温补肾阳。

[施护措施]

①本条论述少阴病强汗动血的变证。若因其无汗而强发之，则既伤其阳，复竭其阴，势必厥逆不除，更动其血，逼血上出，出血部位难以预测，或从口鼻，

或从目出，形成阴血上出的下厥上竭危候。

②少阴病患者仅见四肢厥冷和无汗，气血阴阳均已亏损，即使有可汗、可下的证候，亦应慎重给药。

③护理上应按危重病护理常规进行护理，取去枕平卧位，勿搬动，保持病室安静通风。重点观察患者的神志、脉搏、血压、体温、二便等情况，持续低流量氧气吸入，心电监护监测生命体征，如出现神志淡漠、昏迷、手足厥冷、呼吸气微、脉微欲绝等危候，及时报告医师，进行抢救。可针灸神阙、关元、百会、气海穴以回阳救逆。稳定患者情绪，避免对患者的任何情志刺激。给予高营养流质饮食，少量多次频服，必要时鼻饲。

三、少阴病危候的病情观察

［原文］　少陰病，惡寒身踡而利，手足逆冷者，不治。（295）

少陰病，吐利躁煩，四逆者死。（296）

少陰病，下利止而頭眩，時時自冒①者死。（297）

少陰病，四逆惡寒而身踡，脈不至，不煩而躁者死。（298）

少陰病，六七日，息高②者死。（299）

少陰病，脈微細沉，但欲臥，汗出不煩，自欲吐，至五六日自利，復煩躁不得臥寐者死。（300）

［词解］

①冒：冒者，指以物蔽首之状。此指眼前昏黑、目无所见的昏晕状态。

②息高：息指呼吸，息高是指吸气不能下达，呼吸浅表，为肾不纳气的表现。

［原文析义］

（295）条论述纯阴无阳的危候。少阴病恶寒身蜷，为阳气虚衰，失于温煦；下利为阳衰阴盛，火不生土；手足逆冷示元阳衰败，纯阴无阳，故曰"不治"。

（296）条论述少阴阳气脱绝的危候。少阴病吐利交作，为肾阳虚衰，火不生土，胃气上逆，脾气下陷所致。若病者沉静嗜卧，则仅为阴寒而已。今病者神志模糊而躁动不安，为残阳外扰，神不守舍之证，兼四肢厥逆，则阳复无望，且有脱厥之虞，故属危候，预后不良。

（297）条论述阴竭于下，阳脱于上的危候。少阴病，下利止，有两种转归：一为阳气来复、阴寒消退之顺证，其人多精神慧爽、手足转温等；一为阴津竭于下，阳气脱于上之逆证，其人多精神疲惫、手足逆冷等。本条属于后者，乃下利过甚，阴津涸竭无物可下的结果。时时自冒，为阴液竭于下，阳气脱于上，残阳扰乱清窍所致。阴阳有离绝之势，故预后不良。

（298）条论述少阴病阴盛阳绝而神亡的危候。少阴病，四逆，恶寒而身蜷，为肾阳虚衰、阴寒内盛之象，脉不至为阳气欲绝，无力鼓动血脉运行而成。不烦而躁，即患者神志昏迷而手足无意识地躁动，是残阳外扰，神气外越的表现。此证不仅阳气败绝，且神气将亡，故曰"死"。

（299）条论述少阴肾气绝于下，肺气脱于上的危候。少阴病六七日，说明病程日久，正气日衰，肾阳日少，病已危重，"息高"即呼吸表浅，是肾气绝于下，肺气脱于上的危候，预后不良，故曰"死"。

（300）条论述少阴病阴寒极盛，阳气脱绝的危候。脉微细沉是少阴病本脉；但欲卧为少阴病本证；不烦是阳衰至极，无力与阴邪抗争；自欲吐为阳虚阴盛，阴寒上逆；汗出为阴盛阳衰，阳气外越。若迁延失治，至五六日，更增下利，则阳衰阴盛更甚，又出现烦躁不得卧寐，系阳气外脱，阴阳有离绝之势，预后极差，故曰"死"。

[护治原则]　回阳救逆。

[施护措施]

以上六条均指元阳衰败"危候"，是对病情极重，精气将竭，脏腑衰微，濒于死亡的临床征象的概括。危候的出现，是患者生命垂危的标志。临床上应重视对危候的观察。

①患者恶寒身蜷，为阳气虚衰，失于温煦；下利为阳衰阴盛，火不生土；手足逆冷为元阳衰败，属元气衰微之证。应注意四肢保暖，使用热水袋时温度不宜过高，以 60~70℃ 为宜。

②患者吐利交作，为肾阳虚衰，火不生土，胃气上逆，脾气下陷所致。我们在临证中对吐利烦躁与四逆证出现的先后要判明，若先吐利厥逆而后有烦躁，烦躁是正气来复与邪相争的表现。若先烦躁而后见四逆，是正不胜邪、有阴无阳之危险征兆。患者取侧卧位，防止呕吐物误入气道，导致窒息，并注意保暖，防止坠床。

③患者出现四逆，恶寒而身蜷，为肾阳虚衰、阴寒内盛之象，脉不至为阳气欲绝，无力鼓动血脉运行而成。不烦而躁，即患者神志昏迷而手足无意识地躁动，是残阳外扰、神气外越的表现。患病六七日，息高系呼吸极不规则，皆属呼吸功能衰竭的表现。患者在以上症状之外，又加上脉不至，并且躁扰不安，实乃真阳已绝，故亦为死候。

④出现以上症状，按危重病护理常规进行护理。患者取平卧位，头偏向一侧，给予氧气吸入，保持气道通畅。密切观察神志、生命体征、舌脉等情况，若出现汗出肢冷，血压下降，呼吸急促或表浅，脉细微等情况时，及时报告医师进行抢救。二便自遗时，应做好皮肤护理，经常擦洗，更衣，保持床单的清洁干燥，还应做好压疮（褥疮）的护理，必要时行留置导尿。必要时遵医嘱给予参附汤温服或艾灸关元、神阙、足三里等穴。给予高营养、易消化的流质或半流质饮食。

第二节　生活起居护理

[原文]　　少陰病，欲吐不吐①，心煩，但欲寐。五六日自利而渴者，屬少陰也，虛故引水自救，若小便色白②者，少陰病形悉具，小便白者，以下焦虛有寒，不能制水，故令色白也。(282)

[词解]

①欲吐不吐：即泛泛恶心。

②小便色白：即小便清长。

[原文析义]

(282) 条论述少阴寒化证的病机及辨证要点。少阴病，肾阳虚衰，脾胃虚寒，胃气上逆则欲吐，复因胃腑空虚，无物可吐；阴盛于下，虚阳上扰则心烦；阳虚已甚，精神失养，故虽心烦但欲寐。若失治迁延，邪入更深，肾阳虚甚，不能温煦脾土，脾失运化，水湿下渗则下利；因阳虚不能蒸腾津液以上达，且下利较甚，津液下趋不能上润则口渴。自利而渴总由肾阳虚衰所致，故云"属少阴也"。"虚故饮水自救"是对口渴机制的补充说明，意为口渴乃肾阳虚衰所致。然口渴有寒热虚实之别，故又提出"小便色白"为少阴阳虚寒盛的辨证依据。本条对少阴虚寒证的辨证价值极高，既以欲吐不吐、心烦但欲寐、自利而渴、小便色白，指出少阴寒化证的辨证要点；又以下焦虚有寒，阐明少阴寒化证的病机；更以欲吐不吐与腹满而吐、自利而渴与自利不渴相比较，辨少阴虚寒下利与太阴虚寒下利；以心烦但欲寐与心烦不得卧相比较，而辨少阴寒化、少阴热化；以自利而渴小便白与自利而渴、小便赤辨少阴寒利与厥阴热利。因对临床辨证具有重要的指导意义，故为少阴寒化证的辨证纲领。

[护治原则]　　温阳固肾。

[施护措施]

①本条论述少阴寒化证的病机及辨证要点。少阴病，欲吐不吐，是下焦阳气衰微，寒邪上逆的缘故。由于虚寒下利，肠胃空虚，所以虽欲呕吐而复不能吐。阴盛于下，虚阳易于上扰，则心烦。欲寐是少阴虚寒主要症状之一，和心烦并见，更证明这种心烦是属少阴虚寒，而非邪热内扰，心虽烦而仍欲寐，则阳衰神惫可知。自利而渴，亦属少阴阳虚现象，真阳不足，不能蒸化津液上承，其渴必喜热饮，且饮量亦必不多。

②患者病室应向阳，安静、整洁，温、湿度适宜，嘱患者卧床休息。护理上应做好生活护理，加衣覆被保暖，防止受凉加重病情。

③如有恶心呕吐，应让患者安静休息，观察和记录呕吐物颜色、气味、量，以及呕吐时间等，并根据需要留取标本，送检。观察脉象变化，准确记录，如有

异常，及时通知医师，配合处理。

第三节　情志护理

［原文］　病人脉陰陽俱緊，反汗出者，亡陽也，此屬少陰法，當咽痛而復吐利。（283）

［原文析义］

（283）条论述少阴病阴盛阳亡的脉证。脉阴阳俱紧，阴阳是指尺寸而言，阴阳俱紧，泛指寸关尺三部脉俱紧，紧脉主寒，如属太阳伤寒，其脉当浮而阴阳俱紧，并见无汗、恶寒、头痛、身痛等症。今不见太阳表寒的特征，应为寒邪伤于少阴之里的表现，因此其脉当寸关尺三部脉俱沉紧。反汗出，为寒盛伤阳，阳不摄阴所致。咽痛为寒伤少阴之经的表现，少阴之脉循喉咙，夹舌本，阴寒循经郁结于咽喉，故咽痛。吐利为寒伤少阴之脏的表现，寒盛伤阳，阴寒内盛，升降紊乱，故见吐利。

［护治原则］　回阳救逆。

［施护措施］

①本条论述少阴病阴盛阳亡的脉证，为阴寒内盛、虚阳外越之证。虚阳外越与"戴阳""格阳"的病机、证候相同，缘由肾阳衰微，阴寒内盛，阴盛于下（内），致微弱的阳气浮越于上（外），是阳气浮越不得潜藏的一种证候。

②少阴病之虚阳外越，属于重症而并非危候，患者常有恐惧、忧虑、烦躁不安的心理，应加强情志护理，进行心理疏导，消除悲观绝望情绪，增强患者战胜疾病的信心，以配合治疗，充满信心，达到事半功倍的治疗效果。

③虚阳外越之患者，饮食应给予清淡、易消化之温热饮食，忌食生冷、油腻、硬固之品。

第四节　饮食护理

［原文］　少陰病，飲食入口則吐，心中溫溫①欲吐，復不能吐。始得之，手足寒，脉弦遲者，此胸中實，不可下也，當吐之。若膈上有寒飲，乾嘔者，不可吐也，當溫之，宜四逆湯。（324）

［词解］

温温（yùn，音运）：心中自觉蕴结不舒。

［原文析义］

（324）条论述少阴阳虚寒饮内生与胸中实邪阻滞的辨治。少阴阳虚，失于气化，浊阴上逆与实邪阻滞，胸膈不利，气机上逆，均可出现饮食入口则吐，心中温温欲吐复不能吐及手足寒、脉弦迟等症。两证的辨证要点在于：实邪阻胸，一般正气不虚，病程较短，痰涎等实邪阻于胸膈，气机上逆，故饮食入口则吐；不进食时常自觉胸中蕴结不舒，泛泛欲吐，但因实邪阻滞不行，不能吐出；实邪内阻，胸阳不布，故手足寒；实邪内阻，脉道不利，脉弦迟有力。邪结在上，治当因势利导，治宜吐，不可下。而少阴寒化证属脾肾阳虚为本，寒饮为标，脉弦迟必无力，全身为一派阳虚征象，治疗决不能用吐法，如误用吐法，则更伤正气。故当温之，用四逆汤温阳化饮。

[护治原则]　温阳，回阳救逆。

[施护措施]

①病室宜温暖、向阳，空气新鲜，阳光充足，安静舒适。

②注意观察体温、脉搏、舌象变化，密切观察呕吐物的性质、颜色、气味，呕吐的数量及频率。若有体温持续升高，呕吐呈喷射状，两侧瞳孔不等大，烦躁不安，嗜睡，呼吸深快等现象，属病情危重，应立即报告医师进行抢救。

③患者呕吐频繁，心情急躁，焦虑不安，应做好解释工作，消除其紧张情绪，使其静卧，尽量减少搬动次数，勿打扰患者休息，使其安心治疗。

④呕吐严重者可暂禁食，待呕吐减轻后，饮食以营养丰富、细软之半流质或软食为主，提倡少量多餐，给予流质、半流质，逐渐过渡到普食，以清淡为主，可指导患者食用山药、桂圆、生姜、扁豆、大枣、荔枝等食品。忌油腻、甜黏、辛辣、烟酒等刺激之品。若呕吐量多时，应注意补充水分。

⑤针刺中脘、内关、足三里穴及在夹脊两侧刮痧，可缓解症状，可用针灸疗法和温热疗法缓解症状，如隔姜灸，以姜汤送服丸药等。

⑥病情恢复后指导患者养成良好的饮食习惯，注意饮食卫生，避免饥饱无度，生冷不忌，恣食厚味。使其掌握诱发呕吐的原因和发病规律，尽量避免一切致病原因。

第五节　服药护理

一、麻黄细辛附子汤证的服药护理

[原文]　少陰病，始得之，反發熱，脉沉者，麻黄細辛附子湯主之。(301)

麻黄細辛附子湯方

麻黄二兩（去節）　細辛二兩　附子一枚（炮，去皮，破八片）

上三味，以水一斗，先煮麻黄，減二升，去上沫，内諸藥，煮取三升，去滓，温服一升，日三服。

[原文析义]

（301）条论述少阴病阳虚兼表的证治。少阴病以阳虚阴盛、里虚寒为主，多为无热恶寒，今始病即见发热，故曰"反发热"。初得病即发热，多见于太阳病，但太阳病其脉当浮，今脉不浮而沉，知非纯为表证。脉沉主里，为少阴里虚寒之征象，此乃少阴阳虚复感外邪而兼表，即"太少两感"。治宜温阳解表，表里同治，用麻黄细辛附子汤。

本方麻黄发汗解表，附子温经扶阳，细辛辛温雄烈，通达内外，外助麻黄解表，内合附子温阳。三药合用，共奏温阳发汗、表里双解之效。

[辨证提要]

病机：少阴里虚兼表。

辨证要点：少阴里虚之脉沉、神疲、体虚，伴发热、恶寒、身痛等表证。

[护治原则]　　温经解表。

[施护措施]

①保持病室安静、清洁，温暖向阳，温、湿度适宜，温度在 22℃~24℃，湿度在 55%~65%，防寒保暖。

②饮食清淡，易于消化，富含营养，宜多食温热助阳之品，如羊肉、狗肉、韭菜等，忌寒凉、生冷、辛辣、煎炸之品。

③安慰、鼓励、关心患者，解除其思想负担，使精神愉快，以利于疾病向愈。

④煎服法。加水 2000 毫升，先煮麻黄，煎至 1600 毫升，去上沫，加入细辛、附子，煮取 600 毫升，去滓即成。热服 200 毫升，日三服。

⑤服药后加衣覆被，以助药力，着重观察服药后的反应、热退情况，见脉紧反去，手足反温，为阳回向愈之征。

二、麻黄附子甘草汤证的服药护理

[原文]　　少陰病，得之二三日，麻黄附子甘草湯微發汗。以二三日無證[①]，故微發汗也。（302）

麻黄附子甘草湯方

麻黄二兩（去節）　甘草二兩（炙）　附子一枚（炮，去皮，破八片）

上三味，以水七升，先煮麻黄一兩沸，去上沫，内諸藥，煮取三升，去滓，温服一升，日三服。

[词解]

無證（wú zhèng，音无证）：《金匮玉函经》卷四、《注解伤寒论》卷六均作无里证，指无吐利等里虚寒证。

[原文析义]

（302）条论述少阴病兼表证轻缓的证治。本条证候当与（301）条脉证合参，"二三日无里证"是本证的辨证关键。因少阴寒化阳虚为本，病亦有自表起者，但少阴表证发热多轻浅，病程多较短，邪迅即传里，出现典型的少阴里虚寒证。病至二三日，未出现厥逆、呕吐、下利清谷等虚寒证，说明本证阳虚不甚。治以"微发汗"，提示本证少阴阳虚兼表，证情轻缓。治用麻黄附子甘草汤。

麻黄附子甘草汤即麻黄细辛附子汤减去细辛，加炙甘草而成。较 301 条，此证表邪更轻，里虚程度不甚，故不用细辛外通内助，而加炙甘草之甘缓，以达微汗而不伤正之目的。

[辨证提要]

病机：少阴里虚兼表。

辨证要点：少阴里虚，表证较轻，未出现厥、利、吐等虚寒证。

[护治原则]　　温经微汗。

[施护措施]

①少阴里虚表证较轻，见发热、无汗、脉沉，少阴无发汗之法，汗必致亡阳，唯此一证，其外有太阳发热无汗，其内不吐利烦躁呕渴，乃可发汗与温经并用，取其微汗，如见下利、厥逆等症，表明里虚寒已盛，是时虽有表证，亦当先救其里，临床病情观察，以四诊之法搜集病史资料，为治疗护理提供依据尤为重要。

②保持病室安静、清洁，温、湿度适宜，避免病人吹对流风。

③饮食清淡、易于消化，富含营养，忌辛辣、煎炸、肥甘厚味等刺激之品。

④做好情志护理，关心患者，使患者精神愉快，促进疾病早日康复。

⑤煎服法。加水 1400 毫升，先煎麻黄一两沸，去上沫，加入甘草、附子，煮取 600 毫升，去滓即成，温服 200 毫升，日三服。本方用炙甘草缓解麻黄发汗之力，以求微微得汗而解，不致过汗，更用熟附子温固阳气，以防阳气随汗外泄。

⑥药后应注意汗出情况，以微微汗出为佳，不可太过，测量体温并准确记录，患者脉紧反去，手足反温，为阳回向愈之征。

三、黄连阿胶汤证的服药护理

[原文]　　少陰病，得之二三日以上，心中煩，不得卧，黄連阿膠湯主之。（303）

黄連阿膠湯方

黄連四兩　黄芩二兩　芍藥二兩　雞子黄二枚　阿膠三兩（一云三挺）

上五味，以水六升，先煮三物，取二升，去滓，内膠烊盡，小冷，内雞子黄，攪令相得，温服七合，日三服。

[原文析义]

（303）条论述少阴病阴虚火旺不寐的证治。少阴属心肾，心属火，肾属水。

肾水亏虚，不能上济于心，心火独亢于上则心中烦、不得卧。临床当还伴见口干咽燥、舌红少苔、脉沉细数等阴虚火旺的脉证。本证心火独亢，肾水亏虚，治应泻心火、滋肾阴、交通心肾，方用黄连阿胶汤。

黄连阿胶汤是滋阴降火的代表方。方中重用黄连、黄芩泻心火；芍药、阿胶、鸡子黄滋肾阴。黄连、黄芩、芍药先浓煎，阿胶烊化，方中鸡子黄为血肉有情之品，擅长养心滋肾，宜生用，当在药液稍凉时加入。全方合和，共奏泻心火、滋肾水、交通心肾之功效。

［辨证提要］

病机：阴虚火旺，心肾不交。

辨证要点：心中烦，不得卧，口干咽燥，舌红少苔，脉沉细数。

［护治原则］　　滋阴泻火，交通心肾。

［施护措施］

①病室安静、整洁，向阴、光线柔和，温、湿度适宜，温度在18℃～22℃，湿度在55%～65%。

②饮食清淡、易于消化，宜多食滋阴益肾安神之品，如莲子、山药、枸杞子、大枣等，可用麦冬、生地黄泡茶饮用以滋阴降火，清心宁神。忌辛辣、煎炸、肥甘厚味等刺激之品。

③做好情志护理，关心患者，说理开导，解除其烦躁不安的心理，使患者精神愉快，充满治疗信心；阴虚火旺而致不寐者，可采用引阳入阴推拿加气息导引，促进患者入睡。

④煎服法。加水1200毫升，先煮黄连、黄芩、芍药至400毫升，纳阿胶，入煎好的药汁烊化，小冷后加生蛋黄，搅拌均匀，温服140毫升，日三服。

⑤服药后应观察患者烦闷不寐、口干咽燥、舌红少苔等症状是否减轻。

四、附子汤证的服药护理

［原文］　　少陰病，得之一二日，口中和[①]，其背惡寒者，當灸之，附子湯主之。（304）

附子湯方

附子二枚（炮，去皮，破八片）　茯苓三兩　人參二兩　白术四兩　芍藥三兩

上五味，以水八升，煮取三升，去滓，温服一升，日三服。

少陰病，身體痛，手足寒，骨節痛，脉沉者，附子湯主之。（305）

［词解］

口中和：指口中不苦、不燥、不渴。

［原文析义］

（304）条论述少阴病阳虚寒湿身痛的证治。所谓"口中和"，指口中不苦、

不燥、不渴，表明里无邪热。背为督脉循行部位，阳虚而寒湿凝滞，督脉先受影响，故背恶寒。本证主以灸药并行之法，内服附子汤以温阳除湿，外用灸法以温通经脉。至于所灸穴位，一般认为可灸大椎、关元、气海等穴。

（305）条论述少阴病阳虚寒湿身痛，以疼痛证候为主要病变。肾阳虚衰，水寒不化，寒湿留着于筋脉骨节肌肉，经脉受阻，经气不利，故身体骨节疼痛；肾阳虚衰，四末失于温养，故手足寒；阳虚湿遏，故脉沉，其病机与（304）条相同，为阳虚湿盛，故治亦用温阳化湿的附子汤。

［辨证提要］

病机：肾阳虚衰，寒湿内盛。

辨证要点：背恶寒，口中和，身体痛，骨节痛，手足寒，脉沉。

［护治原则］　温阳化湿，止痛祛寒。

［施护措施］

①保持病室安静、清洁，温暖向阳，温、湿度适宜，温度在22℃~24℃，湿度在55%~65%。

②饮食清淡、易于消化，富含营养，宜多食温热助阳之品，如鹿茸、羊肉、狗肉、鸽肉、对虾、泥鳅、海参、蚕蛹、韭菜、核桃等，忌寒凉、生冷之品。

③煎服法。药五味，加水1600毫升，煮至600毫升，去滓即成，温服200毫升，日三服。

④服药后观察患者身体痛、骨节痛、手足寒等是否缓解。

⑤在护理本证病人时，可兼用灸法以壮元阳，消阴寒，以加强药物温经散寒的作用，可灸大椎、肾俞、膈俞、关元、气海等穴。

五、桃花汤证的服药护理

［原文］　少陰病，下利便膿血者，桃花湯主之。（306）

桃花湯方

赤石脂一斤（一半全用，一半篩末）　乾薑一兩　粳米一升

上三味，以水七升，煮米令熟，去滓，温服七合，内赤石脂末方寸匕，日三服。若一服愈，餘勿服。

少陰病，二三日至四五日，腹痛，小便不利，下利不止，便膿血者，桃花湯主之。（307）

［原文析义］

（306）条论述少阴滑脱不禁便脓血的证治。本条主症是下利便脓血，少阴寒化，阳虚失于温化，寒湿凝滞，大肠络脉受伤，加之阳虚不能统摄，故下利便脓血，治用桃花汤温涩固脱。

桃花汤由赤石脂、干姜、粳米组成。方中重用赤石脂温阳涩肠，固脱止利，

干姜温中散寒，佐以粳米补益脾胃。三药合用，共奏温阳涩肠固脱之效。

（307）条论述少阴病二三日至四五日，虚寒更甚，见滑脱不禁的"下利不止，便脓血"。寒湿凝滞于胃肠，故腹痛；由于阳气虚弱，失于气化，故小便不利。本证为脾肾阳虚，寒湿凝滞而致滑脱不禁，治用桃花汤温涩固脱。

［辨证提要］

病机：脾肾阳虚，寒湿凝滞，滑脱不禁。

辨证要点：下利不止，便脓血，色赤暗，白多红少，腹痛绵绵，小便不利。舌淡，苔白，脉沉弱。

［护治原则］　温涩固脱。

［施护措施］

①观察下利的次数，大便的色、质、量、味及排便感；排便频繁时，便后用温水清洗肛周，保持清洁干燥，涂无菌凡士林或黄连油膏以保护肛周皮肤，防止因粪便刺激，损伤肛周皮肤，引起糜烂及感染。

②患者下利不止，警惕亡阴亡阳，严密观其心率、心律、血压、神志、面色、小便的次数、小便量，有无眼窝凹陷，口干舌燥，发肤干燥，弹性消失，或汗多肢冷、脉微弱等症，必要时借助实验室检查，或送监护室进行监护和抢救。

③病室向阳，空气清新，开窗通风，及时消毒，对患者的排泄物、便器及时清理，专人使用，污染衣被及时更换；注意腹部保暖，可用热敷或热熨，亦可加用艾条灸或隔姜灸，灸中脘、天枢、足三里、神阙等穴。

④饮食宜清淡可口、易消化、富含营养、少渣、少油为宜，少食多餐，以流质和半流质为主，病情好转后，逐渐恢复正常饮食，可选用山药、黑豆、薏苡仁、糯米、小米、羊肉、狗肉等，日常可选干姜、桂皮、八角、茴香等作调料，忌食油腻、辛辣、生冷、不洁、硬固之品。根据下利情况增加饮水量，饮淡糖盐水或含钾饮料，必要时静脉补液，以补足丢失的水分和电解质，维持酸碱平衡。

⑤向患者及家属讲解腹痛及脓血便的原因和诱发因素，讲明疾病的演变和预后，缓解患者及家属的担忧、紧张情绪，积极配合治疗。

⑥煎服法。药三味，加水1400毫升，煮米令熟，去滓即成，温服140毫升，纳入石脂末2克，日三服，若一服愈，余勿服。

⑦服药后应观察大小便次数、性质、量，注意大便有无脓血，并准确记录。

六、猪肤汤证的服药护理

［原文］　少陰病，下利咽痛，胸滿心煩，猪膚湯主之。（310）

猪膚湯方

猪膚一斤

上一味，以水一斗，煮取五升，去滓，加白蜜一升，白粉①五合，熬香，和令相得②，温分六服。

[词解]

①白粉：即米粉，亦作小麦粉。

②和令相得：即调和均匀。

[原文析义]

（310）条论述少阴病阴虚咽痛的证治。手少阴心脉，起于心中，出属心系，下络小肠，其支脉夹咽；足少阴肾脉，从肾上贯肝膈，入肺中，循喉咙，夹舌本，故仲景将咽喉病，皆冠以"少阴病"。本证下利伤阴，阴虚生热，虚热循经上扰，经气不利，故见咽痛、胸满、心烦诸症。证既非实火，亦非阳虚，故治疗既不宜苦寒，也不宜温补，主以猪肤汤滋肾润肺，扶脾止利。

猪肤汤由猪肤、白蜜、米粉组成，为甘润平补之剂。猪肤即鲜猪皮，甘润微寒、滋阴润肺而退虚热；白蜜甘寒，滋阴润燥、清虚热以止咽痛；米粉甘淡，炒香则和胃补脾以止利。诸药合用，肺肾得滋，咽喉得养，津生热退，烦除痛止，共奏滋阴降火、养阴润燥、甘缓止痛之效。

[辨证提要]

病机：肺肾阴亏，虚火上扰。

辨证要点：咽部红肿不甚，疼痛较轻，伴见咽干咽痒、呛咳少痰，或见其他阴虚内热征象。

[护治原则]　滋阴润肺，清热利咽。

[施护措施]

①本证肺肾阴亏，虚火上扰，临床见咽部红肿不甚，疼痛较轻，胸闷，心烦，伴见咽干咽痒，甚或呛咳少痰，或见其他阴虚内热征象。

②保持病室安静、清洁，温、湿度适宜，温度在 18℃~22℃，湿度在 55%~65%，房间向阴，避免强光刺激。

③饮食清淡、易于消化，富含营养，宜多食滋阴润肺、清热利咽之品，如百合、甲鱼、山药、枸杞子、大枣等。忌辛辣、煎炸、肥甘厚味等刺激之品。

④做好情志护理，关心患者，使其精神愉快，充满治疗信心。

⑤煎服法。上一味，加水 2000 毫升，煮取 1000 毫升，去滓，加入白蜜 200 毫升，面粉适量熬香，分六次温服。

⑥药后应观察咽痛、胸痛、心烦症状有否减轻。

七、甘草汤、桔梗汤证的服药护理

[原文]　　少陰病，二三日，咽痛者，可與甘草湯，不差，與桔梗湯。（311）

甘草湯方

甘草二兩

上一味，以水三升，煮取一升半，去滓，温服七合，日二服。

桔梗汤方

桔梗一两 甘草二两

上二味，以水三升，煮取一升，去滓，温分再服。

[原文析义]

（311）条论述少阴客热咽痛的证治。外感邪热客于少阴经脉，经气不利，故咽痛。病之初起，邪热轻浅，仅见咽喉轻微红肿、疼痛，用甘草汤清热解毒而止咽痛。若服甘草汤而咽痛不除，是肺气不宣而客热不解，用桔梗汤清热解毒，开肺利咽。

甘草汤，用生甘草一味，凉而泻火，清热解毒，消痈肿而利咽喉。桔梗汤在甘草汤基础上加桔梗辛开苦泻，宣肺散结，利咽止痛。二药相伍，为治疗实热咽痛之基础方。

[辨证提要]

病机：邪热客于咽喉。

辨证要点：凡属邪热所致之咽喉疼痛，红肿疼痛较轻者，皆为本证范围。

[护治原则]　清热利咽。

[施护措施]

①邪热客于咽喉，本证病变较轻，故咽部仅见轻微红肿热痛，一般无全身症状。

②病室应安静、整洁，温、湿度适宜，嘱其顺应四时调阴阳，保持生活作息规律，起居有常，劳逸结合。

③患者饮食宜清淡、易消化、富于营养，多食蔬菜、水果，补充营养。忌食辛辣、煎炸等刺激之品。

④对患者进行情志疏导，向患者详细讲解发病的相关知识，使患者积极配合，早日康复。

⑤煎服法

甘草汤：药一味，加水 600 毫升，煮取 300 毫升，去滓，温服 140 毫升，日二服。《伤寒论》中诸方甘草皆炙，炙则助脾土而守中，惟本方生用，生则和经脉而流通，旨在取清热解毒，治少阴客热咽痛。

桔梗汤：药二味，加水 600 毫升，煮取 200 毫升，去滓，分两次温服。

⑥甘草汤药宜温服，服药后观察咽喉肿痛有否减轻。服后咽痛仍在，是为邪热不去，咽喉不利，可服用桔梗汤。

八、苦酒汤证的服药护理

[原文]　少阴病，咽中伤，生疮①，不能语言，声不出者，苦酒汤主之。

（312）

苦酒湯方

半夏十四枚（洗，破如棗核）　雞子一枚（去黃，內上苦酒，著雞子殼中）

上二味，內半夏著苦酒②中，以雞子殼置刀環③中，安火上，令三沸，去滓，少少含嚥之。不差，更作三劑。

［词解］

①生瘡（chuāng，音疮）：指咽部受到损伤，局部肿胀或溃烂。

②苦酒：即米醋。

③刀環（huán，音环）：即刀柄端之圆环。

［原文析义］

（312）条论述少阴病咽中生疮的证治。邪热与痰浊阻闭咽喉，致使咽部损伤，局部肿胀或溃烂，痰热闭阻，波及会厌，局部肿胀，使声门不利，则不能言语，声不出。治以苦酒汤，清热涤痰，消肿散结，敛疮止痛。

苦酒汤由半夏、鸡子清、苦酒组成。方中半夏涤痰散结，鸡子清甘寒清热消肿，苦酒消肿敛疮。半夏得鸡子清，有利咽之功而无燥津之弊，半夏得苦酒，更能辛开苦泻，以增涤痰敛疮之力。本方的服用方法为少少含咽之，意在使药物直接持久作用于咽部，以提高疗效。

［辨证提要］

病机：痰浊痹阻，咽喉不利。

辨证要点：咽部溃烂，有阻塞感，声音嘶哑，甚或不能语言。

［护治原则］　　涤痰开结，敛疮消肿。

［施护措施］

①病室应安静、整洁，温、湿度适宜，嘱其顺应四时调阴阳，保持生活作息规律，起居有常，劳逸结合。

②患者饮食宜清淡、易消化、富于营养，多食蔬菜水果，补充营养。忌食辛辣、煎炸之品。

③患者因咽中生疮，疼痛较剧，难于语言，甚至不能发声，易产生急躁情绪，应向患者详细讲解疾病的发病情况、注意事项及预后，争取患者理解和配合。

④煎服法。药二味，纳半夏于米醋中，另纳鸡蛋清，三味置鸡蛋壳内，蛋壳置刀环中，煮三沸去滓即成，宜温服，少少含咽之，服药后观察咽喉肿痛及肿塞不得出声有否减轻，不愈，再同法服用 3 剂。

九、半夏汤、半夏散汤证的服药护理

［原文］　　少陰病，咽中痛，半夏散及湯主之。（313）

半夏散及汤方

半夏（洗）　桂枝（去皮）　甘草（炙）

上三味，等分。各别擣篩已，合治之，白飲和服方寸匕，日三服。若不能散服者，以水一升，煎七沸，内散两方寸匕，更煮三沸，下火令小冷，少少嚥之。半夏有毒，不當散服。

[原文析义]

（313）条论述少阴客寒咽痛的证治。本证的咽中痛，以方测证，当属少阴经脉感寒所致。风寒邪气客于少阴经脉，津液凝聚而为痰涎，寒涎阻于咽喉，故咽喉疼痛。因属寒邪痰涎客阻咽喉，故其咽喉疼痛较甚，同时应伴有恶寒、痰涎缠喉、咳吐不利、舌苔白而润等症。治用半夏散及汤，通阳散寒，涤痰开结。

方中桂枝散寒通阳，半夏涤痰开结，炙甘草和中缓急止痛，三药合用，共奏散寒涤痰、开结止痛之功。本方服法为少少含咽，或频频含咽、徐徐咽下等，旨在使药力持久作用于患处。

[辨证提要]

病机：寒客咽喉，痰湿凝滞。

辨证要点：咽痛，但一般不红肿，或伴见恶寒、舌淡苔白等。

[护治原则]　　通阳散寒，涤痰开结。

[施护措施]

①病室应安静、整洁，温、湿度适宜，嘱其顺应四时调阴阳，保持生活作息规律，起居有常，劳逸结合。

②患者寒邪客于咽喉，邪气闭郁，痰湿阻滞。患者饮食宜清淡，易消化、富于营养，多食蔬菜、水果及温补健脾类食物，如薏苡仁、萝卜、蘑菇、豆腐、杏仁、白果、枇杷等，忌食寒凉、油腻、辛辣厚味刺激之品。

③向患者详细讲解疾病的发病发展及注意事项，争取患者理解和配合。

④半夏散服法：药三味等份，分别捣、筛、合治之，取 1.5~1.8 克以白米汤送服，日三服。若不能服散者，上三味，加水 2000 毫升，煎七沸，纳散 3.0~3.6 克，再煮三沸，放温后，少少含咽之，使药物能持续作用于咽部，以增强疗效，药宜温服。服药后观察咽痛、恶寒有否减轻。

十、白通汤证的服药护理

[原文]　　少陰病，下利，白通湯主之。（314）

白通湯方

葱白四莖　乾薑一兩　附子一枚（生，去皮，破八片）

上三味，以水三升，煮取一升，去滓，分温再服。

少陰病，下利脉微者，與白通湯。利不止，厥逆無脉，乾嘔煩者，白通加豬

膽汁湯主之。服湯脉暴出^①者死，微續^②者生。（315）

白通加豬膽汁湯方

葱白四莖　乾薑一兩　附子一枚（生，去皮，破八片）　人尿五合　豬膽汁（一合）

上五味，以水三升，煮取一升，去滓，内膽汁、人尿，和令相得，分溫再服。若無膽，亦可用。

[词解]

①脉暴出：脉搏突然浮大。

②微續（xù，音续）：指脉搏由小到大，逐渐浮起。

[原文析义]

（314）条论述少阴阴盛戴阳的证治。本条叙证简略，当与下条合参，并需以方测证。其主证当有下利、脉沉微，其下利，乃脾肾阳虚，阴寒内盛，水谷不化所致；脉沉微由肾阳虚衰，不能鼓动气血而成。以方测证，方用葱白，本条当有"面赤"见证，此为阴盛于下，格阳于上的标志。

本方即四逆汤去甘草，减干姜用量，加葱白而成。其中附子直入肾经，温补肾阳而散寒；干姜入脾胃，温中土之阳。姜附合用，破阴回阳力量更强。葱白辛散走窜，宣通上下，使格拒之势得解，上浮之阳得回，诸证随之而去。

（315）条论述少阴病阴盛戴阳证服热药发生格拒的证治与预后，当分三部分理解。第一段"少阴病……白通汤"阐述白通汤证。第二段"利不止……白通汤加猪胆汁汤主之"，为本条文重点，阐述白通汤发生格拒的临床表现及处理方法。服白通汤后利下仍不止，脉微发展为无脉，又见厥逆，说明白通汤未发生效用，出现"干呕烦者"，知此病危重，乃阴寒极盛，格拒热药，逆于胃脘则干呕，阳不系阴，虚阳扰心则烦。故仍与白通汤，但需消除格拒，于白通汤中加入咸寒反佐滋养阴液之品，从阴引阳，消除格拒，治用白通加猪胆汁汤。第三段"服汤……微续者生"，阐述服白通汤后不同的转归。虽已加入消除格拒之药，但证属阳脱阴竭之危候，服用白通加猪胆汁汤后仍能出现顺逆两种不同的转归；若药后脉突然浮而散大，则是阴液枯竭，孤阳外脱，是为死候。脉由小见大、由弱渐强则是阴液未竭，阳气渐复，预后较好。

[辨证提要]

病机：阴寒内盛，格阳于上。

辨证要点：但欲寐，下利，面赤，手足厥冷，脉沉微等。

[护治原则]　　破阴回阳，通达上下。

[施护措施]

①本证属阴盛格阳的戴阳证，见患者周身寒象，面部独赤，水谷不化，下利，着重观察其神志、面色、寒热、食欲、舌脉、二便及生命体征的变化。

②病室应安静、整洁、温暖，向阳，温、湿度适宜，治疗和护理集中进行，

尽量少打扰患者，注意保暖，防止复感外邪。

③患者饮食宜清淡、易消化、富于营养，以软食和流质、半流质为主，宜多食温热助阳之品，如羊肉、狗肉、韭菜等，少量多餐，可根据患者口味提供其喜爱的食物，食物要多样化，营养要均衡。忌寒凉、辛辣、煎炸等刺激之品。

④少阴病病情复杂，患者易产生恐惧、忧虑、烦躁不安等消极情绪，护理上应关心患者，采用释疑解惑、劝说疏导等方法，解除思想负担，使患者精神愉快，树立战胜疾病的信心。

⑤煎服法

白通汤：葱白、干姜、附子三味，加水 600 毫升，煮取 200 毫升，去滓即成，分两次温服。本证患者病情重，药宜温热服，汤剂宜浓煎，少量多次服用。服药后要安静休息，加盖衣被，给热饮，以助药力。

白通加猪胆汁汤：葱白、干姜、附子三味，加水 600 毫升，煮取 200 毫升，去滓即成，纳猪胆汁 20 毫升，童子尿 100 毫升，混匀，分两次温服。

⑥若服药后，不但下利未止，反而出现厥逆无脉，干呕、烦，并非药不对症，而是由于过盛之阴邪与阳药发生格拒的缘故，则需用白通加猪胆汁汤。

⑦白通加猪胆汁汤中加入咸寒苦降之猪胆汁、童子尿，作为反佐，使热药不致被阴寒所格拒，从而达到通阳破阴的目的。猪胆汁、童子尿均所谓血肉有情之品，易被吸收而直接为人所用，是草本滋阴之品所不能比拟的。服用白通加猪胆汁汤后，若脉搏渐渐而出，乃被抑之阳渐复之象，预后较好；若脉搏突然出现浮大燥动之象，乃为无根之阳完全发露于外，正气发泄而脱，预后极坏，及时告知医师进行抢救。

十一、真武汤证的服药护理

［原文］　少陰病，二三日不已，至四五日，腹痛，小便不利，四肢沉重疼痛，自下利者，此為有水氣。其人或欬，或小便利，或下利，或嘔者，真武湯主之。（316）

真武湯方

茯苓三兩　芍藥三兩　白术二兩　生薑三兩（切）　　附子一枚（炮，去皮，破八片）

上五味，以水八升，煮取三升，去滓，溫服七合，日三服。若欬者，加五味子半升、細辛一兩、乾薑一兩；若小便利者，去茯苓；若下利者，去芍藥，加乾薑二兩；若嘔者，去附子，加生薑，足前為半斤。

［原文析义］

（316）條論述少陰病陽虛水泛的證治。少陰病二三日不已，至四五日，邪氣漸深，腎陽日虧，陽虛寒盛，水氣不化，泛濫為患。水氣浸漬肌肉，則四肢沉重疼痛；浸漬胃腸則腹痛下利；水氣內停，陽虛氣化不行則小便不利。水飲隨氣機升降，游动不居，上逆犯肺，肺气不利则咳；水气犯胃，胃气上逆则呕。肾主二便，肾阳亏虚，失于固摄则下利加重，不能制水则小便清长。本证属肾阳虚衰，水气泛滥，故用真武汤温阳化气行水。

［辨证提要］

病机：肾阳亏虚，水气泛滥。

辨证要点：腹痛，小便不利，四肢沉重疼痛，下利，或小便清长，或呕。

［护治原则］　温阳化气行水。

［施护措施］

①本证肾阳亏虚，阳虚寒盛，水气不化，泛溢为患，要每日测量体重，观察舌脉的变化。患者水气浸渍肌肉，发为水肿，皮肤易破损，协助患者定时翻身，保持床单位整洁、干燥，骨突处用柔软垫枕支撑，防止长时间受压致皮肤受损。记录每日出入水量，为饮食及治疗提供指导。下利严重者要加强肛周皮肤的护理，必要时可涂氧化锌软膏。

②病室应安静、整洁、温暖，向阳，温、湿度适宜，治疗和护理集中进行，尽量少打扰患者，注意保暖，防止复感外邪。

③患者饮食宜清淡，易消化，富于营养，少量多餐。若患者呕吐、腹痛、下利，则应以软食和流质、半流质温肾健脾类食物为主，宜多食温热助阳之品，如羊肉、狗肉、海参、鹿茸、韭菜、山药、赤小豆、扁豆、薏苡仁等。多食蔬菜、水果，补充营养，嘱患者控制入水量，量入为出，忌寒凉、厚味、辛辣、煎炸等刺激之品。

④少阴病病情复杂，患者易产生恐惧、忧虑、烦躁不安等消极情绪。护理上应关心患者，采用释疑解惑、劝说疏导等方法，解除思想负担，使患者精神愉快，树立战胜疾病的信心。

⑤煎服法。药五味，加水1600毫升，煮取600毫升，去滓即成，温服140毫升，日三服。

⑥药宜温热服。呕不能食者，少量多次服用，服药后要卧床休息，加盖衣被，给热饮，以助药力。要着重观察服药后二便、腹痛、呕吐、咳嗽、水肿较服药前是否减轻。

十二、通脉四逆汤证的服药护理

［原文］　少陰病，下利清穀，裏寒外熱，手足厥逆，脉微欲絶，身反不恶寒，其人面色赤，或腹痛，或乾嘔，或咽痛，或利止脉不出者，通脉四逆湯主之。（317）

通脉四逆湯方

甘草二兩（炙）　　附子大者一枚（生用，去皮，破八片）　　乾薑三兩（强人可四兩）

上三味，以水三升，煮取一升二合，去滓，分温再服，其脉即出者愈。面色赤者，加葱九茎；腹中痛者，去葱，加芍藥二兩；嘔者，加生薑二兩；咽痛者，去芍藥，加桔梗一兩；利止脉不出者，去桔梗，加人參二兩。病皆與方相應者，乃服之。

［原文析义］

（317）条论述少阴阴盛格阳的证治。所论下利清谷，手足厥逆，脉微，为少阴寒化证典型脉证。阳气极虚，阴寒内盛，则病生格拒之变。阴盛格阳，虚阳外浮，则身反不恶寒。虚阳上浮则面色赤，由于是虚阳上浮，面赤呈嫩红色。本证为阴盛格阳证，论中"里寒外热"指内真寒，外假热，由于阴阳格拒证势危重，复杂多变，除主证外，又多有或然症：阴寒凝结，脾络不通则腹痛；阴寒犯胃，寒邪上逆则干呕；虚阳上越，扰及咽部则咽痛；阳气欲绝，下利至甚，无物可下则利止脉不出。治用通脉四逆汤破阴回阳，通达内外。

通脉四逆汤与四逆汤药味相同，但重用附子，倍用干姜，以大辛大热之药，急趋内寒，破阴回阳，通达内外。面赤，加葱白宣通上下阳气；腹痛，加芍药缓急止痛；干呕，加生姜温胃降逆；咽痛，加桔梗利咽止痛；利止脉不出，加人参大补气阴，以救阴竭。

［辨证提要］

病机：阴寒内盛，格阳于外。

辨证要点：手足逆冷，下利清谷，脉微欲绝，身反不恶寒，面赤。

［护治原则］　破阴回阳，通达内外。

［施护措施］

①病室应安静、整洁、温暖，向阳，温、湿度适宜。患者病情危重，应绝对卧床休息，治疗和护理集中进行，尽量少打扰患者，注意保暖，防止复感外邪。

②患者饮食宜清淡、易消化，富于营养，少量多餐。若患者呕吐、腹痛、下利，则应以软食和流质、半流质温中健脾类食物为主，如糯米、山药、大枣、干姜、荔枝、葡萄、龙眼肉等。忌寒凉、厚味、辛辣、煎炸等刺激之品。

③少阴病病情复杂，患者易产生恐惧、忧虑、烦躁不安等消极情绪，护理上关心患者，采用释疑解惑、劝说疏导等方法，解除思想负担，使患者精神愉快，树立战胜疾病的信心。

④煎服法。甘草、附子、干姜三味，加水 600 毫升，煮取 240 毫升，去滓即成，分两次温服。

⑤药宜温热服。呕不能食者，汤剂宜浓煎，少量多次服用，服药后要安静休息，加盖衣被，给热饮，以助药力。要着重观察服药前后患者神志、面色、寒热、食欲、腹痛、四肢温度、二便、舌脉等变化。少阴病病情复杂，应结合主要症状及舌脉情况，辨寒热虚实真假，若发现脉微欲绝的危候应及时报告医师，做

好抢救工作。

十三、四逆散汤证的服药护理

［原文］　少陰病，四逆，其人或欬，或悸，或小便不利，或腹中痛，或泄利下重^①者，四逆散主之。（318）

四逆散方

甘草（炙）　　枳實（破，水漬，炙乾）　　柴胡　芍藥

上四味，各十分^②，擣篩，白飲和服方寸匕，日三服。欬者，加五味子、乾薑各五分，并主下利；悸者，加桂枝五分；小便不利者，加茯苓五分；腹中痛者，加附子一枚，炮令坼^③；泄利下重者，先以水五升，煮薤白三升，煮取三升，去滓，以散三方寸匕内湯中，煮取一升半，分溫再服。

［词解］

①泄利下重：下利重坠不爽感。

②分：即份。

③坼（chè，音彻）：裂开。

［原文析义］

（318）条论述阳郁厥逆的证治。少阴寒化证，阳虚不温四肢，易见四逆，证属虚寒。而本证的"四逆"是肝郁气滞，阳气内郁不达四肢而致，证属实属郁。阳气郁遏，气机不畅，可见诸多或然症。若兼肺寒气逆，则为咳；心阳不足则为悸；气化不行，则小便不利；阳虚中寒，则腹中痛；兼中寒气滞，则泄利下重等。本证病机为阳郁，非阳虚，故不用回阳救逆的四逆汤，而用宣通阳气、疏达郁滞的四逆散。

四逆散由柴胡、枳实、芍药、甘草组成。方中柴胡疏肝解郁，透达阳气；芍药苦泄破结，通络止痛；枳实导滞行气；甘草调和诸药，共奏舒畅气机、透达郁阳之功。若咳，加干姜、五味子温肺敛气；若心悸，加桂枝温壮心阳；若小便不利，加茯苓淡渗利湿；若腹中痛，加附子温阳止痛；若泄利下重，加薤白通阳行滞。

［辨证提要］

病机：阳气内郁，气机不畅。

辨证要点：四肢厥逆，或见腹痛、泄利下重、咳嗽、心下悸、小便不利。

［护治原则］　舒畅气机，透达郁阳。

［施护措施］

①因肝郁气滞，阳气内郁不达四肢，临床可见病人有四肢厥逆，或可见腹痛、泄利下重、咳嗽、心下悸、小便不利等表现，四逆散证和四逆汤证，均见"四逆"一症，汤方均以"四逆"命名。四逆散为阳郁属实，本证用"散"宣阳

导滞；四逆汤证是阳虚属虚，本证用"汤"，回阳救逆。临床病情观察、治疗护理做好鉴别。

②病室应安静、整洁，温、湿度适宜，光线偏暗，避免强光、噪声等不良刺激，治疗护理集中进行，保证病人有足够的休息时间。

③患者饮食宜清淡、易消化，富于营养，宜食疏肝理气之品，如萝卜、山药、冬瓜、柑橘、苹果、香蕉、糖渍橘皮等。忌食寒凉、厚味、辛辣、煎炸等刺激之品。

④肝郁气滞，阳气内郁不达，护理人员对患者应多加疏导，多解释，多鼓励，培养乐观情绪，使其情志愉悦，心情舒畅。

⑤煎服法。药四味，各十份，捣筛为散，取 1.5~1.8 克，以白米汤送下，日三服。

⑥服药后要观察咳嗽、心悸、小便不利、腹痛的症状是否减轻，泄利重者要观察大便次数、量，并准确记录。

第六节　针灸与护理

一、复阳通脉施灸的护理

[原文]　少陰病，吐利，手足不逆冷，反發熱者，不死。脉不至者，灸少陰^①七壯^②。(292)

[词解]

①灸少陰（yīn，音阴）：灸少阴经的穴位。

②七壯（zhuàng，音壮）：一炷为一壮。七壮，即灸七个艾炷。

[原文析义]

(292) 条论述阳复可治证及吐利后脉不至的治法。少阴病呕吐下利，是阴寒内盛，脾肾阳衰之征，一般应有手足逆冷等症状，今未见手足逆冷，说明阳虚不甚，尚能温煦四末。少阴虚寒吐利当无发热，若发热，多由阴寒极盛，逼迫虚阳浮越所致，应伴见手足逆冷等。今发热而手足不逆冷，知非亡阳重证而是阳气来复，阴寒消退，故称"不死"。今脉不至，可用灸法以温通阳气，阳气通而脉自复。论中提出"灸少阴七壮"，未言及穴位，后世医家认为，可灸太溪、涌泉及关元、气海穴。

[护治原则]　温阳通气。

[施护措施]

①本条论述阳复可治证及吐利后脉不至的治法，论中提出"灸少阴七壮"，以温通阳气，阳气通而脉自复。因灸法长于温补，适用于急救。

②少阴病，阳气未复，阴寒渐退而脉不至，系吐利后正气暴虚，脉气一时不能接续，灸之以散阴邪，复阳气。

③取太溪穴意在本穴属土，是指本穴气血运行变化表现出的五行属性。本穴所主为地部流行的经水，其变化为进一步的气化散热，表现出土的长养特征，以助阳气来复。

取涌泉穴，因该穴是人体少阴肾经上的要穴。它位于足底中线前、中三分之一交点处，当足趾屈时，足底前凹陷处。据现代人体科学研究表明，人体肩上有一"肩井"穴，与足底涌泉穴形成了一条直线，二穴是"井""水"上下呼应，从"井"上可俯视到"泉水"。有水则能生气，阳气方可来复。

取关元穴，因其为元阴元阳之气闭藏之门户。灸关元能使命门真火充盛，既补气，又补血，主诸虚百损。持续灸关元，能暖丹田、壮元阳，达到阳气通而脉自复的疗效。

《铜人腧穴针灸图经》载："气海者，是男子生气之海也。"灸少阴七壮以温通阳气，阳气通而脉自复。此穴有培补元气，益肾固精，补益回阳，延年益寿之功。本条用气海穴以补益回阳，以助阳气来复。

④灸之过后，当注意观察其脉象变化，对吐利不止者，当告知医师处理。嘱患者安静休息，可饮生姜红糖水，以温中止呕，补充阴津之缺乏。

二、少阴病下利施灸的护理

[原文]　少陰病，下利，脉微濇，嘔而汗出，必數更衣，反少者[①]，當溫其上[②]，灸之。（325）

[词解]

①更衣，反少者：大便次数多而量反不多。

②当（dāng，音当）温其上，灸之：即温灸上部之穴位，如灸百会穴。

[原文析义]

（325）条论述少阴病阳虚血少、气陷下利的证治。少阴下利，脉见微涩，微为阳虚，涩为血少。阳虚而阴邪上逆则呕；阳虚卫外不固则汗出；阳虚而气下陷则数更衣，下利津亏无物可下，故量反少。本证虽为阴阳两虚，但以阳虚气陷为病之重点，故治法"温其上，灸之"，以提升阳气而止利。

[护治原则]　温经升阳，举陷止利。

[施护措施]

①对少阴因下利汗出，阳气不能外达，营阴不能后继者，本当以温阳为主，但温热之剂，又与阴虚不合，因而采取艾灸的方法治之。

②当温其上，灸之，其作用在于回阳救逆，升阳举陷，既有姜附回阳之功，又无辛燥伤阴之弊。

③百会穴为各经脉会聚之处。此穴为人体督脉经络上的重要穴道之一，是治疗多种疾病的首选穴，穴性属阳，又于阳中寓阴，故能通达阴阳脉络，连贯周身经穴，对于调节机体的阴阳平衡起着重要的作用。

④灸后，应密切观察下利、呕吐、脉象等变化，加以覆被保暖，服热饮，以温中散寒，补充阴液。

⑤《少阴篇》中的针灸疗法，其主要作用在于温经散寒、复阳通脉、升阳举陷等。针药的灵活应用，是单纯的药物治疗所不及的。进行针灸治疗的同时，应加强饮食和生活起居护理，注意保暖，以助阳气恢复。

第七节　少阴病欲解时

[原文]　少陰病，欲解時，從子至寅上①。(291)

[词解]

從(cóng，音从)子至寅上：指子、丑、寅三个时辰，即从 23 时至次日 5 时之前。

[原文析义]

(291)条论述从子时至寅时，为自然界阴气已衰，阳气渐长之时。少阴病多心肾阳衰，阴寒内盛，若正气渐复，又得自然界阳气之助，则有利于阳气的恢复及阴寒的消退，故此三时为少阴病的欲解时。方有执《伤寒论条辨》云："子、丑、寅，阳生之时也。各经皆解于其所王之时，而少阴独如此而解者，阳进则阴退，阳长则阴消，且天一生水于子，子者，少阴生王之地，故少阴之欲解，必于此时欤。"

[施护措施]

①仲景将子时至寅时预测为少阴病的欲解时，子时至寅时即夜 11 时至晨 5 时，此时是阳进阴退、阳长阴消之时，"阴得阳则解"，所以子时至寅时为少阴病欲解时。在此时间内，应密切观察患者的神志、脉象、体温等变化，为欲解创造条件，促少阴病解。

②临床见患者脉紧反去，手足反温，为阳回向愈之征；利止而手足转温，欲去衣被，为阳回欲愈之象；少阴中风而见阳弱阴浮者，为肾中阳气回生，欲愈之兆。

③少阴病的病情观察应重点从脉象变化、手足是否转温、利止与否等几个方面进行，并结合全身症状、四诊合参来判断少阴病是否自解或欲解，尤其在欲解时间内要做好饮食、服药、生活起居等方面的护理，以促病愈。

[病案举例]

患者，男，63 岁，因慢性胃炎合并肾衰竭收入院。精神萎靡不振，蜷卧肢冷，腹酸痛、纳呆，舌质淡、苔薄、脉微细，属肾阳虚。经过月余的治疗与护理，于入院后 33 日天亮时，精神转佳，腰酸痛减轻，诸证见好转。此例患者欲解时正是寅时前后。

小　结

少阴病在心肾。病入少阴，阴阳气血俱虚，水火失调，抗病力衰减，故见"脉微细，但欲寐"，少阴病以此为提纲，以揭示其正气衰减，损及根本之特点。

少阴病分寒化、热化两类病证。寒化证以肾阳虚衰、阴寒内盛为基本病机，证以无热恶寒、手足不温、小便清白等为主要特点，治疗以"益火之源，以消阴翳"为主要方法。若脾肾阳衰，内外皆寒者，治宜四逆汤急救回阳；药后观察脉象及全身症状，发现脉微欲绝危候应及时协助医师，做好抢救。若阴寒盛于内，逼迫虚阳浮越于外而见真寒假热者，治宜通脉四逆汤破阴回阳，通达内外；若元阳虚衰，寒湿留著者，治宜附子汤温经扶阳，散寒除湿；若肾阳虚衰，水气泛溢者，治宜真武汤温补肾阳，化气行水；药后主要观察心下悸、筋惕、肉瞤等阳虚阴盛症状有否减轻，做好情志护理，消除恐惧心理，以配合治疗。若虚寒下利便脓血，滑脱失禁者，治宜桃花汤温阳固脱，涩肠止利；药后应观察大便次数、性质和量，注意大便有无脓血，并准确记录。若阳虚血少，气陷下利者，当升提阳气，固脱止陷，宜用灸法。热化证以肾阴不足、虚热内生为基本病机。证以五心烦热、舌红少苔、脉细数等为特点，治疗以"壮水之主，以制阳光"为主要方法。若肾水不足，心火偏亢，治宜滋阴清热，方用黄连阿胶汤；药后应观察患者心中烦闷、不得卧的症状是否减轻及舌质红绛、脉细数恢复情况，详细记录。若阴虚内热，水热互结，治宜育阴清热利水，方用猪苓汤。

少阴经脉循喉咙，挟舌本，故仲景将咽部疾病归为少阴病。若虚火上炎咽痛者，治宜润肺滋肾、清热利咽，方用猪肤汤；药后应观察咽痛、胸满、心烦症状有否减轻并准确记录。若客热上扰咽痛者，治宜清热解毒、开肺利咽，方用甘草汤、桔梗汤；若咽伤生疮声不出者，治宜涤痰开结、消肿敛疮，方用苦酒汤；若客寒上犯咽痛者，治宜通阳散寒、涤痰开结，方用半夏散及汤。

肾阴肾阳为一身阴阳之根本，故病在少阴，病情多危重，所以对预后的判断极其重要。其寒化证主要取决于阳气的存亡，"阳回则生，阳亡则死"。因此，要密切观察病情变化，见微知著，对可能出现的变证，应做到及时发现，及时治疗。指导患者正确服药，观察疗效，加强饮食和生活起居护理，对变证的出现，可配合针灸治疗，才不致因循误事，以取得事半功倍的效果，救患者于垂危。

思考题

1. 少阴阴盛格阳的服药护理措施有哪些？

2. 四逆散汤方的组成和主证是什么？

3. 少阴病危候辨证要点及施护措施有哪些？

4. 复阳通脉施灸，灸少阴七壮以温通阳气，阳气通而脉自复，具体取穴及护理措施是什么？

5.《少阴篇》中的针灸疗法作用有哪几方面？

第7章 厥阴病的辨证与护理

学习目标

　　掌握

　　　　1. 厥阴证危候的病情观察及施护措施。

　　　　2. 厥阴病误治致胃寒而哕的施护措施。

　　　　3. 厥阴病肝寒犯胃，浊阴上逆的施护措施。

　　熟悉

　　　　1. 寒厥、阳虚厥证、回阳救逆施灸的护理措施。

　　　　2. 厥阴病误治致胃寒而哕的病机和辨证要点。

　　　　3. 厥阴危证的病机及辨证要点。

　　了解

　　　　1. 厥阴病主证的情志护理措施。

　　　　2. 寒厥、热厥、血虚寒凝致厥的病机和辨证要点。

　　厥阴指足厥阴肝经、手厥阴心包经及其所络属的脏腑。本章的主要内容是讨论厥阴病的病情观察，以及在整体观辨证论治思想指导下所采取的生活起居、饮食、情志、服药等施护措施。

　　足厥阴肝主藏血，主疏泄，与胆相表里。既能调畅情志，调畅气机，又参与脾胃的运化功能。手厥阴心包为心之外卫，代心用事。心包之火以三焦为通路下达于肾，使肾水温暖以滋养肝脏。在生理情况下，肝胆条达，气机和畅，纳运有序，阴阳燮理，以促进脏腑功能活动，保持人体健康。

　　厥阴病的成因主要有三种情况。第一，表里经传。太阳、阳明、少阳误治和失治，可使邪气内陷三阴，其中以少阳之邪最易陷入厥阴，以少阳与厥阴相表里故也。第二，循经相传。太阴、少阴病不愈，则邪气可进一步内传厥阴。第三，外邪直中。多因先天禀赋不足，脏器虚弱，以致邪气直犯厥阴。根据临床观察，前两种情况较为多见。

　　厥阴病常见寒热错杂的证候，且病势重，变化无常，病情观察不但注重主证，对于厥阴病误治除中危候、厥阴病下利后脉绝肢冷的危候、阴盛阳亡神越的危候、阴竭阳绝的危候，更要密切观察其寒热、神志、下利、汗出、脉象等病情变化，救病人以垂危；注重生活起居，尤其是病室环境的选择，温、湿度，光线的控制，人员的探视和流动；饮食遵循"寒者热之、热者寒之"的原则，选择适宜患者的饮食；加强情志护理，消除患者紧张、恐惧心理，使七情调和；服药护理，注重药物的特殊煎法、服药后饮食、注意事项及药效观察。

厥阴病的预后及转归，主要有以下几方面：厥阴正复邪去，可有向愈之机；厥阴阳复太过，可发生痈脓、便血或喉痹等热证；若阳亡阴竭，则预后不良。因此，厥阴病的护理中应密切观察病情变化，根据四诊所搜集的临床资料进行准确辨证，采取恰当的治疗和护理措施，防止变证、危候的发生，促使病人尽早康复。

第一节　病情观察

厥阴危候的病情观察

［原文］　傷寒脉遲六七日，而反與黃芩湯徹其熱①。脉遲為寒，今與黃芩湯，復除其熱，腹中應冷，當不能食，今反能食，此名除中，必死。（333）

下利後脉絕②，手足厥冷，晬時脉還，手足溫者生，脉不還者死。（368）

傷寒下利，日十餘行，脉反實者死。（369）

傷寒發熱，下利厥逆，躁不得臥者，死。（344）

傷寒發熱，下利至甚，厥不止者，死。（345）

傷寒六七日不利，便發熱而利，其人汗出不止者，死。有陰無陽③故也。（346）

［词解］

①徹（chè，音彻）其熱（rè，音热）：彻，除也。彻其热即除其热。

②脉絕（jué，音绝）：脉伏不见，不能摸到。其意与（317）条"脉不出"者相同。

③有陰（yīn，音阴）無陽（yáng，音阳）：下利为阴邪甚，汗出不止为阳外亡，故称有阴无阳。

［原文析义］

（333）条论述除中证的成因、特征及其预后。伤寒脉迟，迟脉主寒，说明证属虚寒。然厥阴虚寒之证，每多厥热胜复或真寒假热之象，如医者不识真伪。但见其发热、下利，误认为太少合病而给予黄芩汤，是以寒治寒，必致中阳更伤，而出现腹中冷痛、不能食等症。中阳虚衰，受纳腐熟无权，本不能食，今反能食者，是胃气垂绝的表现，名为除中。由于病情险恶，预后不良，故曰"必死"。

（368）条辨下利后脉绝、肢冷的预后。下利后，患者突见脉伏不现，手足厥冷，多因骤然泻下，使津液骤伤，阳气暴脱所致。其特点是突然发病，病势急，病情重。下利后是本病发生的关键，此类病证一般属于暂时性暴脱，经过周时之后，阳气尚有来复的可能。经过一昼夜的时间，若其脉能还，手足渐温者，为阳气来复，就有生机；若一昼夜之后，脉仍不还，肢仍不温者，则为阳气已绝，生机无望，即为死证，预后不良。

（369）条为虚寒性下利，下利日十余行，表明脏气极虚，脉当沉微，属于脉症相符。现"脉反实"为里虚证反见脉实，提示正气衰败而脏气盛实。证虚而脉实，脉症不符，故曰"反"，乃正衰邪实，真脏脉已现，是胃气败绝、阴阳离决的征兆，此时治疗攻补两难，攻邪则伤已衰之正，补虚则助盛实之邪，故推测其预后不良而曰"死"。

（344）条论述阴盛阳亡神越的危候。厥阴寒证见发热，有阳复和阳亡两种可能，如属阳复，发热之时，往往会利止厥回。今虽见到发热，但下利仍然不止，肢冷仍然存在，可知是阴寒内盛，格阳于外的假象，其病机与少阴病通脉四逆汤证基本相同。但本证更有躁不得卧，为阴寒至盛，阳气将亡，心神行将越脱的征象，其病势较通脉四逆汤更为严重，故断为死候。

（345）条论述阴竭阳绝的危候。本条所论发热下利厥冷的病机与（344）条相同，惟无躁不得卧之象，但下利厥逆却较之为甚。从下利至甚、厥逆不止来看，可知此时的发热也非阳气来复，而是阴盛格阳的假象。下利至甚，阴液即将下竭；厥逆不止，阳气行将外亡。阴竭阳绝，故亦断为死候。

（346）条论述病情突变，阳气外亡的危候。"伤寒六七日不利"，即在六七日期间，患者可能出现四肢厥冷等寒象，却没有下利，而且从"便发热而利"来看，亦无发热。六七日后，忽见发热而利，则知病情有变。如是阳气来复，当不该利，今热利并见，则示本证为阴盛格阳。阳虚不固则汗出，汗出不止则阳亡，即所谓"有阴无阳故也"，故亦断为死候。

［护治原则］　察阴阳消长，救患者脱垂危。

［施护措施］

①以上六条，均为厥阴证之危候，分别论述了厥阴病误治除中危候、厥阴病下利后突见脉绝肢冷的危候、阴盛阳亡神越的危候、阴竭阳绝的危候，以及病情突变，阳气外亡的危候。应密切观察病情变化，及时发现危候，判断疾病之顺逆，挽救患者于垂危。

②原文（333）条指出厥阴病阴阳胜复的特点，同时在阴阳胜复过程中要严密观察阴阳消长，胃气存亡，果断作出合理施治。对于厥阴病的虚寒证，不仅要注意先天之阳气，还要顾及后天之阳气的盛衰，胃气的存亡，关系到人体生命之安危。虚寒下利证，要密切观察病情及细心诊治，切忌苦寒招致"除中"病变。

③护理时密切观察患者面色、精神、神志、睡眠、舌脉、二便、发热、汗出等情况，定时监测生命体征，并详细记录。观察患者进食情况，如出现食后即

吐，应注意观察呕吐物性状。若病在厥阴，出现厥热下利等证，误治则中阳更虚，此时当不能食，今反能食，即为除中，是胃气衰败的危候。若患者出现下利不减，烦躁不得卧，汗出不止，无脉或脉实，说明不仅阳衰阴盛，而且虚阳浮越有将脱之象，应立即报告医师，积极协助抢救。

第二节　生活起居护理

[原文]　　寒大吐大下之，極虛，復極汗者，其人外氣怫鬱①，復與之水，以發其汗，因得噦，所以然者，胃中寒冷故也。（380）

[词解]

外氣（qì，音气）怫鬱（yù，音郁）：外气指体表之气，怫郁为双声同义词，有郁遏、不舒畅之意。合之谓体表无汗而有郁热感。

[原文析义]

（380）条论述误治致胃寒而哕的机制。伤寒之病，过用吐、下，必然伤人正气。正伤为虚，此处言"极虚"是谓患者身体已因过用吐、下而极度虚弱。当此之时，纵有表证未解，也不能单用解表之法，更不能使用大汗之法，否则就会引发多种变证。"其人外气怫郁"说明误治后正气大虚，表气被郁，而见面赤、无汗等。此类似表证，而实非单纯的表证。医者误认为表证不解，复与水疗之法以发其汗，则阳从汗泄。几经误治，而使中阳极虚，胃中虚寒，气逆不降，故生呃逆。"所以然者，胃中寒冷故也"为自注句，阐明了本证哕的病机在于胃中虚寒。

[护治原则]　　温胃降逆。

[施护措施]

①伤寒吐、下正气虚，大吐大下则虚极，极虚之人再出汗，则为极汗内已虚，内虚源自阳气、津液都被汗、下之剂排出体外，内气成为外气，外气郁于体表。其结果是，外表怫郁，内中冷清。没有底气，没有底火，胃中虚寒，补充不上。饮水发汗是饮热汤，热入于寒，一种情况是相容成温，另一种情况是寒热相争，以成哕证，哕是干哕，气上而逆，欲吐不能，实际是膈肌受刺激，有痉挛之象。

②护理上，病室应保持空气清新，温、湿度适宜，环境清洁、卫生。重症患者应卧床休息，不要过多翻身，呕吐时宜侧卧位，轻拍背部，吐后温开水漱口，不宜立即进食。观察和记录呕吐物的内容、颜色、气味及呕吐时间等，并根据需要及时送检。如患者频频呕吐，可给予口嚼生姜片，或针刺双侧内关，以减轻呕吐。胃中虚冷者，可给予中药热奄包热敷胃脘部，以补中益气、健脾和胃。

③厥阴病一般病情较危重，常出现四肢厥冷、嘿嘿不欲食、呕吐、胃中寒冷

等症，因此生活起居护理对疾病的恢复非常重要。

第三节　情志护理

厥阴病主证的情志护理

［原文］　厥陰之為病，消渴，氣上撞心①，心中疼熱②，飢而不欲食，食則吐蚘，下之利不止。（326）

［词解］

①氣（qì，音气）上撞心：心，泛指心胸部位。气上冲心，即患者自觉有气上冲心胸部位。

②心中疼熱（rè，音热）：自觉胃脘部疼痛，伴有灼热感。

［原文析义］

厥阴属肝，肝主疏泄，调畅气机，参与脾胃运化功能。若邪入厥阴，一方面气郁化火犯胃而为上热，一方面肝气横逆伐脾而为下寒，形成上热下寒之证。因气郁化火，灼伤津液，故而消渴；厥阴之脉挟胃，上贯膈，肝热循经上扰则气上撞心，心中疼热；胃热消谷，则嘈杂善饥；土被木伐，脾气虚寒，失于运化，则不欲饮食；脾虚肠寒，蛔虫上窜，故食则吐蛔。本证属上热下寒证，治宜清上温下法。若医见上热而误用苦寒攻下，则更伤脾阳，使下寒更甚，而下利不止。

［护治原则］　清上温下，调畅情志。

［施护措施］

厥阴消渴，病情侵及厥阴，心包亦受影响，病情比较复杂，需做好情志护理工作。肝失条达，影响到肝脏的疏泄功能，患者容易出现精神抑郁、烦躁易怒、嗳气叹息等情志变化。护理人员应关心、体贴患者，帮助消除紧张、恐惧心理，使患者心情舒畅，情绪稳定，心肝之气得以畅和调适，病势缓解，早日恢复健康。

第四节　饮食护理

［原文］　傷寒熱少微厥，指頭寒，嘿嘿不欲食，煩躁，數日小便利，色白者，此熱除也，欲得食，其病為愈。若厥而嘔，胸脅煩滿者，其後必便血。（339）

［原文析义］

（339）条论述热厥轻证及其转归。伤寒热少微厥为热厥轻证，故仅见指头寒，范围小，程度轻。邪热内郁，胃气不和，故见嘿嘿不欲饮食。热郁内扰心神，故见烦躁。火热内郁，小便当见黄赤，文中不明言，从后文"数日小便利，色白者"可推知。热厥轻证，有向愈与加剧两种转归。若经过数日，小便畅利，尿色由黄转清，说明里热已除，气机畅行；欲得饮食，表明胃气已和，故"其病为愈"。若数日后未见小便利、欲得食等向愈之象，证候由原来指头寒变为四肢厥冷，除嘿嘿不欲饮食外又增呕吐，再加胸胁烦满，说明郁热不得清透而加重，影响肝胆疏泄，经气不利，病情加剧，此即厥深热深之证。如病情进一步加重，热伤下焦血络，迫血妄行，则可引发便血。

[护治原则]　　清泻邪热，温化阳气。

[施护措施]

伤寒热少厥微，则阴阳之气尚未闭厥，仅仅是稍微不通和。阴阳不和，阳气不得达于四末，故仅见指头寒；热郁于内不能得少阳之枢而外出，故嘿嘿不欲饮食；热郁而阴阳不能和顺，故烦躁。因此，应保持病室内温、湿度适宜，缓解烦躁症状。饮食宜清淡，可常食银耳、百合、甘蔗、梨等，多饮水，可用菊花泡茶饮用。禁忌生冷、辛辣、煎炸之品。

第五节　服药护理

一、乌梅丸的服药护理

[原文]　　傷寒脉微而厥，至七八日膚冷，其人躁無暫安時者，此為藏厥[①]，非蚘厥[②]也。蚘厥者，其人當吐蚘。令病者靜，而復時煩者，此為藏寒[③]，蚘上入其膈，故煩，須臾復止，得食而嘔，又煩者，蚘聞食臭出，其人常自吐蚘。蚘厥者，乌梅丸主之。又主久利。（338）

乌梅丸方

烏梅三百枚　細辛六兩　乾薑十兩　黃連十六兩　當歸四兩　附子六兩（炮，去皮）蜀椒四兩（出汗[④]）　桂枝六兩（去皮）　人參六兩　黃蘗六兩

上十味，異擣篩[⑤]，合治之，以苦酒漬烏梅一宿，去核，蒸之五斗米下，飯熟擣成泥，和藥令相得，内臼中，與蜜杵二千下，丸如梧桐子大，先食[⑥]飲服十丸，日三服，稍加至二十丸。禁生冷、滑物、臭食等。

[词解]

①藏（zàng，音脏）厥：指肾脏真阳极虚而致四肢厥冷。

②蚘（yóu，音尤）厥：因蛔虫内扰，疼痛剧烈，气机逆乱而致四肢逆冷。

③藏（zàng，音脏）寒：此指脾脏虚寒，实为肠中虚寒。

④出汗：指用微火炒蜀椒至油质渗出。

⑤異擣篩（yì dǎo shāi，音异捣筛）：即药物分别捣碎，筛出细末。

⑥先食：即先于食，指进食之前。

[原文析义]

（338）条辨脏厥与蛔厥，以及蛔厥的证治。从"伤寒，脉微而厥"至"非蛔厥也"。论述了脏厥的脉证，并提出与蛔厥相鉴别。伤寒脉微而手足逆冷，为肾阳虚衰，阴寒内盛之象。迁延日久，则阳愈虚而寒益甚，不仅四肢厥逆，且周身肌肤皆冷，患者躁扰无片刻安宁之时，乃真阳将绝，脏气衰败的表现，其病凶险，预后不良。此证与蛔厥的病机及临床表现均有较大差异，故云"非蛔厥也"。

从"蛔厥者"至"乌梅丸主之"，论述蛔厥的证候及其治疗。蛔厥证因蛔虫内扰所致，其烦躁有时作时止的特点，且常有吐出蛔虫的病史，故曰"今病者静，而复时烦""其人当吐蛔"。患者因脾虚肠寒，蛔虫不安其位，内扰上窜，产生剧烈腹痛，而使患者烦躁不宁。若蛔虫内伏不扰，则疼痛、烦躁消失，故称"须臾复止"。若患者进食，则可引起蛔虫扰动，不仅疼痛且生烦躁，使胃失和降而发生呕吐，蛔虫有可能随之吐出。蛔厥证的治疗，当用清上温下、安蛔止痛的乌梅丸。

乌梅丸重用乌梅，并用醋渍，更增其酸性，为安蛔止痛之主药。用苦寒之黄连、黄柏以清上热；用辛热之细辛、干姜、附子、蜀椒、桂枝，取其气辛以伏蛔，温以祛下寒；人参、当归益气养血；米饭、蜂蜜和胃缓急。乌梅丸酸苦辛甘并投，寒温攻补兼用，为清上温下、安蛔止痛之要方。

[辨证提要]

病机：上热下寒，蛔虫内扰。

辨证要点：一是有吐蛔病史；二是症以腹部、胃脘疼痛为主，且时作时止；三是手足厥冷常在痛剧时产生，痛减或痛止时消失；四是进食后随即发生疼痛与呕吐，伴有脉微细弱。

[护治原则]　清上温下，安蛔止痛。

[施护措施]

①厥阴病病情寒热交错，阴阳对决，脏厥者，真阳虚衰，脏气衰败，其病凶险。要严密观察病情变化，如发现患者神志不清、谵语等应立即报告医师，采取有效措施；蛔厥时，观察患者胃脘部疼痛的情况，疼痛的诱因、部位、性质、程度、持续时间、缓解方式等。若患者出现食后即吐，观察呕吐物的色、质、量及伴随症状，并根据需要保留呕吐物进行化验。

②保持病室环境安静、整洁，空气清新，温、湿度适宜，光线不宜太强。蛔厥者，要特别注意清洁、卫生，养成良好的卫生习惯，饭前便后洗手，勤剪指甲。

③厥阴病患者上热下寒，饥而不欲食，食则呕吐（吐蛔），则饮食应软烂，少量多餐，切忌饱食，注意饮食卫生，吃熟食，生食的蔬菜、瓜果要洗净。

④根据具体情况，向患者详细讲解本病的发展转归及治疗方案，通过说理开导法、释疑解惑法对患者进行情志护理，鼓励其增强信心，积极配合治疗。

⑤煎服法。药十味，分别捣碎，筛出细末，乌梅加醋，浸泡一宿（去核），上加米蒸熟，捣成泥，与诸药相合，蜂蜜适量，做丸如梧桐子大小即可。饭前服，初服时先10丸，日三服，用温开水送服，以后逐渐加量至20丸。

⑥如有蛔虫感染者，除使用乌梅丸温脏安蛔外，亦可选用中药使君子仁、苦楝根皮、南瓜子或西药甲苯达唑等进行驱虫治疗，使虫体排出，蛔痛剧烈，亦可直接服米醋一二勺，疼痛可暂时缓解。

二、干姜黄芩黄连人参汤证的服药护理

[原文]　伤寒本自寒下，醫復吐下之，寒格①更逆吐下，若食入口即吐，乾薑黄芩黄連人参湯主之。（359）

乾姜黄芩黄連人参湯方

乾薑　黄芩　黄連　人参各三兩

上四味，以水六升，煮取二升，去滓，分温再服。

[词解]

寒格：指下寒与上热相格拒。

[原文析义]

（359）条论述上热下寒相格拒的证治。伤寒，泛指外感病。本自寒下，是指平素本有脾胃虚寒下利，本虚寒下利而复感外邪，医者不察虚实，反用吐、下之法，不仅脾胃阳气更伤，下利更甚，且易引起表邪内陷，入里化热，邪热被下寒所格拒，形成上热下寒证。上热则胃气不降，故呕吐或食入即吐，下寒则脾气不升，故下利。治用干姜黄芩黄连人参汤，寒温并用，辛开苦降，调和肠胃，则寒热格拒得除，呕利自止。

干姜黄芩黄连人参汤药物组成同方名。方中黄芩、黄连苦寒以清胃热，干姜辛热温脾以散寒，人参甘温扶脾以益中气。上热清则呕吐止，下寒消则下利除，中气复则升降有序。诸药合用，清上温下，调和脾胃，而诸症自消。

[辨证提要]

病机：胃热脾寒，寒热格拒。

辨证要点：呕吐常表现为食入即吐，下利便溏，可伴见口渴，口臭，食少乏力，腹胀腹痛，喜暖喜按。舌边尖红，舌苔黄白。

[护治原则]　清胃温脾。

[施护措施]

①本证见患者食入即吐，下利便溏，腹胀腹痛，喜暖喜按，舌边尖红，舌苔黄白，既非纯热之证，又非纯寒，而是"胃热脾寒、寒热相格"之证。

②病室环境要求安静、整洁，空气清新，温暖向阳。患者大吐则伤上焦之阳，大下则伤下焦之阴，故极虚，应卧床休息，勿劳累，加强保暖。

③患者呕吐时宜侧卧位，轻拍背部，吐后用温水漱口，卧床休息，不宜立即进食；下利频繁者要加强肛周皮肤护理，可每天睡前用温水坐浴，局部涂抹氧化锌软膏或护臀膏；下利严重者要及时补充水分，饮食欠佳者可通过静脉及时补充循环血量。

④胃热脾寒，食入即吐，腹胀腹痛。饮食以软、烂为宜，少量多餐，切忌饱食，呕吐严重者可进食流质或半流质饮食，如米汤、面条、肉末、薏苡仁、山药、大枣、莲子等。

⑤病情侵及厥阴，肝失条达，影响肝的疏泄功能，易出现情志抑郁、烦躁易怒、嗳气叹息等情志变化。护理人员应关心、体贴患者，帮助患者消除紧张、恐惧心理，使其心情舒畅，情绪稳定，心肝之气得以畅和调适，病势缓解，早日恢复健康。

⑥煎服法。药四味，加水 1200 毫升，煮取 400 毫升，去滓即成，温服 200 毫升，日二服，若汤水不得入口，去干姜，在煎好的药汁中加适量姜汁服用。可针刺双侧内关、合谷穴，艾灸中脘穴，以缓解呕吐。

⑦药后观察患者呕吐、下利、腹痛、腹胀等是否缓解。

三、麻黄升麻汤证的服药护理

［原文］　傷寒六七日，大下後，寸脉沉而遲，手足厥逆，下部脉①不至，喉咽不利，唾膿血，泄利不止者，為難治，麻黃升麻湯主之。（357）

麻黃升麻湯方

麻黃二兩半（去節）　升麻一兩一分　當歸一兩一分　知母十八銖　黃芩十八銖　萎蕤十八銖（一作菖蒲）　芍藥六銖　天門冬六銖（去皮）　桂枝六銖（去皮）　茯苓六銖　甘草六銖（炙）　石膏六銖（碎，綿裹）　白术六銖　乾薑六銖

上十四味，以水一斗，先煮麻黃一兩沸，去上沫，内諸藥，煮取三升，去滓，分溫三服，相去如炊三斗米頃令盡，汗出愈。

［词解］

下部脉：有两种解释，一指寸口脉中的尺脉，一指人体上、中、下三部的跌阳脉与太溪脉。

［原文析义］

（357）条论述正虚阳郁、上热下寒的证治。伤寒六七日，有表证未解，而部分邪气有入里成实的可能，当遵守表里先后原则进行治疗。表证未解者，当先解其表，表解后乃可攻里。若先以大下治之，不但病不得愈，反使表邪内陷，阳气郁遏，伤阴损阳，发生一系列变证。邪陷于里，阳郁不伸，则寸脉沉而迟，手足厥冷。热郁于上，灼伤津液，则咽部不利，灼伤肺络则唾脓血。脾虚寒盛，则泻

不止，下部脉不至。此属阳郁不伸，上热下寒，虚实互见之证，关键在于阳郁不伸，故治以麻黄升麻汤发越郁阳为主，兼顾清上温下、滋阴和阳。

麻黄升麻汤中，麻黄能发越肺经火郁，升麻可升散解毒，使阳郁得伸，邪能外达，则肢厥等症可解。知母、黄芩、葳蕤、天冬、石膏、当归、芍药滋阴清肺，则咽喉不利、唾脓血等症可除。桂枝、茯苓、白术、干姜、甘草温中健脾，则泄利等症可止。本方以发越内陷之阳为主，药后可使汗出邪去，阳气得伸而解，故方后曰"汗出愈"。"相去如炊三斗米顷令尽"是强调药物要在短时间内服完，旨在药力集中，作用持续，以达祛病除邪之目的。

[辨证提要]

病机：阳气内郁，肺热脾寒。

辨证要点：寸脉沉迟，手足厥逆，咽部不利，唾脓血，泄利不止，下部脉不至。

[护治原则]　　发越阳郁，清肺温脾。

[施护措施]

①本证以阳郁为主，肺热脾寒为辅。临床见咽部不利，唾脓血，兼下利不止。护理上应观察患者唾脓血次数、量及其伴随症状，下利次数、量、色、质，必要时保留粪便进行化验，并详细记录。

②保持病室环境安静、整洁，空气清新，温暖向阳，患者大下、泄利不止，则伤下焦之阴，故极虚，应卧床休息，勿劳累，避风寒。

③下利频繁者要加强肛周皮肤护理，可每天睡前用温水坐浴，局部涂抹氧化锌软膏或护臀膏；下利严重者要及时补充水分，饮食欠佳者可通过静脉及时补充循环血量。

④患者唾脓血，下利不止，因此饮食宜软、烂为宜，少量多餐，切忌饱食，呕吐严重者可适当进食流质或半流质饮食，如米汤、面条、肉末、薏苡仁、山药、大枣、莲子等。

⑤护理人员应关心、体贴患者，帮助其消除紧张、恐惧心理，使其心情舒畅，情绪稳定，心肝之气得以畅和调适，病势缓解，早日恢复健康。

⑥煎服法。药十四味，加水 2000 毫升，先煮麻黄一二沸，去上沫，纳诸药，煮取 600 毫升，分三次温服，约半日服尽。

⑦服药后观察汗出、呕吐、泄利、手足温度及脉象等病情变化，并予以保暖，服热饮，以助汗出，使邪从汗解。

四、当归四逆汤证的服药护理

[原文]　　手足厥寒，脉细欲絶者，当歸四逆湯主之。（351）

當歸四逆湯方

當歸三兩　桂枝三兩（去皮）　芍藥三兩　細辛三兩　甘草二兩（炙）　通草二兩　大

枣二十五枚（擘，一法，十二枚）

上七味，以水八升，煮取三升，去滓，温服一升，日三服。

[原文析义]

（351）条论述血虚寒凝致厥的证治。手足厥寒，当察气血阴阳，辨寒热虚实，本条叙证简略，当以脉测证。本证脉细欲绝，乃脉来如丝，似有似无，血虚则脉道不充，寒凝则脉行不利，血虚感寒，寒凝经脉，故见脉细欲绝。血虚寒凝，气血运行不畅，四肢失于温养，故见手足厥寒。此证为血虚寒凝所致，治用当归四逆汤养血通脉，温经散寒。

当归四逆汤即桂枝汤去生姜，倍用大枣加当归、细辛、通草而成。方中芍药、当归补血养血以行血，桂枝、细辛温经散寒以通阳，甘草、大枣补中益气以生血，通草入血分以通行血脉。诸药相合，养血通脉，温经散寒，为治疗血虚寒凝证之首选方剂。

[辨证提要]

病机：营血不足，寒凝经脉。

辨证要点：手足厥寒，脉细欲绝。或见四肢关节疼痛，身痛腰痛，或见月经衍期，量少色暗、痛经等。

[护治原则]　养血通脉，温经散寒。

[施护措施]

①本证营血不足，寒凝经脉，见患者手足厥寒，脉细欲绝，或见四肢关节疼痛，身痛腰痛，或见月经衍期，量少色暗、痛经等。本证称手足厥寒，说明肢厥的程度较轻，其辨证依据有以下两点：其一言"手足"而未及"四肢"；其二言"厥寒"而非"厥冷"，病情观察时要与四肢厥冷相鉴别。"脉微欲绝"是由于血虚寒凝，不能荣于脉中，所以脉细欲绝，四肢失于温养，所以手足厥寒，护理采用"温法"。

②保持病室安静、整洁，温暖向阳，温、湿度适宜，嘱患者勿劳累，避风寒，注意保暖。

③饮食宜温热软烂、清淡、易消化，可食温中健脾、补血类食物，如大枣、红糖、山药、花生、龙眼肉、鲫鱼、鳝鱼、羊肉、牛奶、菠菜等，忌生冷油腻之品。

④煎服法。药七味，加水 1600 毫升，煮取 600 毫升，去滓即成，温服 200 毫升，日三服。药后注意保暖，卧床休息，观察手足温度、脉象变化。

⑤若出现痛经或月经延期者可对症处理。痛经者可加强腹部保暖，可用小茴香、青盐炒热后布包热敷于腹部，也可选用艾灸疗法，灸关元、神阙、三阴交、阴陵泉等穴。

五、当归四逆加吴茱萸生姜汤证的服药护理

[原文]　若其人内有久寒者，宜当歸四逆加吳茱萸生薑湯。（352）

當歸四逆加吳茱萸生薑湯方

當歸三兩　芍藥三兩　甘草二兩（炙）　通草二兩　桂枝三兩（去皮）　細辛三兩　生薑半斤（切）　吳茱萸二升　大棗二十五枚（擘）

上九味，以水六升，清酒六升和，煮取五升，去滓。溫分五服（一方，水酒各四升）。

[原文析义]

（352）条承上条阐述血虚寒凝兼"内有久寒者"的证治。"内"指内脏，主要指肝、胃等脏器。"久寒"指沉寒痼疾，包括与肝、胃有关的如呕吐脘痛、舌卷囊缩、寒疝痛经、少腹冷痛等病证。此类患者，不仅有血虚寒凝经脉，且寒邪沉积脏腑，故用吴茱萸、生姜暖肝温胃，通阳降浊，并以清酒扶助药力，温经暖脏，以驱在内之久寒。

[辨证提要]

病机：血虚寒凝，兼有肝胃陈寒。

辨证要点：在当归四逆汤的基础上，兼有反复胃痛，发则呕逆、吐涎等肝、胃有关的沉寒痼疾。

[护治原则]　养血温经，暖肝温胃。

[施护措施]

①本证血虚寒凝，兼有肝胃陈寒，临床可见与肝、胃有关的如呕逆、吐涎、脘痛、舌卷囊缩、寒疝痛经、少腹冷痛等病证。观察记录呕吐物色、质、量、味，必要时保留呕吐物进行化验；胃脘部疼痛的诱因、性质、程度、持续时间、缓解方式等；观察患者面色、睡眠、二便、舌脉等。

②保持病室空气清新，温暖向阳，温、湿度适宜。重症患者应卧床休息，呕吐时取侧卧位，轻拍背部，吐后用温水漱口。如患者频频呕吐，可给予口嚼生姜片，或针刺双侧内关穴，以减轻呕吐。

③饮食宜温热软烂，少量多餐，可食米汤、面条、肉末、薏苡仁、山药、大枣、莲子、饴糖等，切忌生冷之品、饱食。

④煎服法。上九味，加水和清酒各1200毫升，煮取1000毫升时，去滓，分5次温服。呕不能食者，汤剂宜浓煎，少量多次服用，亦可在药中加姜汁3~5滴，或药后口嚼生姜片少许，亦可针刺双侧内关穴，以缓解呕吐。

⑤药后注意保暖，安静休息，胃中虚冷者，可给予中药热奄包热敷胃脘部，补中益气，健脾和胃，助药力。

六、吴茱萸汤证的服药护理

［原文］　乾嘔吐涎沫，頭痛者，吳茱萸湯主之。（378）

［原文析义］

（378）条论述肝寒犯胃，浊阴上逆的证治。干呕吐涎沫，谓或干呕，或吐涎沫。肝寒犯胃，胃失和降，则干呕；肝寒犯胃，胃寒饮停，泛溢于口，则吐清稀涎沫。肝经与督脉会于巅顶，阴寒循经上扰，故见头痛以巅顶为甚。此证为肝寒犯胃，浊阴上逆所致，故用吴茱萸汤暖肝温胃降浊。

［辨证提要］

病机：肝寒犯胃，浊阴上逆。

辨证要点：头痛，呕吐或干呕吐涎沫，或少腹冷痛，或腹满寒疝、舌淡苔白或白腻、脉沉细弦等。

［护治原则］　暖肝温胃降浊。

［施护措施］

①本证肝寒犯胃，浊阴上逆，临床常见头痛、呕吐或干呕吐涎沫，或少腹冷痛，或腹满寒疝，舌淡苔白或白腻，脉沉细弦等。观察呕吐物的色、质、量、味；观察头痛的部位、诱因、性质、疼痛持续时间及舌脉之象。

②病室保持空气清新，温、湿度适宜，温暖向阳。重症患者应卧床休息，呕吐时取侧卧位，轻拍背部，吐后用温水漱口。

③饮食宜温热软烂，可食米油、米汤、面条、肉末，少量多餐，切忌饱食。注意饮食卫生，平常可食温热助阳之品，如羊肉、狗肉、鸡肉、鸽肉、鲫鱼、桂圆、糯米、韭菜等，忌寒凉生冷之品。

④护理人员应关心、体贴患者，帮助其消除紧张、恐惧心理，采取说理开导、释疑解惑、移情易性之法，使患者情志怡悦，心情舒畅，以利于疾病康复。

⑤煎服法。药四味，加水 1400 毫升，煮取 400 毫升，去滓，温服，日三次。服药后应观察患者头痛、腹痛、呕吐的缓解情况并记录。

七、白头翁汤证的服药护理

［原文］　熱利下重者，白頭翁湯主之。（371）

白頭翁湯方

白頭翁二兩　黃檗三兩　黃連三兩　秦皮三兩

上四味，以水七升，煮取二升，去滓，温服一升，不愈，更服一升。

下利欲飲水者，以有熱故也，白頭翁湯主之。（373）

［原文析义］

（371）条阐述厥阴热利的证治。"热利下重"四字，言简意赅。"热"，指出下利的性质；"利"，说明病证；下重，描述证候。"热利"是指热性下利而言。"下重"即里急后重，表现为腹痛急迫欲下，而肛门重坠难出。此由肝热下迫大肠，湿热内蕴，气滞壅塞，秽浊郁滞，欲下不得所致。由于湿热之邪郁遏不解，损伤肠道络脉，化腐成脓，故便中常夹有红白黏液或脓血。这种热利多属痢疾。因属肝经湿热下迫大肠所致，故常伴有身热、口渴、舌红苔黄腻等热象，治宜白头翁汤清热润燥，凉血止利。

（373）条承接（371）条补述热利的证治。厥阴热利，在下利、里急后重的基础上，往往伴有渴欲饮水。渴欲饮水也是厥阴热利的辨证依据之一，乃邪热伤津所致，故用白头翁汤治之。

［辨证提要］

病机：肝经湿热下迫大肠，大肠传导失司。

辨证要点：一是下利便脓血，血色鲜艳；二是里急后重，肛门灼热；三是伴见渴欲饮水、舌红苔黄等热象。

［护治原则］　清热燥湿，凉肝止利。

［施护措施］

①本证肝经湿热下迫大肠，大肠传导失司。临床可见患者下利便脓血，血色鲜艳，里急后重，肛门灼热，伴见渴欲饮水、舌红苔黄等热象。观察大便的色、质、量、味，必要时留取大便标本送检。

②保持病室空气清新，温、湿度适宜，居室宜凉爽，清洁、卫生。及时倾倒排泄物，注意开窗通风。

③饮食宜温热软烂，少量多餐，切忌饱食。注意饮食卫生，可食清热生津之品，如银耳、百合、甘蔗、梨等，多饮水，亦可用麦冬、白毛根泡茶引用。忌食辛辣、煎炸之品。

④厥阴受病，肝经湿热，影响到肝的疏泄功能，肝失调达，患者易出现精神抑郁、烦躁易怒、嗳气叹息等情志变化。护理人员应关心、体贴患者，使其心情舒畅，情绪稳定，心肝之气得以畅和调适，病势缓解，以利早日恢复健康。

⑤煎服法。药四味，加水 1400 毫升，煮取 400 毫升，去滓，温服 200 毫升，不愈，再服 200 毫升。服药后注意观察下利、口渴、里急后重、肛门灼热是否缓解。

第六节　厥阴病针灸与护理

一、寒厥施灸的护理

［原文］　　伤寒六七日，脉微，手足厥冷，烦躁，灸厥阴①，厥不還者，死。

（343）

[词解]

灸厥阴（yīn，音阴）：指灸厥阴经穴位。张令韶主张灸厥阴经的行间、章门穴。

[原文析义]

（343）条论述阳衰阴盛灸治无效的危候。伤寒六七日，症见脉微，手足厥冷，是阳气虚衰，阴寒内盛，血脉失于阳气鼓动，四肢失于温煦所致。虚阳上扰则烦躁，此时，若用汤药扶阳抑阴，唯恐缓不济急，故直用灸法灸其厥阴，以散寒复阳。灸后，若肢冷转温者，为阳气得复，其病可治，预后较好。若肢冷如故，即所谓"厥不还"者，为阳气衰绝，复阳无望，故断为死候，预后不好。

[护治原则]　　灸其厥阴，散寒复阳。

[施护措施]

①伤寒六七日，病传厥阴之时，脉微欲绝，手足厥冷，是当归四逆之证。加以烦躁，则微阳欲脱。灸厥阴经穴，以复其阳。厥冷不回，则阳已绝根，必死不救。

②厥阴病，手足厥冷，脉微欲绝或无脉之亡阳证，可灸关元、气海穴，培补元气，回阳救逆。陆渊雷《伤寒论今释》云："脉微厥冷烦躁，乃亡阳急证，汤药常不及救，灸法或可济急。"阳气衰微，阴邪独盛，更见烦躁，为浮阳已近离决险境，灸厥阴经腧穴太冲，散阴邪，复阳气，挽危象，以作急救之法。灸法宜采用回旋灸为宜，每个穴位灸 15～20 分钟，防止烫伤。

③寒厥施灸后，密切观察患者脉象、神志、手足温度等改变情况。注意保暖，必要时给予热水袋四肢加温，水温不宜过高，避免烫伤。中药热服，或口服热饮，以促阳气恢复。

二、运行阳气、引阳外出施灸的护理

[原文]　　伤寒脉促，手足厥逆，可灸之。（349）

[原文析义]

（349）条论述阳虚厥证可用灸法。伤寒见脉促，当辨其寒热虚实。脉促有力，为阳盛主热；脉促而无力，为阳虚主寒。本条脉促与手足厥逆并见，多为阴盛阳虚之证。阴邪太盛，孤阳不守，故脉作虚数而短促，治宜温灸，以通阳散寒回厥。

[护治原则]　　治宜温灸，通阳散寒。

[施护措施]

①促脉一般属阳，而四肢厥逆脉促者，为阳气被阴邪所阻，手足厥逆同见，为阴盛阳虚之证。用灸法以运行阳气，引阳外出，散其阴邪。

②手足厥逆同见，可灸神阙及涌泉穴。采用温和灸，每个穴位灸 15～20 分钟，防止烫伤，以通阳散寒回厥。

③灸后，注意观察患者脉象和手足厥逆等病情变化。

三、回阳救逆施灸的护理

[原文]　　下利，手足厥冷，無脈者，灸之不溫，若脈不還，反微喘者，死。少陰負趺陽①者，為順也。（362）

[词解]

少陰（yīn，音阴）負（fù，音负）趺陽（yáng，音阳）：少阴即太溪脉，趺阳即冲阳脉。少阴负趺阳，即太溪脉小于趺阳脉。

[原文析义]

（362）条判断厥阴危证之预后。下利、肢厥、无脉是阳气虚衰、阴寒内盛的厥阴病危证，此时使用汤药唯恐缓不济急，故直用灸法进行急救。灸后手足转温，脉搏微续者，其阳渐复，病尚可治。如果灸后手足仍然不温，脉搏仍然不起，反而见微喘者，是真阳竭绝于下，肺气越脱于上，故断为死候。

[护治原则]　　治宜灸法，回阳救逆。

[施护措施]

①本证阴邪充斥，为阳气将绝之垂危见症，用灸法以回阳救逆。穴位以灸关元、气海穴为主，宜温和灸、回旋灸两法同用，每个穴位灸 20 分钟，必要时四肢加温、保暖、予热饮，以促阳气恢复。

②灸后脉不还，反微喘者，为肾气先绝，阳气不复而上脱之危象。应观其脉以断预后，如趺阳脉大于少阴脉，为"胃气尚存"，"有胃气则生，无胃气则死"。

③施灸后应做好生活起居护理及饮食护理，密切观察脉象及全身症状变化，及时发现问题，及时处理，使患者转危为安。

第七节　厥阴病欲解时

[原文]　　厥陰病欲解時，從丑至卯上。（328）

[原文析义]

（328）条论述厥阴病欲解时间。厥阴病欲解时是丑、寅、卯这三个时辰，是凌晨1-7时。此时，自然界正处在阳气升发的阶段。作为阴尽阳生之脏的厥阴为病，往往会在此时得到自然界阳升之助而有利于其病向愈，厥阴病解于丑至卯。因厥阴中见少阳之化，故不可愈。

[施护措施]

①在欲解的时间里要密切观察病情变化，及时发现欲解征象，做好饮食起

居、服药护理，为疾病欲解创造条件。

②厥阴病常可见寒热错杂证候，且病情重，变化无常，因此应密切观察其寒热、神志、下利、面色、汗出、脉象等变化。

③患者脉象转为微浮而轻缓柔和，病自阴转阳，为欲愈之兆；患者渴欲饮水，可知阳复病愈，厥阴病在向愈时，胃气尚弱，多饮水可水停不化，反致喘满心悸，甚至水渍于肠而下利，所以只可少少予之。同时也提示我们，在热病好转时，不可过用寒凉，只需稍用清热生津和胃之品，助其正气而消除余邪。

④厥阴寒引，出现微热而渴、脉弱或脉数、汗出、利止者为阳气回复，病可自愈。若阴寒后盛，脉复紧者，为未解。

[病案举例]

患者，女，35 岁，以"蛔厥"收入病房。患者右上腹痛，有钻顶感，且放射至背部及右肩胛部，呕吐物为胆汁，疼痛时大汗出，痛苦不堪，四肢厥冷，疼痛缓解时，患者安静，证属蛔厥。嘱患者于次日晨 5 时服乌梅汤煎剂 500 毫升，至晨 6 时 20 分，患者大便排出蛔虫数条，顿感疼痛消失，诸症好转。此时恰是卯时。

小　结

厥阴病是六经病证的最后阶段，病情复杂，证分三种。一是阴阳各趋其极，表现为上热下寒的寒热错杂证，即如《诸病源候论》所说："阴阳各趋其极，阳并于上则热，阴并于下则寒。"临证能见到厥阴病提纲所说的消渴、气上撞心、心中疼热、饥而不欲食等症状，其治不外清上温下，寒热并用。其中，上热下寒、蛔虫内扰的蛔厥证，治宜清上温下、安蛔止痛，方用乌梅丸；服药后禁食生冷、黏滑、不洁之品，饮食以清淡温热为宜。同时观察四肢厥冷、疼痛程度是否改善，有无蛔虫排出及排出量的多少并准确记录。胃热脾寒、上下格拒的吐利证，治宜清上温下、调和脾胃，方用干姜黄芩黄连汤；服药后应注意观察大便量，以及有无脓血，必要时留取标本送检。肺热脾寒、阳气内郁的唾脓血证，治宜发越阳郁、清肺温脾，方用麻黄升麻汤；服药后应给予保暖、服温热饮料，以助汗出，使邪从汗解，同时观察汗出、呕吐、泄利、手足温度及脉象等病情变化。二是厥阴受邪，阴阳失调，邪从寒化的厥阴寒证，其中血虚寒凝的手足厥寒、脉细欲绝等症，治宜养血通脉、温经散寒，方用当归四逆汤，兼内有久寒者，方用当归四逆加吴茱萸生姜汤；肝寒犯胃，浊阴上逆的干呕吐涎沫、头痛等症，治宜暖肝散寒、和胃降浊，方吴茱萸汤。三是厥阴受邪，阴阳失调，邪从热化的厥阴热证，症见下利便脓血、肛门灼热、里急后重、发热口渴、舌红苔黄等，病属肝经湿热，下迫大肠所致，治宜清热燥湿、凉肝止利，方用白头翁汤。

同时，病至厥阴，正邪相争，阴阳消长，阴盛则厥，阳盛则热，阴阳相争，互有胜负，则手足厥冷与发热可以交替出现，称之为厥热胜复。这种情况虽然不属于厥阴病独立的一类证型，但它的意义在于根据厥热时间的长短可以判断病势的进退与预后。

总之，厥阴病常可见到寒热错杂的证候，且病势重，变化无常，因此密切观察其寒热、神志、下利、汗出、脉象等变化，对于判断疾病顺逆，制订护理措施，协助诊断治疗和急救，均有重要意义。

思考题

1. 厥阴病上热下寒证的施护措施有哪些？
2. 厥阴证危候的施护措施中的观察要点是什么？
3. 回阳救逆施灸时采用的方法和穴位有哪些？
4. 厥阴病误治致胃寒而哕的护理措施是什么？

附：关于六经欲解时

从以上六经欲解时可以看出，六经病欲解时间问题，是在天人相应、阴消阳长、进退的基础上说的。时间与人的疾病息息相关，六经欲解时所属每天时间的节律与现代"时间生物学"是相吻合的。从六经的服药时间分析：太阳病宜在午时前后；阳明病宜在酉时前后；少阳病宜在卯时前后；太阴病宜在子时前后；少阴病宜在丑时前后；厥阴病宜在寅时前后。这种理论在当今的临床护理中仍有其实用价值。据报道，服发汗药在日午之前；服洋地黄以清晨 3-4 时为最佳。前者是使汗解的时间在巳至未上（太阳经），而后者则正好与少阴病的服药时间相符合（丑时前后）。"时间生物学"实际上早在东汉时期《伤寒论》中就得到充分反映，六经欲解的时间推算和服药时间及方法就是这一理论用于临床的体现。

"六经欲解时"不是仲景的主观臆测，而是长期医疗实践的经验总结，现代研究已经逐渐证实了它的科学价值。以"少阴病欲解时，从子至寅上"为例，从子至寅，是晚上 11 时至次日 5 时，阳生于子时，并逐渐向旺，阳进则阴退，阳长则阴消。少阴病本为心肾阳衰，故从子至寅，心肾之阳自强，少阴病在这个时间好转是有道理的。现代医学证实，垂体-肾上腺皮质激素和皮质醇在晚上就寝后 4 小时分泌量少，在睡眠后期和晨起时，血中浓度升高。肾上腺和肾阳具有同样的重要作用，肾阳虚衰时，肾上腺皮质功能降低占有主导地位。可见，从子至寅时，人体的肾上腺皮质激素的分泌逐渐增加，即体内的肾阳功能逐渐旺盛。因此，"少阴病欲解时，从子至寅上"是具有科学道理的。

六经病的欲解时，只是说在那个时辰人体阴阳气血的变化，有利于扶正或驱邪。病有自解的趋势，也有自解的可能，却不一定必解。但是，对于医务人员来说，要把握好这一有利时机，对疾病作出明确的诊断，拟定圆满的护理措施，对促进疾病的好转向愈具有关键性的作用。正确的诊断、精心的护理可以借助于六经病欲解时达到更理想的效果。由此可见，六经病欲解时对临床治病是具有重要指导意义的。但疾病是复杂的，天时、人事也常有不同的变化。因此，对于六经病欲解时也不可掌握得太死板，更不要生搬硬套。《伤寒论》对于六经的欲解时，是在中心时间的前后，又各延伸了一个时辰，使每个经的欲解时前后共达6个小时之久，这就为临床观察留有充分的余地。

　　总之，《伤寒论》中的时间医学，内容比较丰富，这是仲景临床实践经验的总结，他所创立的六经欲解时，充分反映中医学天人相应的学术思想，对我们整理和研究时间医学内容，提供理论研究的依据。作为中医护理人，我们有责任整理祖国医学的宝贵遗产，使之古为今用，为逐步完善中医护理学奠定坚实的基础。

第8章　霍乱病的辨证与护理

学习目标

掌握

1. 霍乱病的病情观察及施护措施。
2. 四逆汤证的护治原则及护理措施。
3. 霍乱兼表证的护理措施。
4. 掌握霍乱病初愈时的饮食调护原则。

熟悉

1. 霍乱的病因病机及证候特点。
2. 熟悉霍乱病初愈时的证候特点。
3. 熟悉霍乱兼表证及其与伤寒的鉴别。

　　霍乱是以突发呕吐下利为主要临床表现的病证。霍，有急骤、卒然之意；乱，即撩乱、变乱之意。因其发病突然，顷刻之间升降紊乱、吐泻交作，故名曰霍乱。

　　霍乱多发于夏秋季节。其病因多由饮食不洁，冷热不调，或感受暑湿、寒湿、疫疠之邪，伤及脾胃，使中焦升降失职，清浊相干，气机逆乱所引起。此正如《灵枢·五乱》所说："清气在阴，浊气在阳，营气顺脉，卫气逆行……清浊相干，乱于肠胃，则为霍乱。"

　　本篇所讨论的霍乱病实际上包括多种急性胃肠炎病症。后世根据临床表现不同，将霍乱分为湿霍乱和干霍乱两类。即上吐下泻，挥霍无度者，为湿霍乱；欲吐不吐，欲泻不泻，腹中绞痛，烦闷不安，短气汗出者，为干霍乱。寒霍乱者，因于寒湿；热霍乱者，因于邪热。本篇所论当属湿霍乱中的寒霍乱。

　　因霍乱病的发生多与外邪有关，且常见头痛、发热、恶寒、身痛等症，与伤寒有相似之处，故仲景将本证列于伤寒六经病证之后，以兹鉴别。

　　本篇所论的霍乱与现代医学所说的由霍乱弧菌引起的霍乱概念不同，但对其也有一定的参考价值。

第一节 病情观察

霍乱病主证的病情观察

[原文]   问曰：病有霍亂者何？答曰：嘔吐而利，此名霍亂。（382）

[原文析义]

（328）条自设问答，揭示霍乱的主证。霍乱病的证候特点是起病急骤，吐利交作，迅速导致亡阴失水，致肌肉失养而痉挛，从而出现霍乱转筋，甚则可致阴阳离绝而死亡。本病多因饮食不节（洁），寒温失调，清浊相干，脾胃升降失常所致。浊阴之邪上逆则呕吐，清阳之气下陷故下利。

[护治原则]   祛湿降浊，调理脾胃，止利止吐。

[施护措施]

①本病属于现代"急性肠胃炎"的范畴。肠胃炎是胃黏膜和肠黏膜炎症所致，是夏秋季的常见病、多发病，多由于细菌及病毒等感染所致。常见严重呕吐和腹泻、腹部痛性痉挛、绞痛、发热、汗出等症状。急性肠胃炎主要表现为上消化道症状及程度不等的腹泻和腹部不适，随后出现电解质和体液的丢失。

②本病起病急骤，吐利交作，应密切观察患者呕吐、下利的具体情况。包括呕吐和下利的时间、频次、呕吐物及排泄物颜色、量等。

③呕吐严重时可指掐或者针刺合谷、内关、外关、足三里等穴。

④注意做好口腔护理及肛周护理，保持局部清洁。预防并发症发生。

⑤做好饮食调护。应给予少渣、易消化、低脂肪、高维生素半流质饮食，宜少量多餐。腹泻时应少食糖及易发酵食物，如土豆、红薯、白萝卜、南瓜、牛奶、黄豆等。忌食生冷、坚硬、变质及辛辣刺激性食物。养成良好的饮食习惯。

⑥必要时给予热奄包热敷下腹部，以缓解局部不适。

第二节 生活起居护理

霍乱病的生活起居护理

[原文]   问曰：病發熱頭痛，身疼惡寒，吐利者，此屬何病？答曰：此名霍亂。霍亂自吐下，又利止，復更發熱也。（383）

[原文析义]

（383）条主要论述霍乱兼表证及其与伤寒的鉴别。

霍乱虽病在脾胃，但亦有因感受外邪而发者，故除见吐利交作外，亦可兼表证。邪客于表，经脉不利，故头痛身疼；正邪相争于表，则恶寒发热并见。霍乱吐利兼表证与太阳表证不同：太阳伤寒只有当邪气内传，影响里气不和，脾胃升降失常才见呕吐、下利；而霍乱初病即见吐利，且病势急骤，兼见表证，故与伤寒有别。霍乱虽兼表证，但其症状以吐利为主，从"霍乱自吐下"句，可知其病从内发，而不是表邪内传或内扰所致。因霍乱病从内而外，表里兼病，故吐利与寒热并见，甚或有起病即只见吐利而无发热，吐利已止而稍后方见发热者，即文中"又利止，复更发热也"。

[护治原则]　健脾胃，祛湿热。

[施护措施]

①保持病室清洁、卫生，及时清理患者呕吐物和被污染的床单位，指导患者漱口，保持口腔清洁。呕吐严重时应暂禁食，待呕吐停止后给予易消化、清淡流质或半流质饮食，禁食寒凉、生冷等刺激性食物。

②注意腹部保暖，腹痛者可给予中药热奄包热敷腹部，以行气理气，缓解疼痛。

③鼓励患者多饮水或饮淡盐水，以补充丢失的水分和电解质。

第三节　情志护理

[原文]　伤寒，其脉微濇者，本是霍亂，今是伤寒，却四五日，至陰經上，轉入陰必利，本嘔下利者，不可治也。欲似大便，而反失氣，仍不利者，此屬陽明也，便必鞕，十三日愈，所以然者，經盡故也。下利後當便鞕，鞕則能食者愈，今反不能食，到後經中，頗①能食，復過一經能食，過之一日當愈，不愈者，不屬陽明也。（384）

[词解]

頗：古为双向词，此处不作"甚"字解，意为"稍微""略微"。

[原文析义]

（384）条主要论述霍乱与伤寒的脉证异同及转归。由于霍乱亦有因感受外邪所引起者，并在初起常伴有表证，见发热、头痛、身疼、恶寒等症状；而伤寒邪气自表传里，由阳转阴之时，也可见吐利等症，故这两种病证需要加以鉴别。

霍乱多是六淫邪气与饮食所伤合并乱于肠胃，病自内发；伤寒则是外邪客表，由皮毛而入，其病自表向里传变。正因为这两种病在病因、病机、病变过程几个方面均有所不同，故二者在脉证上就有明显的区别：霍乱起病即见上吐下泻，而且吐泻势重；伤寒则只有在邪气由表传里、由阳转阴的时候才见吐利，而且病势亦多较缓和。霍乱吐利交作，神气大伤，故初起即见脉微涩；伤寒初起病在表，正气抗邪有力，故脉浮紧。论中所说"霍乱自吐下""伤寒，其脉微涩者，本是霍乱，今是伤寒，却四五日，至阴经上，转入阴必利"，既指出霍乱的证候特点，也阐明其与伤寒的鉴别要点。

［护治原则］　　伤寒祛湿。

［施护措施］

①此类患者往往起病突然，剧烈泻吐，病情发展迅速，机体状况下降。应积极向患者和家属讲解本病的发生、发展过程，积极主动帮助其树立治疗疾病的信心和增强安全感，进行有效沟通，以了解患者的顾虑、困难，使其充分表达自己的情感，予以精心护理。及时清除呕吐物、排泄物，及时更换污染的被单、衣物，创造清洁、舒适的环境。

②指导患者进食。剧烈吐泻时，应暂禁食，当症状逐渐好转时，可给予少量多次饮水，逐步过渡到温热、低脂、流质饮食，如果汁、米汤、淡盐水等。避免进食牛奶、豆浆等易引起肠胀气的食物。

③要密切观察患者体温、脉搏、呕吐、腹泻等病情变化，做好饮食和生活起居护理，指导患者正确服药，观察药后反应及疗效，对危重患者及时发现问题，做好抢救准备。

第四节　饮食护理

［原文］　　吐利發汗，脉平[①]，小煩[②]者，以新虚不勝穀氣故也。（391）

［词解］

①脉平：脉见平和之象。

②小煩（fán，音烦）：微觉烦闷。

［原文析义］

（391）条论述霍乱病经过治疗之后，脉见平和，说明大邪已去，病情向愈。若尚有微烦不适，多为吐泻之后、大病新差之余，脾胃之气尚弱，不能消化食物所致，此时只要节制饮食，注意调养即可，且不可因小烦而误认为邪气未解，甚至滥用攻邪之药。

［护治原则］　　节制饮食，注意调养。

［施护措施］

①此病的病因，主要是由于饮食不节，致内伤肠胃，复感外邪，侵袭中焦，清浊相干，故致上吐下泻、头痛、恶寒等症。

②饮食应清淡、易消化，少食肥甘厚味、甜腻之品。急性期伴有发热、呕吐者给予流质或半流质饮食，恢复期给予软食。虚证可多用藕粉、莲子、薏苡仁等益脾补肾之品，腹泻量多者应多饮水或淡盐水，可服生姜红糖水及热饮，严重腹泻伴呕吐者可暂禁食，静脉补充所需营养，使肠道得到充分休息。能进食者，给予易消化清淡流质或半流质饮食。

③指导患者养成良好的饮食习惯，做好饮食卫生。不暴饮暴食，不食用不洁和腐败变质食物。

第五节　服药护理

一、五苓散、理中丸证的服药护理

[原文]　霍亂，頭痛發熱，身疼痛，熱多欲飲水者，五苓散主之；寒多不用水者，理中丸主之。（386）

理中丸方

人参　乾薑　甘草（炙）　白术各三兩

上四味，擣篩，蜜和爲丸，如雞子黃許大。以沸湯數合，和一丸，研碎，溫服之，日三四，夜二服。腹中未熱，益至三四丸，然不及湯。湯法，以四物依兩數切，用水八升，煮取三升，去滓，溫服一升，日三服。若臍上築①者，腎氣動也，去术，加桂四兩；吐多者，去术，加生薑三兩；下多者，還用术；悸者，加茯苓二兩；渴欲得水者，加术，足前成四兩半；腹中痛者，加人參，足前成四兩半；寒者，加乾薑，足前成四兩半；腹滿者，去术，加附子一枚。服湯後如食頃，飲熱粥一升許，微自溫，勿發揭衣被。

[词解]

臍（qí，音脐）上築（zhù，音筑）：筑者，擣也，形容脐上跳动不安，如有物捶擣。

[原文析义]

（386）条论述述霍乱病表里寒热不同证候的辨治。骤然间发作上吐下泻，并兼有头痛、发热、身疼痛等症，是霍乱兼有表邪，属表里同病。其中若表现为发热、口渴欲饮水而小便不利的，为表邪重，水蓄膀胱，气化不利之证，当治以五苓散，表里两解，通阳化气，升清降浊；若恶寒重、口不渴者，为寒湿邪困，则治宜理中汤（丸），温化寒湿。

理中丸用人参、炙甘草健脾益气，干姜温中散寒，白术健脾燥湿。脾阳得运，寒湿可去，则中州升降调和而吐利自止。本方为太阴病虚寒下利的主方，因具有温运中阳、调理中焦的功效，故取名"理中"，又名人参汤。理中丸为一方二法，既可制成丸剂，也可煎汤服用。一般规律是病情缓而需久服者用丸剂，病势急而丸不济事者用汤剂。

[辨证提要]

五苓散证

病机：表邪不解，里气不和，清浊相干，升降失序。

辨证要点：吐利兼作，伴脉浮发热，头痛身疼，小便不利，渴欲饮水。

理中丸证

病机：中焦阳虚，寒湿内阻，清气不升，浊气上逆。

辨证要点：吐利频繁，发热，头身疼痛不甚，不欲饮水，伴见腹中冷痛，喜温喜按，舌淡苔白，脉缓弱。

[护治原则]

五苓散证：外疏内利，表里两解。

理中丸证：温中散寒，健脾胜湿。

[施护措施]

①本证表邪不解，里气不和，清浊相干，升降失序，宜外疏内利，表里两解。观察呕吐物及排泄物的色、质、量、味，及时发现脱水先兆。若患者中焦阳虚、寒湿内阻，清气不升，浊气上逆，宜温中散寒、健脾胜湿，临床严密观察吐利次数、腹痛发作诱因、持续时间、缓解情况。本病病势较猛，腹泻常伴有呕吐、腹痛、身困乏力、全身虚弱等症状，临床做好病情观察和记录。

②保持病室干净、整洁，空气流通，及时清除呕吐物及排泄物。腹中冷痛，喜温喜按，房间温暖向阳，注意腹部保暖，可用中药热奄包热敷腹部，或艾灸神阙、中脘、天枢、关元等穴。

③霍乱吐利，胃气先伤，尤当顾护胃气。饮食清淡、易消化，少食肥甘厚味、甜腻之品。急性期伴有发热、呕吐者可给予流质或半流质饮食，恢复期可给予软食，多食益脾补肾之品，如藕粉、莲子、芡实、薏苡仁、小米、大枣等。腹泻量多者应多饮水。

④霍乱的发生来势急骤，病势急迫，患者常有紧张、恐惧心理，护理人员应关心、体贴患者，使患者保持稳定情绪，心情舒畅，避免不良精神刺激。

⑤服药法

五苓散：将猪苓、泽泻、白术、茯苓、桂枝捣碎为散剂，有迅速发散的作用。每服 1.5~1.8 克，用白开水送下，日三服。观察汗出、口渴及小便情况。

理中丸：将人参、干姜、炙甘草、白术捣碎过筛，以蜜和丸，如鸡子黄大小，取一丸，加水适量，研碎，温服，日三四、夜二服，腹中未热，益至三四丸。本方既可用丸，亦可用汤，病势急重者，当以汤剂为好，若病情缓而需久服者，则服丸为宜。服药后常见腹中由冷而转有热感，说明药物有效，可以继服。若腹中未热，则表明药效不明显或无效，多为病重药轻，应增加丸药的服量，可增至三四丸，或改为汤剂。为增强药效，温养中气，服药后，可饮热粥 200 毫升，加盖衣被取暖。

二、四逆汤证的服药护理

[原文]　吐利汗出，發熱惡寒，四肢拘急^①，手足厥冷者，四逆湯主之。

（388）

既吐且利，小便復利，而大汗出，下利清穀，内寒外熱，脉微欲絶者，四逆湯主之。（389）

[词解]

拘急：拘挛急迫。

[原文析义]

（388）条论述霍乱吐利交作，伤及脾肾阳气。阳虚不固则汗出，弱阳被盛阴格拒外浮则发热；吐利致阴液耗损则阴阳两虚，筋脉失其温养而四肢拘急。本证为亡阳脱液之证，以亡阳为主，治疗当急温回阳，用四逆汤。

（389）条论述霍乱亡阳，里寒外热的证治。霍乱吐利交作，上吐下利，津液耗伤，小便当少而不利，此则不仅小便复利，而且大汗出，下利清谷，说明真阳虚急，已达不能固摄阴液的地步。阳虚不能制水，不能摄敛津液，所以小便清长；阳虚不能固表，腠理开泄，故大汗出；脾肾阳衰，水谷失于腐熟温化，故见下利清谷；心肾阳衰，无力鼓动血脉，则脉微欲绝；虚阳被盛阴之邪格拒外越，而"内寒外热"，即真寒假热的阴盛格阳证。此病重且急，先用四逆汤回阳救逆以摄阴，不效可再投通脉四逆汤破阴通阳。

[辨证提要]

病机：吐利亡阳，火不温土。

辨证要点：吐利汗出，发热恶寒，四肢拘急，手足厥冷。或吐利，小便复利而大汗出，下利清谷，内寒外热，脉微欲绝。

[护治原则]　回阳救逆。

[施护措施]

①严密观察汗出、吐泻及四肢末梢温度，及时发现脱水及厥证先兆；观察小便的次数、量，呕吐物及排泄物的色、质、量、味，必要时留标本送检；若患者烦躁不安，高热不退，汗出热而黏，脉细数疾，或精神不振，体温骤降，四肢厥冷，面色苍白，冷汗淋漓，呼吸微弱等异常情况，应及时协助医师实施抢救。

②保持病室干净、整洁，温暖向阳，空气流通，及时清除呕吐物及排泄物。

③注意饮食卫生，饮食宜清淡，易消化，富于营养。忌食生冷寒凉、油腻辛辣之品及浓茶、咖啡、烟酒等刺激之品。

④霍乱的发生来势急骤，病势急迫，患者易恐惧、忧虑，护理人员应给予关心，用释疑解惑法告知其疾病的发生、发展、转归及治疗方法，解除患者的思想负担，使其精神愉快，树立战胜疾病的信心。

⑤煎服法。药三味，加水600毫升，煮取240毫升，去滓即成，日二服，药宜温热服，服药后要卧床休息。室内温度宜高，要加盖衣被，给热饮，以助药力。药后观察呕吐、下利、汗出、四肢拘急、手足厥冷，脉微欲绝的改善情况。

三、通脉四逆加猪胆汤证的服药护理

[原文]　　吐已下斷①，汗出而厥，四肢拘急不解，脉微欲絶者，通脉四逆加猪膽湯主之。(390)

通脉四逆加猪膽湯方

甘草二兩（炙）　　乾薑三兩（強人可四兩）　　附子大者一枚（生，去皮，破八片）　　猪膽汁半合

上四味，以水三升，煮取一升二合，去滓，内猪膽汁，分温再服，其脉即來。無猪膽，以羊膽代之。

[词解]

吐已下斷（duàn，音断）：指吐利因液竭物尽而停止。

[原文析义]

(390) 条论述霍乱阳亡阴竭的证治。"吐已下断"，即吐利停止，少阴阳回自愈，必见四肢转温，脉象缓和，今吐利虽止，但更见厥逆、脉微欲绝，说明吐利停止并非阳复，而是吐利太甚，以致水谷津液涸竭，无物可吐，无物可利而自断。更见汗出而厥，是阳亡欲脱，既不能固表以止汗，又不能通达四末以温养，可见病势危笃。阴阳气血虚竭，筋脉失于濡养，故四肢拘急不解。阴虚血脉不充，阳虚无推动之力，故脉微欲绝。此证不仅阳亡，更有津竭，故以通脉四逆回阳救逆，加猪胆汁益阴和阳。

本方由通脉四逆汤加猪胆汁组成。通脉四逆汤破阴回阳救逆，猪胆汁苦寒性润：一则借其寒性，引姜附之热药入阴，以免盛阴对辛热药物之格拒不受，取"甚者从之"之意；二则借其润燥滋阴之功，以补充吐下后伤阴之虚竭；三则制约姜附辛热伤阴燥血之弊。即所谓益阴和阳之法。

[辨证提要]

病机：吐利过重，阳亡阴竭。

辨证要点：频繁吐利后，无物可吐、无物可下，且伴见汗出而厥，四肢拘急，脉微欲绝。

[护治原则]　　回阳救逆，益阴和阳。

[施护措施]

①本证吐利交作，导致阳气衰亡，阴液耗竭，吐已下断，若见手足转温，脉来以和，则为阳回阴消，其病欲愈；今吐利虽止，但汗出厥逆仍在，四肢拘急不解，而脉微欲绝，则非阳回之兆，乃因吐利过度，气血俱虚，阴液涸竭所致，病势危笃。

②病室应安静、整洁，温暖向阳，患者病情危重，应绝对卧床休息，治疗和护理应集中进行，注意保暖，防止复感。

③饮食清淡，易消化，富于营养，以流质、半流质为主，少量多餐，宜多食温热助阳之品，如羊肉、狗肉、韭菜等，忌食寒凉、油腻、辛辣之品。

④本病危重，患者易恐惧、忧虑，护理应加强对患者进行情志疏导，关心患者，用释疑解惑法告知其疾病发生、发展、转归及治疗方法，解除其思想负担，使患者精神愉快，树立战胜疾病的信心。

⑤煎服法：甘草、附子、干姜三味，加水600毫升，煮取240毫升，去滓，纳猪胆汁10毫升即成，分两次温服。

⑥药宜温热服，呕不能食者，汤剂宜浓煎，少量多次服用。服药后要安静休息，加盖衣被，给热饮，以助药力。

⑦观察服药前后患者神志、面色、寒热、二便、舌脉及生命体征的变化。若见患者呼吸深长，烦躁不安，汗出如油，恶心呕吐，四肢拘急不解，脉微欲绝，应及时报告医师，做好抢救工作；若见患者手足转温，脉来以和，则为阳回阴消，病情欲愈。

四、四逆汤加人参汤证的服药护理

[原文]　　恶寒脉微而復利，利止亡血①也，四逆加人参湯主之。（385）

四逆加人参湯

甘草二兩（炙）　　附子一枚（生，去皮，破八片）　　　乾薑一兩半　　人参一兩

上四味，以水三升，煮取一升二合，去滓，分温再服。

[词解]

亡血：此处作亡失津液解。

[原文析义]

（385）条论述霍乱亡阳脱液的证治。霍乱病吐利交作，气随液泄，阳随气脱，不能温暖周身而蒸化水谷，故恶寒脉微而利不止。复因泄利无度，阴血耗伤，以致无物可下而利自止，此利止绝非阳气来复之候，故曰"利止亡血也"。急用四逆加人参汤，回阳救逆，益气生津。

四逆加人参汤由四逆汤加人参一两而成。方用四逆汤回阳救逆，加人参益气固脱，生津滋液。

[辨证提要]

病机：吐利过重，阳亡液脱。

辨证要点：频繁吐利后利止，恶寒而脉微。

[护治原则]　　回阳救逆，益气生津。

[施护措施]

①本证吐利过重，阳亡液脱，临床见恶寒，脉微，厥逆，利止而亡血之象。

若患者烦躁不安，高热不退，汗出热而黏，脉细数疾，或精神不振，体温骤降，四肢厥冷，面色苍白，冷汗淋漓，呼吸微弱，脉微欲绝等异常情况，应及时协助医师实施抢救。

②病室应安静、整洁，温暖向阳。及时清除呕吐物及排泄物，注意保暖，防止复感。

③饮食给予营养丰富、易消化、益气生津之品，如黄芪乌鸡汤、桂圆糯米粥等，忌辛辣刺激、寒凉厚味之品。

④加强对患者的情志疏导，关心患者，可采用正面说理法告知本病的基本情况及治疗方法，解除其思想负担，使其精神愉快，树立战胜疾病的信心。

⑤煎服法。药四味，加水 600 毫升，煮取 240 毫升，去滓即成，分两次温服。

⑥服药后卧床休息，加盖衣被，给热饮，以助药力。重症腹泻患者，防止脱水及津液亏损，多饮温开水或淡盐水。药后若见患者呼吸深长，烦躁不安，汗出如油，恶心呕吐，四肢拘急不解，脉微欲绝，应及时报告医师，做好抢救；若见患者手足转温，脉来以和，则为阳回阴消，病情向愈。

小　结

霍乱是以卒然发作、上吐下泻为主症的一种急性胃肠病。其病多由外感或内伤致中焦升降失职，清浊相干所致。后世根据其临床表现的不同，将霍乱分为湿霍乱与干霍乱两类，本篇所论当属湿霍乱。

霍乱常见感受外邪之发热、恶寒、头身疼痛等表证，与伤寒初起邪在太阳或表里同病者相类，故本论列霍乱病于六经病各篇之后，作为伤寒类证而与之比较鉴别。霍乱初起即见吐利，发病突然，病情急暴；而伤寒吐利则要经过一定时间，当表邪传里之时，才见吐利，吐利发作较迟，且病情较缓。这是二者的最大不同点。

因霍乱病情各异，故治法亦自不同。据本篇所论，霍乱证治如下。

若霍乱兼表，热多欲饮水者，宜五苓散温阳利水，兼以解表；药后饮热稀粥 200 毫升左右，使患者微微汗出，同时观察头痛、发热、全身疼痛症状是否缓解。阳虚阴盛，见吐利汗出，发热恶寒，四肢拘急，厥逆，或下利清谷、脉微欲绝者，宜用四逆汤温经回阳；阳虚液脱，恶寒，脉微而利止，亡血者，宜四逆加人参汤回阳救逆，益气生津；阳亡阴竭，症见吐已下断，汗出而厥，四肢拘急不解，脉微欲绝者，宜通脉四逆加猪胆汤回阳救逆，益阴回阳。

总之，霍乱病的发生主要是饮食不节（洁），冷热不调，其发病急骤，上吐下泻，有挥霍缭乱之势。本篇所述霍乱，属于虚寒性质的湿霍乱，临床特征是表里证同具，治疗特点是以温里为主。因此，在护理方面应以温里为原则，制订护理措施。重点是饮食、生活起居护理和病情观察。如汤药应热服，保暖，服生姜红糖水及热饮料。由于病情重，变化迅速，对危重患者，要密切观察其生命体征及吐、利等病情变化。判断疾病顺逆，为治疗提供依据，救患者于垂危。

思考题

1. 霍乱病初愈时的饮食调护原则有哪些？
2. 霍乱与伤寒的区别点有哪些？
3. 四逆汤的应用原则是什么？

第 9 章　阴阳易差后劳复病辨证与护理

伤寒大病初愈，气血未复，正气尚虚，余邪未尽，当此之际，应注意调养，预防疾病复发。古人认为，若病后因房事导致发病的，称为阴阳易。由于饮食起居失常，劳作伤正，疾病复发者，称为差后病复。其中因劳而发者，称为劳复；因饮食调理不当而发者，称为食复。

阴阳易、差后劳复之病，皆发生在大邪已退的阶段，同属于病后失于调理所致。仲景在六经证治各章之后，专列一篇加以讨论，以示病后应重视调养护理，并且提出了大病之后慎房事、逸体劳、适饮食，防止复发，重视病后的生活起居、饮食护理及服药护理，为后世病后调理的理论与实践打下了坚实的基础。

第一节　饮食与生活起居护理

[原文]　病人脉已解[①]，而日暮微烦，以病新差，人强与谷，脾胃气尚弱，不能消谷，故令微烦，损谷[②]则愈。（398）

[词解]

①脉已解：指病脉已解，即脉象平和之意。

②损谷（sǔn gǔ，音损谷）：即减少饮食。

[原文析义]

（398）条论述差后微烦证的机制及调治法。大病新差，出现日暮时心烦之象，是由于病后脾胃气弱。不慎饮食，或勉强进食导致饮食难化，积滞胃肠的缘故。人与天地之气相应，日暮乃傍晚时分，此时体内脾胃之虚阳，得不到天阳之气的资助，消化能力因之减弱，食积而生热，上扰神明，故表现心中微烦。本证非宿食停滞，故不需药物治疗，只要节制饮食即可自愈。本条强调病后应节制饮食的重要性。

［护治原则］　调饮食，促病愈。

［施护措施］

①本条论述差后微烦证的机制及调治法。患者病脉已解，脉呈平和之象，却每于傍晚时分出现轻微的心烦，这是疾病刚愈，脾胃机制尚虚，消化力差，勉强进食，不能消化，此时需适当减少饮食，疾病则会痊愈。

②做好生活起居护理，指导患者顺应四时调整阴阳，做到"春夏养阳，秋冬养阴"。根据四时气候变化调整起居规律，做到起居有常，劳逸适度，不妄劳作。

③饮食调养遵循三因制宜、辨证施膳、辨病施膳的原则，做到饮食有节，适量进食。过饥，久之则正气虚弱、抵抗力下降；过饱，久之则至脾胃损伤，消化不良。饮食应给予清淡、细软、易消化、高热量、高蛋白、高维生素食物，多吃蔬菜、水果，忌食煎炸、油腻之品。按时按需进食，保证消化、吸收正常进行，提高脾胃消化吸收能力。

第二节　服药护理

一、枳实栀子豉汤证的服药护理

［原文］　　大病①差後，勞復②者，枳實栀子豉湯主之。（393）

枳實栀子豉湯方

枳實三枚（炙）　栀子十四箇（擘）　香豉一升（綿裹）

上三味，以清漿水③七升，空煮取四升，内枳實、栀子，煮取二升，下豉，更煮五六沸，去滓，温分再服，覆令微似汗。若有宿食者，内大黄如博碁子④五六枚，服之愈。

［词解］

①大病：伤寒热病，统称大病。

②劳復：大病初愈，因过劳而复发者称劳复。

③清漿水：即淘米泔水久贮味酸者。

④博碁子：即围棋子。《千金要方·服食门》云："博棋子长二寸，方一寸。"

［原文析义］

（393）条论述大病新差劳复的证治。大病初愈，正气尚弱，阴阳未和，余热未清，脾胃未调。故必慎起居，节饮食，方可防止疾病复发。若妄动作劳，如多言多虑劳其神，早坐早行劳其力，皆可导致其病复发。若因劳复，治用枳实栀子豉汤。

枳实栀子豉汤由三味药组成。方中枳实宽中行气，栀子清热除烦，豆豉宣透邪气。用清浆水煎药，取其性凉善走，调中开胃以助消化。若兼有宿食停滞、脘腹疼痛、大便不通者，可加大黄以荡涤肠胃，下其滞结。本方以清浆水烧开煮至减少近半，入栀子、枳实，再煎至水去一半，入豆豉，煮五六沸后，取汁。分两次温服，温覆取微汗。

［辨证提要］

病机：余热复聚，热郁胸膈，气机痞塞。

辨证要点：心中懊憹，胸膈痞满，食少纳呆，舌苔薄黄略腻，脉滑数。

［护治原则］　清热除烦，宽中行气。

［施护措施］

①保持病室安静、清洁、空气清新、凉爽，温、湿度适宜。光线不宜太强，可用窗帘遮挡光线或安排患者于向阴的房间。

②热郁胸膈，气机痞塞，患者胃气呆滞，饮食清淡易消化，少食多餐，可食清热生津之品，如梨、西瓜、苦瓜、紫菜、白萝卜、香蕉等。

③患者热郁胸膈，气机痞塞，心中懊憹，容易出现急躁、焦虑等情绪，可根据患者的具体情况采用说理开导法、释疑解惑法、顺情从欲法等方法对患者进行情志护理，使患者保持良好的精神状态，以达到"气和志达、营卫通利"。

④煎服法。清浆水 1400 毫升，空煮取 800 毫升，纳枳实、栀子，煮取 400 毫升，纳豉，再煮五六沸，去滓即成。温饮，日二服，服药后加衣被，使微汗出。

⑤药后注意休息，保持良好的精神状态，观察患者心中懊憹、胸膈痞满、食少纳呆等症是否有缓解。

二、小柴胡汤证的服药护理

［原文］　伤寒差以後，更發熱，小柴胡湯主之。脉浮者，以汗解之；脉沉實者，以下解之。（394）

［原文析义］

（394）条论述伤寒差后更发热的辨治方法。伤寒差后更见发热，应分析其原因，或因大邪已去，而余邪未尽，或因病后体虚，不慎调理而复感外邪，其治当凭脉辨证。若无表里证，仅是病后体虚，余热不尽的，治以小柴胡汤疏利气机，扶正祛邪；若脉浮者，是表邪未尽，宜发汗解表；若脉沉实，里有积滞，当泻下和里。

［辨证提要］

病机：大邪已去，余邪未尽，病后体虚，不慎调理而复感外邪。

辨证要点：伤寒差后发热，脉弦、口苦、胸满、心烦喜呕等。

［护治原则］　　凭脉辨证，疏理气机，扶正祛邪。

［施护措施］

①保持病室环境干净、整洁，安静向阳，温度在18℃~22℃，湿度在50%~60%。根据病情指导患者适当活动，如散步、打太极拳等。

②饮食清淡，多食疏肝理气之品，可用橘皮、佛手、玫瑰花、绿萼梅等泡茶饮用，也可食梅花粥、橘皮粥、荔香散、佛手酒等。慎食油腻，忌辛辣刺激之品。

③患者大邪已去，余邪未尽，病后体虚，不慎调理而复感外邪，护理上应重视调和情志，针对临床常见的情绪异常表现，开展说理开导、以情胜情、移情却病等，如听轻柔舒缓的音乐，转移注意力。

④煎服法。药七味，加水2400毫升，煎取1200毫升，去滓，再煎至600毫升，即成，温服200毫升，日三服。服药后嘱患者安静休息，观察往来寒热是否缓解，及时测体温，详细记录。

三、牡蛎泽泻散证的服药护理

［原文］　　大病差後，從腰以下有水氣者，牡蠣澤瀉散主之。（395）

牡蠣澤瀉散方

牡蠣（熬）　澤瀉　蜀漆（煖水洗，去腥）　葶藶子（熬）　商陸根（熬）　海藻（洗，去鹹）　栝樓根各等分

上七味，異擣，下篩爲散，更於臼中治之，白飲和服方寸匕，日三服。小便利，止後服。

［原文析义］

（395）条论述差后腰以下有水气的证治。水气，指水饮邪气，表现当以小便不利或肿满为特点。大病差后，因气机不利致湿热壅滞，停聚腰下，可见膝胫足跗皆肿，或伴大腹肿满，必有小便不利、脉沉实等症，治宜逐水清热、软坚散结，方用牡蛎泽泻散。

牡蛎泽泻散由七味药组成。方中泽泻、商陆根泻水利小便以治水肿；蜀漆、葶苈子开凝逐饮；牡蛎、海藻软坚以消痞；瓜蒌根滋润津液而利血脉之滞。诸药共用，以起逐水清热、软坚散结之功。方用散剂而不用汤剂，乃急药缓用，速达水所而不助水气。以"白饮和服"意在保胃气、存津液而不伤正气。本方逐水之力较猛，恐过服有伤正气之弊，故方后云"小便利，止后服"，即中病即止之意。

［辨证提要］

病机：大病差后，气化不利，湿热壅滞。

辨证要点：膝胫足跗皆肿，或伴大腹肿满，小便不利，脉沉实。

［护治原则］　　逐水清热，软坚散结。

［施护措施］

①病室保持干净、整洁，无异味，安静向阳，温、湿度适宜。嘱咐患者卧床休息，不宜活动。

②患者饮食宜清淡，多食疏肝行气利水及养胃之品，如可用橘皮、玫瑰花、佛手、绿萼梅等泡茶饮用。忌食辛辣油腻、生冷之品，以免助湿生痰。

③对患者进行情志疏导，多陪伴、多倾听，多鼓励，使之树立信心，以使其"气和志达、气机调畅"，促进早日康复。

④服药法。方用散剂而不用汤剂，乃急药缓用，速达水所而不助水气。将七味药分别粉碎过筛后混匀，用白米汤送服，每日 3 次，每次 3~5 克，小便通利则停服，以免过服伤正。服药后要严密观察小便排泄情况及有无药物不良反应。

四、理中丸证的服药护理

［原文］　　大病差後，喜唾[①]，久不了了，胸上有寒，當以丸藥溫之，宜理中丸。（396）

［词解］

喜唾：时时吐唾沫或清水痰涎。

［原文析义］

（396）条论述差后虚寒喜唾的证治。大病差后，喜吐清冷唾沫或痰涎，此系中焦虚寒，脾失健运，水湿不化，足太阴脾与手太阴肺经脉相连，脾寒易致肺寒，肺寒则水气不降，聚而为饮。脾肺俱虚，津液不化而泛溢，故见多唾，且久不得愈，即所谓"久不了了"。治法当以温补中阳，用理中丸为宜，暖土生金，太阴阳气健运，津液得化，多唾之证自愈。

［辨证提要］

病机：中焦虚寒，脾失健运，水湿不化。

辨证要点：大病差后，喜吐清冷唾沫或涎。

［护治原则］　　温补中阳，暖土生金。

［施护措施］

①治护法当以温补中阳，宜暖土生金，太阴阳气健运，津液得化，多唾之证自愈。临床注意观察吐唾沫或清水痰涎的量及有无其他伴随症状。

②病室保持环境安静、整洁，温暖向阳。患者应静卧休养，避免劳累，根据季节变化及时增添衣物，加强保暖，防止外感。根据身体情况，适当散步、练气功等。

③饮食宜温补，进食宜热，可食羊肉、狗肉、桂圆、大枣等，忌食生冷油腻之品。

④加强情志疏导，疾病后期调养需坚持较长时间，鼓励患者保持乐观的心态，增强战胜疾病的信心。

⑤服药法。丸药宜热水温服，服药后，腹中有冷而转热感者，说明有效，可续服。若腹中未热，说明效不明显或无效，多为病重药轻之故，当增加服药量，严密观察大小便及唾液改善情况。

五、竹叶石膏汤证的服药护理

[原文]　　伤寒解后，虚羸①少气，气逆欲吐，竹叶石膏汤主之。（397）

竹叶石膏汤方

竹叶二把　石膏一斤　半夏半升（洗）　麦门冬一升（去心）　人参二两　甘草二两（炙）　粳米半升

上七味，以水一斗，煮取六升，去滓，内粳米，煮米熟，汤成去米，温服一升，日三服。

[词解]

虚（xū，音虚）羸：虚弱消瘦。

[原文析义]

（397）条论述病后余热未清，气阴两伤的证治。伤寒热病解后，气液两伤，余热未尽，因其津液损伤，不能滋养形骸，故见身体虚弱消瘦；中气不足，所以少气不足以息。加之卫分未尽之余热内扰，胃失和降，故气逆欲吐。治宜清热和胃、益气生津，方用竹叶石膏汤。

本方为白虎加人参汤去知母，减粳米用量，加竹叶、麦冬、半夏而成。以其病后余热不尽，热势不盛，故不用知母而用竹叶；竹叶与石膏相配清热力弱，清心除烦力强；以其病后气阴两伤，故以人参配以粳米、甘草，既补其气，又益其阴；更加麦冬补肺胃之阴；半夏降逆和胃。麦冬、半夏相伍，滋而不腻，燥而不伤其阴。诸药相合，既清其余热，又益其气阴，更有和胃降逆之功，故为清热滋阴和胃之佳方。

[辨证提要]

病机：气阴两伤，余热在胃，胃失和降。

辨证要点：身体虚弱消瘦，少气不足以息，干呕欲吐，或伴纳呆、口渴、心烦、少寐、舌红少苔、脉虚数等。

[护治原则]　　清热和胃，益气生津。

[施护措施]

①病室保持环境整洁、安静、凉爽。定时开窗通风，保持空气清新。嘱患者适当活动，避免过劳耗气。注意防寒保暖，以防复感外邪。

②饮食宜清淡，易消化，少食多餐，可多食生津多汁的果蔬，亦可选用党参

粥、黄芪粥、麦冬粥、沙参粥等食疗，要缓缓进补。忌食辛温香燥、耗津伤液之品。

③指导患者调畅情志，戒怒除忧，保持平和心态，鼓励其树立信心，积极配合治疗。

④煎服法。药七味，加水 2000 毫升，煮取 1200 毫升，去滓，纳粳米，煮米熟汤成，去米，温服 200 毫升，日三服。若患者服药呕吐者，可少量频服或以姜汁滴舌。药后要观察舌苔、脉象及口渴、心烦、少寐、纳呆的改善情况。

⑤本方适用于各种热病后期之发热、低热不退、呕吐、呃逆等，也用于中暑、口舌生疮、牙痛、头痛、眩晕、消渴等，证属余热未尽、气阴两伤者。

小　结

本篇主要论述阴阳易差后劳复的证治，其中对差后劳复的服药护理，有较大的临床意义。差后劳复，症见心中懊恼、胸腹胀满者，用枳实栀子豉汤，清热行气除烦；差后发热，宜用小柴胡汤和解；差后湿热壅滞，腰以下水肿，用牡蛎泽泻散，清热化湿，利水消肿；差后脾肺虚寒，不能摄敛痰涎，喜唾，久不了了者，用理中丸温补脾胃；解后，余热未清，津气两伤，虚羸少气，气逆欲吐者，用竹叶石膏汤，清热和胃，益气生津。病后脾胃气弱，强纳饮食，导致日暮微烦者，不需用药，损谷则愈。

总之，差后劳复诸病，做好饮食调理、生活起居护理是防止疾病复发的关键，做到起居有常，不妄作劳，饮食有节，劳逸结合。决不可滥投温补或滋腻，这一调护思想，值得后世借鉴。

思考题

1. 伤寒大病初愈时的调护原则有哪些？调护不当而发病分为哪些类型？
2. 差后劳复的调护原则有哪些？饮食调护有哪些？

参考文献

［1］ 王爱荣．仲景护理及临床．北京：中国中医药出版社，1994.

［2］ 熊曼琪．伤寒学（普通高等教育"十一五"国家级规划教材，新世纪全国高等中医院校规划教材）．2 版．北京：中国中医药出版社，2007.

［3］ 姜建国，周春详．伤寒学讲义（全国普通高等教育中医药类精编教材）．2 版．上海：上海科学技术出版社，2012.

［4］ 王庆国．伤寒论选读（全国中医药行业高等教育"十二五"规划教材，全国高等中医药院校规划教材）．2 版．北京：中国中医药出版社，2012.

［5］ 郝万山．郝万山伤寒论讲稿（中医名家名师讲稿丛书）．北京：人民卫生出版社，2008.

［6］ 刘虹．中医护理学基础（新世纪全国高等中医药院校规划教材）．北京：中国中医药出版社，2005.

［7］ 徐桂华，刘虹．中医护理学基础（全国中医药行业高等教育"十二五"规划教材，全国高等中医药院校规划教材）．2 版．北京：中国中医药出版社，2012.

［8］ 李小寒，尚少梅．基础护理学（卫生部"十二五"规划教材，全国高等中医药院校规划教材）．5 版．北京：人民卫生出版社，2012.

［9］ 高学敏．中药学（普通高等教育"十一五"国家级规划教材，全国高等中医药院校规划教材）．北京：中国中医药出版社，2007.

［10］ 彭怀仁，项平．中医方剂大辞典（精选本）．北京：人民卫生出版社，1999.

［11］ 李经纬，余瀛鳌，蔡景峰，等．中医大辞典．2 版．北京：人民卫生出版社，2005.